主 编 / 武广增

副主编 / 洪 宝 祝斌翔
肖 仲 林婷婷
代永佳

儿童替牙期矫治技术图谱
——"芝麻官"矫治器的临床应用

A Appliance Used in Children
During Mixed Dentition:
"Zhima Guan" Appliance

北方联合出版传媒（集团）股份有限公司

辽宁科学技术出版社

图文编辑

张 浩 刘玉卿 肖 艳 刘 菲 康 鹤 王静雅 纪凤薇 杨 洋 戴 军 张军林

图书在版编目（CIP）数据

儿童替牙期矫治技术图谱："芝麻官"矫治器的临床应用 /
武广增主编. — 沈阳：辽宁科学技术出版社，2024.6
ISBN 978-7-5591-3527-8

Ⅰ. ①儿… Ⅱ. ①武… Ⅲ. ①儿童—口腔正畸学—图
谱 Ⅳ. ①R783.5-64

中国国家版本馆CIP数据核字（2024）第070915号

出版发行：辽宁科学技术出版社
　　　　　（地址：沈阳市和平区十一纬路25号　邮编：110003）
印　刷　者：鹤山雅图仕印刷有限公司
经　销　者：各地新华书店
幅面尺寸：210mm×285mm
印　　张：17.25
插　　页：4
字　　数：360千字
出版时间：2024年6月第1版
印刷时间：2024年6月第1次印刷
出　品　人：陈　刚
责任编辑：苏　阳
封面设计：袁　舒
版式设计：袁　舒
责任校对：李　霞

书　　号：ISBN 978-7-5591-3527-8
定　　价：298.00元

投稿热线：024-23280336
邮购热线：024-23280336
E-mail:cyclonechen@126.com
http://www.lnkj.com.cn

EDITORS

编委会名单

主　编

武广增

副主编

洪　宝　祝斌翔　肖　仲　林婷婷　代永佳

编　委（按姓氏笔画排序）

王丽娜　王建红　邓梦婷　卢　杨　代永佳

许小贝　李子怡　肖　仲　肖　卓　邱剑秋

张宏霞　张佳佳　武广增　林洽希　林婷婷

胡林娟　姜雅楠　洪　光　洪　宝　祝东波

祝斌翔　徐若倍　曾宪璧　曾梓涛　潘华俊

PREFACE

前言

我最近2年在给上海迈植牙学院和长沙星火齿运培训机构组织的正畸技术培训班学员授课，传授了我自2022年2月以来研发的儿童正畸早期矫治装置"芝麻官"矫治器，其独特的设计、新颖精巧的圈环弓丝弯制结构，舒适、简洁的装置，神奇的矫治效果，引起了许多儿牙医生、正畸医生与正畸网友的广泛关注。

可喜的是，许多正畸培训班学员反馈应用"芝麻官"矫治器技术解决了儿童早期矫治中的一个个难题。林婷婷医生感言："'芝麻官'矫治器可以有效地管好'不听话、乱跑'的门牙。"

2023年8月8日我应邀在潮州、揭阳、汕头3市民营口腔学术年会上做了"儿童特色早期矫治技术——'芝麻官'矫治器"专题演讲，受到与会代表极大地关注并出现较高的学习热情。

经过近2年的临床实践，我们不断摸索、不断改进，针对不同儿童上颌2颗恒中切牙错位情况的特点，已经研发出4种定型的"芝麻官"矫治器。取得了良好的矫治效果，赢得了许多患儿及家长的信赖和赞许。有的家长来到我们医院要正畸医生给自己的孩子用"芝麻官"矫治器治疗"跑偏"的门牙。

"芝麻官"矫治器在其研发的过程中，已经申请并获得2项国家知识产权局颁发的正畸专利证书。

目前"芝麻官"矫治器的临床应用范围广、矫治效果佳，从最初的针对2颗切牙矫治，扩展到4颗切牙矫治、6颗前牙矫治，甚至到使用8个牙位托槽的加长版"芝麻官"矫治器组合曲（我们称之为升级版"芝麻官"矫治器）。并且，与武氏反殆矫治器、舌栅栏矫治器、固定式平导矫治器等联合应用，矫治儿童前牙反殆、深覆盖、深覆殆、开殆、埋伏阻生牙等错殆畸形，取得了良好的矫治效果。

升级版"芝麻官"矫治器与其他矫治器的联合应用，不仅是矫治器的"协同作战"，也是提高矫治效果的体现，其神奇的矫治效果受到患者及家长的青睐。

升级版"芝麻官"矫治器有点类似"2×4"矫治技术，着重于口腔前牙部位，这是影响儿童容貌最密切的上颌4颗切牙的矫治。

但"芝麻官"矫治器的整个矫治体系不需要磨牙加入，不需要上颌第一磨牙使用磨牙带环或粘接磨牙颊面管作为支抗。

升级版"芝麻官"矫治器仅仅装配在儿童上颌中切牙及侧切牙（通常4颗切牙），不涉及口内上颌腭部软硬组织（没有宽大的塑胶基托板），不包括整个上颌牙列，不影响发音与咀嚼食物，不影响儿童颌骨的正常生长发育。

许多正畸系统班的新老学员、进修医生和基层医生迫切期盼手中能有一本介绍武广增老师的升级版"芝麻官"矫治技术比较详尽的书籍，便于随时翻阅，反复学习弯制并指导临床应用，提升自己的正畸业务水平。

在辽宁科学技术出版社陈刚总编辑以及上海迈植牙学院医疗创始人张黎鹏的支持与鼓励下，我收集资料、精选了临床应用升级版"芝麻官"矫治器的矫治案例，以及正畸特色技术培训班"'芝麻官'矫治器的研发及临床应用"课件的相关内容，汇编成图文并茂、紧密结合临床实际的《儿童替牙期矫治技术图谱——"芝麻官"矫治器的临床应用》。

本书中收集的正畸案例，既有针对儿童上颌2颗中切牙错位的"芝麻官"矫治器的临床应用案例解析，也有多个前牙反殆以及上、下颌前牙的牙列拥挤、深覆殆、埋伏阻生牙的正畸导萌等较为复杂的儿童早期矫治正畸案例，体现了"芝麻官"矫治器以及升级版"芝麻官"矫治器的临床应用，呈现出与传统矫治器（如上颌双曲舌簧活动矫治器、三联别针簧矫治器、"2×4"矫治技术等）不一样的矫治思维、不一样的矫治效果，会给读者带来视觉冲击和观念更新。

"芝麻官"矫治器（包括升级版"芝麻官"矫治器）给儿童早期矫治患者带来了良好的矫治效果，是一种具有中国特色的临床实用矫治技术。

为了便于广大读者学习和掌握"芝麻官"矫

治器组合曲的弯制方法，本书还附上了武广增正畸医疗团队医生弯制"芝麻官"矫治器的视频。借助电子设备，扫描书中二维码，即可浏览弯制"芝麻官"矫治器的详细步骤与操作要点，便于学习掌握"芝麻官"矫治器的弯制方法。

本书还收集了上海迈植牙学院正畸系统班学员和跟随我进修的医生在临床上应用"芝麻官"矫治器的儿童早期矫治案例与心得体会。

希望本书的正式出版能为从事儿童牙科正畸工作的临床医生排忧解惑，为儿童早期矫治增添一种操作顺手、实用的矫治器，为提高我国儿童正畸临床医生的矫治水平贡献力量。"给孩子一口好牙"，让"芝麻官"正畸特色装置及配套技术造福更多的患者。

武广增

2023年12月30日于上海

FOREWORD

序言一

近年来，随着经济的发展，人们进行口腔正畸治疗，以改善咬合与脸型的要求不断提升，这时多种新技术及器材应运而生。而口腔正畸学对正畸医生的精确诊断及临床技术要求越来越高，这也是正畸医生所面临的难题。

武广增老师在过去30多年的临床工作中，为数以万计的患者诊疗，研发出多种专利。针对各类错𬌗畸形，研发出颧突钉磨牙推进器矫治技术、联动拉杆矫治技术、实用磨牙近中平移技术、武氏钓竿导萌技术、武氏反𬌗矫治器与儿童早期矫治"芝麻官"矫治器组合曲应用技术，这些独特、创新、精细的正畸技术在国外也不多见。

我非常期待武广增老师的新书《儿童替牙期矫治技术图谱——"芝麻官"矫治器的临床应用》出版，阅读本书将会激发我们的思考，从不同的角度来理解武广增老师的矫治思路，给读者带来新观念、新想法！

本人很高兴为本书作序，祝愿武广增老师以及各位同仁健康、愉快！

黎应华

香港口腔医学会创会主席

香港全科牙科医学会会长

香港牙医学会前会长

2023年11月20日于香港

FOREWORD

序言二

有机会为武广增老师的新书作序，十分激动，备感荣幸。几年前因为想要学习正畸技术，学习了武广增老师的经典著作之一《口腔正畸思路与临床操作技巧》，受益匪浅。武广增老师的书总是能针对临床医生常见的棘手问题提出解决方案，本书图文并茂，实用性非常强。我的师弟祝斌翔是武广增老师的学员，向我介绍了他在学习武广增老师的课程后完成了一系列高难度案例，参与了各类新型矫治器的发明及专著的整理，让我十分钦佩。

随着生活水平的提高，当儿童和青少年的口腔及颜面部发生不良改变时，家长往往会迫切地寻求治疗，因此儿童早期矫治逐渐成为近年来口腔行业的热点。作为一位儿童口腔科医生，深刻认识到科学、有效地开展儿童错𬌗畸形的早期矫治是十分重要的。儿童早期矫治的基本原则是安全、有效地预防和阻断错𬌗畸形，促进颌面部骨骼和软组织的正常发育。前牙反𬌗、扭转等问题常常会引起𬌗创伤，或进一步导致下颌骨偏斜等问题，是应该早发现、早治疗的常见儿童错𬌗畸形问题之一。

武广增老师的这本关注儿童早期矫治的书是应用创新发明的"芝麻官"矫治器解决替牙期的错𬌗畸形。本书依旧延续武广增老师著作的特点，图文并茂、案例丰富、总结精辟、实用性强，向关注儿童早期矫治的医生提供了一种可以简单、快速地解决儿童前牙错𬌗畸形问题的方案。值得广大关注儿童早期矫治的医生学习和推广。

目前武广增老师及其团队在临床工作中创新设计的"芝麻官"矫治器总共有4种类型（"芝麻官"Ⅰ型～Ⅳ型矫治器），可以单独使用也可以结合其他矫治器使用，解决不同类型的儿童前牙错𬌗畸形。通过阅读本书，你会体会到"小小'芝麻官'，拥有的神奇力量"。用最简单的矫治器，高效地解决问题，提升儿童的就医体验，是符合儿童早期矫治理念的一种实用工具。

最后向武广增老师及其团队表达敬意，感谢你们的不断钻研、潜心著书，给所有热爱正畸、关注儿童口腔健康的医生带来了新的技术和思路，也给患者带来了福音。

陈文瑁
广西医科大学口腔医学院
儿童口腔科主治医师，博士
2023年10月于成都

FOREWORD

序言三

近年来，随着国民经济水平的提升，民众对口腔卫生的观念和对美的追求有所加强，儿童牙颌面畸形早期矫治十分热门，正畸医生都不想错过儿童错𬌗畸形矫治的最佳时机。然而，早期矫治的方法也是多种多样的，有活动矫治器、固定矫治器和功能矫治器等，各种矫治器使用方法也各具特点，如何选择和如何实践是摆在正畸医生面前的一道难题。

武广增老师编写的这本儿童早期矫治特色技术书籍介绍的"芝麻官"矫治器是正畸局部矫治器的一种，只在上颌2颗恒中切牙错位牙的唇面安装矫治装置即可，不影响患儿口颌系统的正常生长发育，尤其适合于混合牙列的早期。因替牙期扭转（转位）错位的恒中切牙与恒（乳）侧切牙之间多有间隙存在，拥挤的牙少见，"芝麻官"矫治器只安装于2颗恒中切牙的牙冠唇面，不涉及其后方的乳牙列，更不涉及整个牙弓。不需要后牙做支抗，所以不妨碍儿童颌骨的正常发育。

"芝麻官"矫治器是武广增老师近2年来在临床上创新设计的矫治装置，是他丰富正畸临床经验结晶之一，同时也获得了国家专利。"芝麻官"矫治器因其装置形似古代官员帽子的帽翅而得名，形象、生动、活泼、便于记忆，因其组成结构不压迫牙龈，受力均匀，对牙轴前后向、水平向和垂直向均有良好的控制能力，在儿牙早期矫治临床上发挥良好的作用。俗话说：芝麻官虽小，但也是官。林婷婷医生感言："'芝麻官'矫治器可以有效地管好'不听话、乱跑'的门牙。"

武广增正畸医疗团队不断进取，先后研发了"芝麻官"Ⅰ型～Ⅳ型矫治器，还延伸出了升级版"芝麻官"矫治器，在本书中均有详细介绍。

读者在本书中可以学到武广增老师的创新思维，正畸诊疗过程中"见招拆招"的"功力"。本书展现了上颌恒中切牙错位的多种表现及其矫治方法。例如，个别牙反𬌗、扭转（牙齿外翻、牙齿内翻）、单颗切牙萌出低位至切缘高低不齐，多生牙至切牙间宽牙缝等案例。书中案例资料齐全，收集了患者每次复诊矫治过程中的细微变化及细节处理，是基层医生学习和运用"芝麻官"矫治器的临床指南。对替牙期上颌恒中切牙的错𬌗畸形实施早期矫治，在最佳时机进行主动干预，达到儿童颜面管理的良好效果。

本书收集了武广增正畸医疗团队临床工作中的经典矫治案例，同时也收录了部分学员的临床应用案例和心得体会，对读者开展新技术临床工作可以起到举一反三、触类旁通的作用。

武广增老师的书籍以实体拍摄照片为主，并对照片加以文字描述，使读者身临其境，临床过程重现。这一切都得益于甘于奉献、心系学生的"武氏正畸精神"。

武广增老师的这本针对替牙期恒中切牙错位的儿牙早期矫治书籍，图文并茂、写作严谨、易学易懂，值得每位从事儿童早期矫治的儿牙医生和正畸医生拥有，帮助年轻医生提高临床专业水平，让年轻的正畸医生在儿牙早期矫治的路上不再迷茫。

张黎鹏
上海迈植牙学院医疗创始人
2023年11月27日于上海

CONTENTS

目录

第1章

概述

OVERVIEW

第一节 引言

一、"芝麻官"矫治器的研发构思

2022年2月7日，在上海从事口腔正畸工作的林医生，临床上遇到了一个棘手的问题：她的一个患者，7岁男孩，上颌2颗中切牙外翻并且有一个较宽的牙缝，不久前她给患者弯制了一个方丝三联别针簧矫治器，在2颗中切牙上粘接直丝弓金属托槽，使用三联别针簧矫正牙齿，起初效果不错，牙齿矫正过来不少，牙缝也小了许多（图1-1-1初装三联别针簧，图1-1-2矫治阶段）。家长看到效果也比较满意，但是过了几天患者来医院复诊时，觉得三联别针簧龈端的M型圈簧钢丝架摩擦嘴唇和唇系带，引起局部软组织红肿、溃疡及疼痛，于是让医生拆了三联别针簧，2颗中切牙之间还留有牙缝，家长要求继续关缝，林医生就用橡皮链直接挂在患者2颗中切牙的托槽上，想通过橡皮链的弹力牵引关闭余下的牙缝。然而，没过几天接到家长电话，患者的中切牙被橡皮链拉歪了，刚矫正过来不久的扭转牙又反弹回去了不少。于是林医生找到我求助。

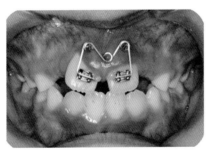
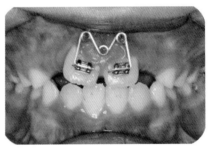

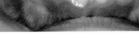

图1-1-1　　　　　　　　　　图1-1-2

经检查，发现患者的2颗中切牙呈外翻，略微有点松动，家长在旁边很着急，摆在面前的困难是再用三联别针簧矫治器，家长和患者不会接受。若用细镍钛丝，外翻扭转的切牙托槽槽沟不在一条直线上，角度较大。纳入镍钛丝容易转动，稳定性差，起不到矫治效果。

我思考着目前患者这个状况只能采用细丝轻力，于是叫助手拿来一根0.014英寸的澳丝，准备弯制一个量身定制的个性化矫治弓丝。边弯边构思，手中的钳子将弓丝弯制成正畸专利装置——武氏四曲弓的编排布局：上一个圈簧，下一个圈簧，左一个折弯，右一个锁扣，整个弓丝弯制过程一气呵成。一个量身打造、新颖别致的正畸装置就展现在大家眼前，上下4个圈簧贴附在牙面上，中间的水平段正畸弓丝纳入托槽槽沟，结扎固定在患者2颗中切牙的托槽上（图1-1-3，图1-1-4），立刻吸引了身边年轻正畸医生，引起了极大的学习热情。

2022年2月27日，我分享了这个新颖的正畸小装置临床应用案例。很快，河北廊坊有个叫高峰的正畸网友，根据这个装置结扎后，具有2个圈簧与两侧末端小圈的形象布局特征，像是七品芝麻官的官帽，建议我们把这个正畸装置叫作"芝麻官"矫治器，我身边的学生都认同这一点，于是我们正畸团队和我的学生把这个创新设计的矫治装置叫作"芝麻官"矫治器。

紧接着，我们又在交流平台上发布了有关正畸附件——"芝麻官"矫治器的文章，立即成了正畸朋友们关注的热点。随后，我们在多地的正畸特色技术系统班介绍了"芝麻官"矫治器在儿童早期矫治中的临床应用，引起了许多正畸医生、儿童牙科医生的关注和青睐。

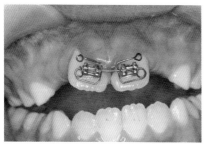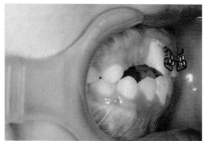

图1-1-3   图1-1-4

他们学习后，在临床上应用该矫治器治疗儿童恒中切牙错𬌗畸形患者，取得良好效果，给了我极大的鼓舞和动力。

二、"芝麻官"矫治器的临床应用案例

患者，男孩，替牙列，就诊年龄11岁，因"地包天"前来医院就诊。该患者接受正畸治疗的经历如下：2023年5月28日接受正畸治疗，常规拍摄患者初诊时的𬌗像（图1-1-5～图1-1-8）。2023年7月31日结束正畸治疗，常规拍摄患者处置后的𬌗像（图1-1-9～图1-1-12）。整个矫治时间2个月零3天。

大家看到该患者的前牙反𬌗，这不是上颌1颗切牙舌侧错位构成的前牙反𬌗，也不是2颗切牙构成的反𬌗，而是上颌3颗切牙舌侧错位与下颌4颗切牙（12、21、22、31、32、41、42）构成的前牙反𬌗，而且反覆𬌗深，达到牙冠的2/3。上颌唯一的1颗中切牙（11）与其他3颗切牙呈现前后向排列不

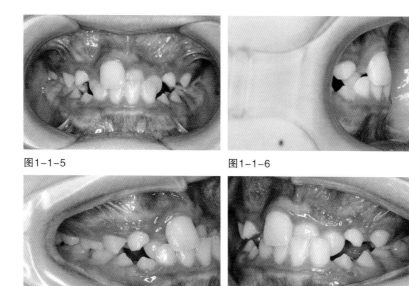

图1-1-5   图1-1-6

图1-1-7   图1-1-8

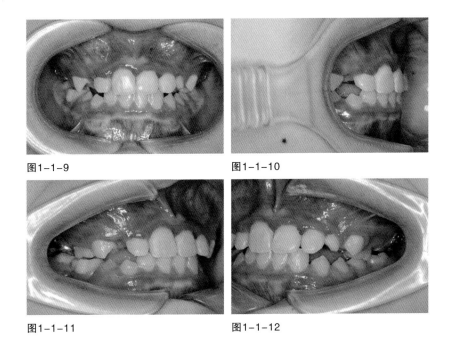

图1-1-9 　　　　　　　　　　　　图1-1-10

图1-1-11 　　　　　　　　　　　　图1-1-12

齐、牙列拥挤的状况。

　　毫无疑问，这是一位矫治难度相对较大的替牙期前牙反𬌗畸形患者。思考一下，如果按照传统的正畸矫治设计思路，正畸医生通常会选择上颌双曲舌簧活动矫治器，或者"2×4"矫治技术；或者有的医生前期采用上颌双曲舌簧活动矫治器把舌倾的切牙推出来，再采用"2×4"矫治技术排齐牙列；或者有的医生前期会考虑使用前方牵引矫治器，后期使用"2×4"矫治技术排齐牙列。通常正畸治疗4周复诊1次，按照正畸弓丝使用顺序原则"从细到粗、从软到硬、从圆到方"，如果初始弓丝用0.012英寸镍钛圆丝，就算快的4周也只是更换到0.014英寸镍钛圆丝而已，离前牙反𬌗矫治过来还差得远呢！还有该患者的反覆𬌗这么深，多颗下切牙超过上颌切牙反𬌗牙冠的1/2，有的达到2/3的程度。排列不齐的前牙，单单就打开咬合、整平牙弓也不是一件简单的事情。

　　然而，本病例患者的前牙反𬌗只用了2个月零3天就矫正过来了，这是什么样的矫治技术？怎么可能这么快就矫治过来了呢？不一样的正畸理念、不一样的正畸特色技术，带来的必定是不一样的矫治效果。

第二节　"芝麻官"矫治器的介绍

　　"芝麻官"矫治器（图1-2-1）是一种具有中国特色的、最小型的片段弓固定矫治技术，专治替牙期"跑偏"了的切牙问题。它不用镍钛丝，也不用不锈钢方丝，细丝轻力原则贯穿整个矫治过程，矫治范围着眼于前牙区，不影响患者颌骨的生长发育，在儿童早期矫治病例中的应用具有化繁为简、以简驭繁、"短、平、快"的特质。其中短是指"芝麻官"矫治器对于儿童早期矫治患者疗程短，通常1~3个月结束治疗；平是指儿童早期矫治患者大多是替牙期临床常见病、多发病，着眼于牙性错𬌗畸形，平时儿童早期矫治正畸门诊大量见到的上颌切牙不齐的错𬌗畸形，不涉及骨性错𬌗畸形和牙弓宽度不调的矫治；快是指"芝麻官"矫治器是个高效能矫治装置，儿童错位切牙装上矫治器后，大多数患者在3～5天、1周就会出现明显的效果。

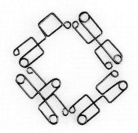

图1-2-1

"芝麻官"矫治器主要针对上颌前牙段2～4颗切牙的错位，仅使用1根细圆丝治疗。患儿口内粘接的托槽少（2～4个托槽），且安放在前牙段，采用的是细丝轻力，它属于一种局部片段弓固定矫治器，矫治过程中贯穿细丝轻力原则，常用于矫正替牙期儿童上颌中切牙外翻（远中唇向旋转）［如图1-2-2和图1-2-3所示为上颌1颗中切牙外翻（远中唇向旋转）案例；如图1-2-4和图1-2-5所示为上颌2颗中切牙外翻畸形案例］、上颌中切牙内翻（远中舌向旋转）（图1-2-6，图1-2-7）、个别牙反殆、宽大中切牙间隙、上下切缘高低不齐等错殆畸形。

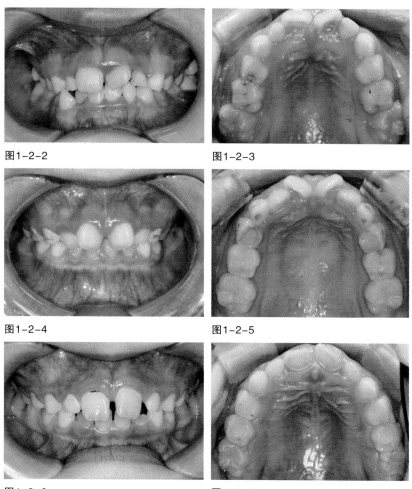

图1-2-2

图1-2-3

图1-2-4

图1-2-5

图1-2-6

图1-2-7

　　"芝麻官"矫治器同三联别针簧矫治器一样，在矫正儿童恒中切牙的根尖未完全形成的外翻牙时，对错位牙根尖发育无影响，经治疗后的中切牙根尖发育无异常，牙周组织正常，所以该矫治器也适用于牙根已形成1/3～1/2的转位恒切牙。早期治疗的结果，有利于儿童口颌系统的正常发育。儿牙医生、正畸医生应该重视早期矫治恒中切牙的旋转（牙外翻、牙内翻）。

　　若在替牙早期，侧切牙尚未更换时使用"芝麻官"矫治器治疗，既可防止上述早期恒中切牙扭转引起的错𬌗，也可有助于建立稳定的正中𬌗关系。

　　对于替牙期个别前牙反𬌗的患者，其上下颌切牙的锁结关系除影响下颌骨的前伸运动和颌骨的发育，还影响磨牙的碾磨食物功能。久而久之，上下牙齿的碰撞还会造成牙体的磨损，甚至露髓导致牙髓根尖的病变。对预期可造成牙体切割磨损的个别前牙反𬌗患者应提倡早期矫治。

　　替牙期恒中切牙的个别牙反𬌗畸形案例如图1-2-8和图1-2-9所示。

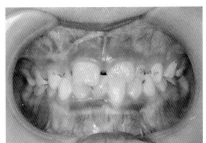 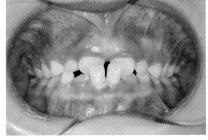

图1-2-8　　　　　　　　图1-2-9

　　替牙期恒侧切牙的个别牙反𬌗畸形案例如图1-2-10和图1-2-11所示。

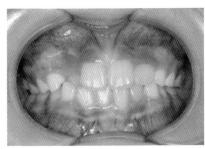 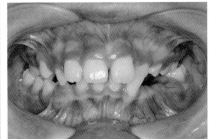

图1-2-10　　　　　　　　图1-2-11

　　替牙期新萌出的恒中切牙高低不齐案例如图1-2-12和图1-2-13所示。

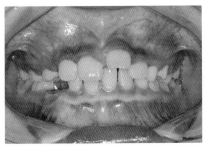 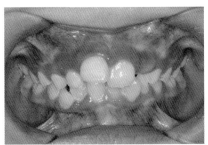

图1-2-12　　　　　　　　图1-2-13

以前无论用活动矫治器还是固定矫治器都需用后牙做支抗，活动矫治器的基托部分占据口腔上腭，影响发音。此外，切牙和磨牙都有附件，将整个牙弓限制在矫治器内，且治疗和保持期均需很长，固势必影响儿童颌骨和牙弓的正常生长发育。如上颌双曲舌簧活动矫治器（图1-2-14，图1-2-15）。

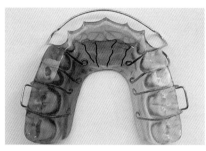 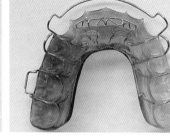

图1-2-14　　　　　　　　　　　　　　图1-2-15

就替牙期切牙出现错𬌗畸形而言：①从患者心理上分析，切牙位于颜面部最醒目的位置，张口就可见到，对颜面部美观非常重要。②如果切牙没长出来或者新长出来的切牙不齐，很多患者会觉得不好看，甚至产生自卑心理。最明显的表现是，拍照不敢笑、不敢露出牙齿。③功能上可引起前牙区牙列的拥挤、不齐，切牙牙间隙的增宽、牙移位、邻近牙齿牙根吸收等多种口腔疾病。④个别前牙反𬌗会使切割功能、咀嚼效率受到影响，还会造成牙体的对撞与磨损。

使用"芝麻官"矫治器的儿牙医生、正畸医生会在不齐的牙齿上粘接一个"小扣子"，然后通过这个"小扣子"，安放"芝麻官"矫治器，将不齐的牙齿拉回到正常的位置上来。

对于较为复杂的病例，则需要采取"芝麻官"矫治器与其他矫治装置的联合应用，这样的矫治设计不仅仅起到综合治疗、协同矫治作用，更能使错乱的前牙快速排齐，提升了患者的满意度和矫治质量，也提升患者对正畸医生的信任度。

笔者所在的上海武广增正畸医疗团队和上海迈植牙学院正畸教学团队成员，经过近2年的"芝麻官"矫治器临床应用实践，针对不同儿童切牙错位情况的特点，研发出4种定型的"芝麻官"矫治器。并取得了良好的矫治效果，赢得了许多患儿及家长的信赖和赞许。

"芝麻官"矫治器在其研发的过程中，已经申请并获得2项国家知识产权局颁发的正畸专利证书（图1-2-16，图1-2-17）。

仅仅粘接2个上颌切牙托槽的标准型"芝麻官"矫治器如图1-2-18和图1-2-19所示。

"芝麻官"矫治技术中矫治器的装配（尤其使用自锁托槽矫治者）操作简单、占用口腔的空间少、实施矫治作用力持久，不影响患者的外观、咀嚼、发音等功能，不干扰儿童牙颌系统的发育。此外，早期矫治可防止错𬌗畸形的进一步发展，减少后期矫治的概率。

"芝麻官"矫治器不同于传统的"2×4"矫治技术，它不需要第一磨牙做支抗，仅装配于前牙，矫治路径短，也不同于经典的上颌双曲舌簧活动矫治器，口内须配置一个宽大的塑料基托板。

"芝麻官"矫治器在儿童早期矫治临床工作中也在不断改进、不断拓展。由最初的针对2颗恒中切牙的矫治装置，扩展到4颗恒切牙。粘接托槽从2个牙位到4个牙位，目前已经扩展到6～8个牙位。我

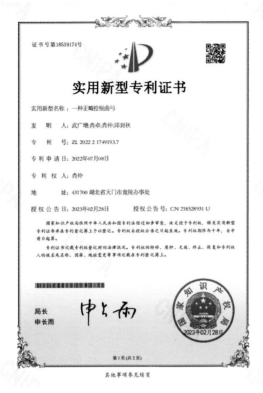

图1-2-16

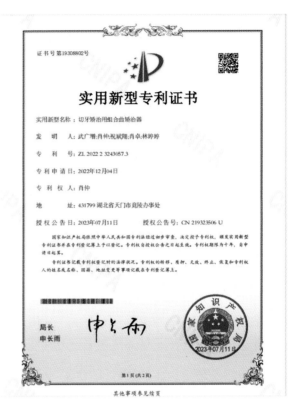

图1-2-17

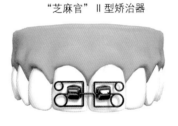

"芝麻官"Ⅱ型矫治器

图1-2-18

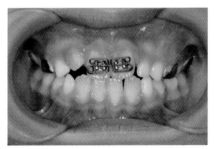

图1-2-19

们称之为升级版"芝麻官"矫治器，或者加长版"芝麻官"矫治器。

升级版"芝麻官"矫治器与武氏反殆矫治器、固定式平导（斜导）矫治器、Nance托、舌栅栏矫治器等装置联合应用，矫治儿童前牙反殆、深覆盖、深覆殆、开殆等错殆畸形，取得了良好的矫治效果。同时，因其涉及牙位少、矫治器结构简单、装配舒适、疗程短、效果切实可靠。

升级版"芝麻官"矫治器着重于口腔最前沿部位，即影响儿童容貌最密切的上颌4颗切牙的矫治。但它的整个矫治体系不需要磨牙加入，不需要上颌第一磨牙使用磨牙带环或粘接式磨牙颊面管作为支抗。

升级版"芝麻官"矫治器是涉及6颗牙的片段弓固定矫治技术，除了4颗切牙外，把两侧的乳尖牙（或第一乳磨牙）也纳入了矫治体系，这样设计的目的在于构建和维护良好的前牙弓弧度，使弓形更加美观、协调。

6牙升级版"芝麻官"矫治器正畸案例如图1-2-20和图1-2-21所示。

备注：该患者上颌乳尖牙拔除，则将第一乳磨牙纳入矫治体系。

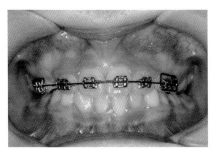 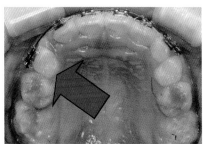

图1-2-20 图1-2-21

也就是说，升级版"芝麻官"矫治器不仅在恒切牙上粘接托槽，也在邻近的乳牙上粘接托槽（乳尖牙、第一乳磨牙），甚至第一前磨牙。矫治路径短，切牙托槽的正畸弓丝与两侧后牙之间没有空隙，不会造成两侧牙弓中段空缺、无托槽结扎固位弓丝刺激颊部软组织。

升级版"芝麻官"矫治器是由多个相同类型或不同类型的"芝麻官"矫治器正畸功能曲组合构成，矫正弓丝的编排特点为柔中有刚，在参差交错中环环相扣，于辗转腾挪间施展"巧簧神曲"。

第2章

"芝麻官"矫治器的
类型及应用特点

THE DIFFERENT TYPES
AND CHARACTERISTICS OF
"ZHIMA GUAN" APPLIANCES

第一节 引言

替牙期儿童个别牙错殆畸形比较常见，有些是不良口腔习惯造成，有些是替牙障碍、乳牙滞留等原因引起的。例如，上颌中切牙扭转（外翻、内翻），宽牙缝（中切牙间有额外牙、拔除后遗留牙缝、唇系带肥大附丽过低等），2颗中切牙萌出高度不一致、切缘高低不平；或者一颗牙齿整齐，另外一颗发生扭转等；还有个别牙反殆，即2颗中切牙呈前后向排列，一颗在牙弓里面，另一颗在牙弓外面；甚至2颗中切牙外翻与对颌牙构成反殆畸形等。以上都影响孩子的咀嚼功能与发音，属于儿童早期矫治范畴。

替牙期前牙反殆，许多儿童正畸学者呼吁发现即矫治，属于正畸科急诊。

目前正畸临床，常用的矫治方法有"2×4"矫治技术（涉及牙齿数目多、舒适度较差），三联别针簧矫治器或附有上颌殆垫的双曲舌簧活动矫治器（图2-1-1，图2-1-2）。需技工制作，且临床操作较复杂，需要患者的依从性高。

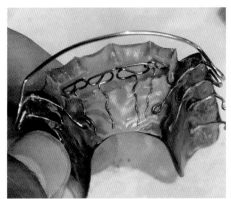 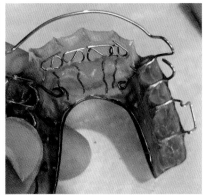

图2-1-1　　　　　　　　　　　　　　　　图2-1-2

"2×4"矫治技术案例如图2-1-3～图2-1-5所示。

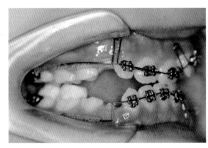 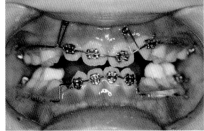 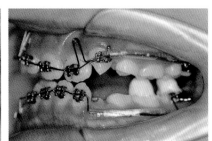

图2-1-3　　　　　　　　　　图2-1-4　　　　　　　　　　图2-1-5

三联别针簧矫治器矫治案例如图2-1-6～图2-1-8所示。

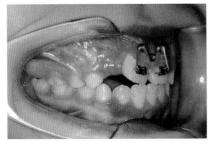
图2-1-6

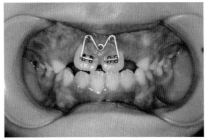
图2-1-7

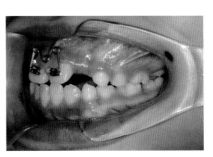
图2-1-8

处在发育阶段的儿童，其颌骨的可塑性很强，牙列自我调节作用明显，是进行咬合调整和牙列调整的最佳时期。应该充分利用这个时期，而不应该坐失良机，否则错过这个阶段之后会加大治疗的难度。

儿童正畸学者姚军特别强调："儿童不是'小大人'，成人正畸的理论和技术不能生搬硬套到儿童身上。"

"芝麻官"矫治器，属于最小型片段弓矫治器，仅使用2个托槽（只作用于2颗牙齿）、1根细圆丝弯制而成，体现细丝轻力原则，利用交互支抗原理实施矫治力。特别适合替牙期上颌中切牙个别牙错位的矫治。该矫治器选用0.014英寸、0.016英寸的不锈钢丝或澳丝，使用正畸细丝钳弯制而成。临床上依据替牙期错位牙齿排列状况，量身定做。

该装置外形有点像"芝麻官"的官帽，根据它的外貌特征正畸网友称之为"芝麻官"矫治器。

"芝麻官"矫治器适用于儿童早期矫治，主要应用于替牙期上颌中切牙的个别牙齿错位治疗，如牙齿外翻与内翻、个别牙反𬌗、宽牙缝等，该矫治器根据结构及功能分为4种类型。

"芝麻官"矫治器的创意灵感源于发明人武广增的专利装置：武氏正畸四曲弓（图2-1-9～图2-1-12），专利名称：一种正畸控根曲弓（图2-1-13），专利号：ZL 2022 2 1749193.7。在2022年2月

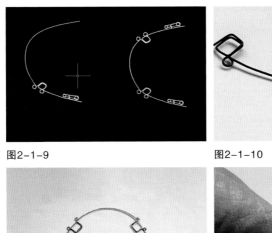

图2-1-9

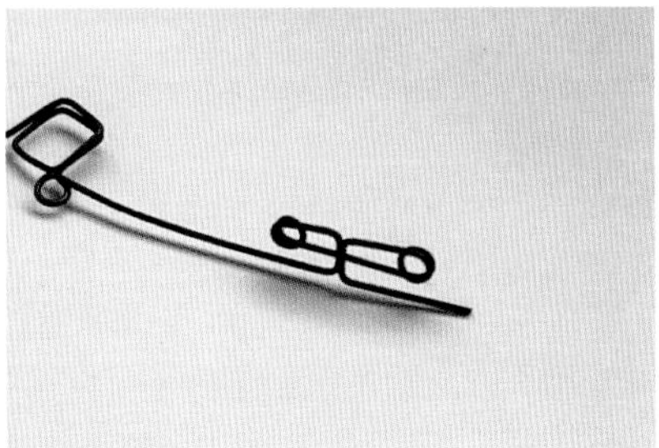

图2-1-10

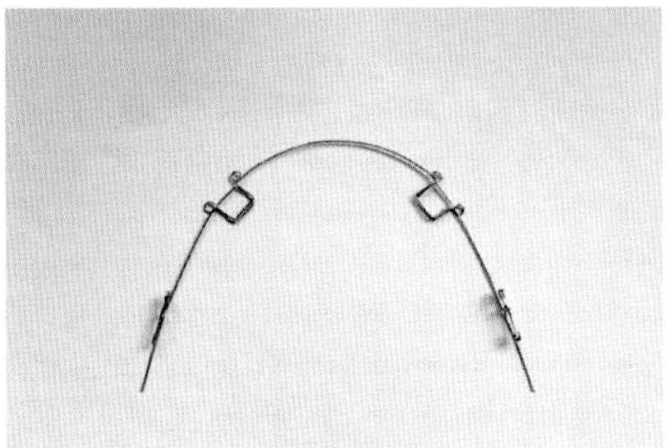

图2-1-11

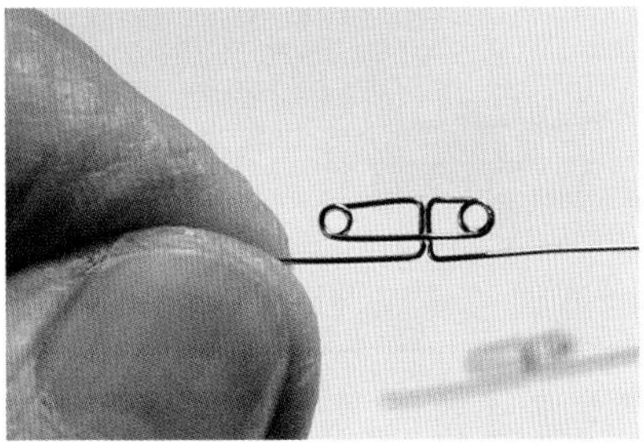

图2-1-12

应用于临床案例，为一名7岁男孩扭转中切牙，个性化设计，获得良好的矫治效果。

后来经过拓展改进，应用于临床多种不同类别的替牙期恒中切牙错𬌗畸形，均获得良好效果，我们申请了新的专利，获得国家知识产权局颁发的专利证书，专利名称：切牙矫治用组合曲矫治器，专利号为：ZL 2022 2 3243057.3（图2-1-14）。

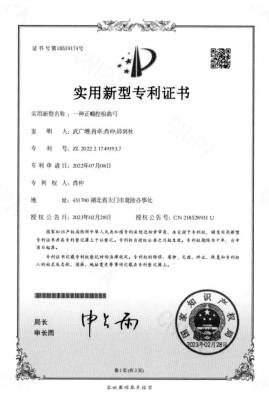

图2-1-13

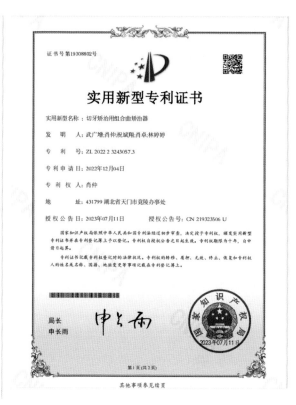

图2-1-14

第二节　"芝麻官"矫治器的类型及应用特点

"芝麻官"矫治器分为4种类型，分别介绍如下。

一、"芝麻官"Ⅰ型矫治器（图2-2-1～图2-2-3）

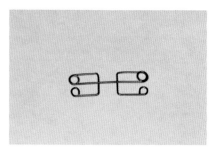

图2-2-1

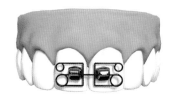

图2-2-2

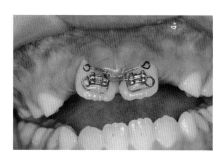

图2-2-3

该型矫治器的正畸弓丝编排布局是个标准的左右对称结构，通常采用0.014英寸不锈钢丝或澳丝弯制，根据儿童上颌中切牙唇侧牙面及托槽的位置画线量身定做，因该弓丝力量柔和、弹性大，作用时间持续。同时，装置设置了4个小圈环，即在两侧中切牙托槽远中龈端及切端各设置了一个小圈环，游离端的圈环（上圈环）放置于中切牙牙面的龈端，卡抱住托槽远中的圈环（下圈环），置放于中切牙牙面的切端。连接下圈簧的正畸主弓丝位于外侧，纳入托槽槽沟结扎固定。靠近中切牙托槽近中边缘中线侧的弯折竖臂弓丝为一根完整直丝，装配时建议术者采用0.2mm的结扎丝拴住托槽翼沟结扎固定。

对于轻度牙齿扭转的患者，可以直接纳入中切牙托槽槽沟结扎排齐扭转牙齿。对于切端高低差异轻微的也可直接纳入托槽槽沟结扎排齐牙齿。上颌中切牙之间牙缝异常宽者（拔除额外牙者），可配置弹力线或橡皮链弹力牵引关闭其缝隙。这种情况下，需要正畸弓丝具备一定的硬度和稳定性，建议选择使用0.016英寸不锈钢丝或澳丝弯制"芝麻官"矫治器。如果缝隙较大，则推荐使用"芝麻官"Ⅳ型矫治器治疗。

二、"芝麻官"Ⅱ型矫治器（图2-2-4～图2-2-6）

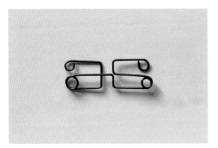 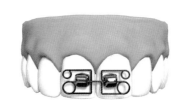 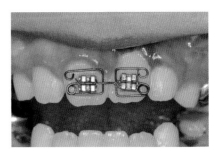

图2-2-4　　　　　　　　　　图2-2-5　　　　　　　　　　图2-2-6

对于牙齿扭转角度较大（外翻、内翻）；上下切缘略显高低不平；一颗牙齿在唇侧，另一颗牙齿在舌侧构成个别牙反𬌗、反覆𬌗浅者，应选择"芝麻官"Ⅱ型矫治器。该矫治器弓丝结构设置特点为：一端为稳定结构，上下圈环结构同"芝麻官"Ⅰ型矫治器；对侧为可调节部分，靠近中切牙托槽近中边缘中线侧的折弯竖臂丝由2节弓丝组成，近切端的一个与稳定端结构紧密相连。可调节部分，其弓丝设置排列布局像头尾交叉、并肩相连的两个水平曲。

其龈端的水平曲结构，有一定的活动范围，像一扇门一样，可前后、上下调整角度纳入托槽槽沟，故对于个别牙反𬌗、扭转角度较大牙齿，上下牙齿不齐的儿童患者特别适宜。

三、"芝麻官"Ⅲ型矫治器（图2-2-7～图2-2-9）

对于2颗牙齿上下切缘明显高低不平；或牙齿轻度扭转；一颗牙齿在唇侧，另一颗在舌侧构成个别牙反𬌗，则选择"芝麻官"Ⅲ型矫治器（即设置3个小圈）。

该矫治器的正畸弓丝弯制布局是个非对称结构，一端为稳定结构，上下圈环结构同"芝麻官"矫治器；可调整部分则由长方形匣形曲支架构成，实施矫治力的是垂直作用匣形曲的水平段弓丝，Ⅰ型

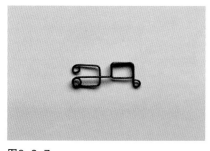
图2-2-7

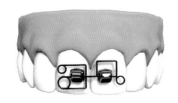
图2-2-8

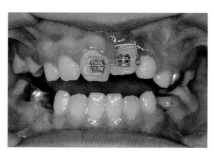
图2-2-9

匣形曲的末端设置了1个小圈。

该矫治器弓丝结构特点为：固定端为"芝麻官"Ⅰ型矫治器的半边结构，起着稳定支抗的作用；可调整部分为匣形曲，匣形曲的3个边由两条弓丝重叠形成，底边是一条水平弓丝，匣形曲本身就是一个异形弹簧，富有弹性、伸缩性强，可便利调整高低不平的牙齿。匣形曲水平段弓丝活动范围较"芝麻官"Ⅱ型矫治器的靴形曲大，可上下调整较大幅度纳入托槽槽沟，故对于中切牙高低不平、个别牙反殆、扭转角度不大的儿童患者特别适宜。

该装置通常初始弓丝用0.014英寸澳丝弯制，后期牙齿稍微排齐后更换0.016英寸澳丝弯制的"芝麻官"矫治器。

四、"芝麻官"Ⅳ型矫治器（图2-2-10～图2-2-12）

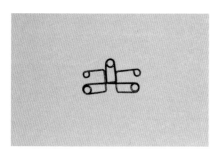
图2-2-10

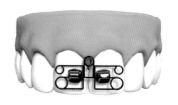
图2-2-11

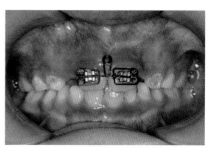
图2-2-12

对于2颗中切牙之间因多生牙拔除、唇系带肥大或不良习惯等原因造成中切牙牙缝过大，上下切缘轻微高低不平；或既有牙缝又有牙齿轻度扭转；或既有牙缝又有侧切牙舌侧错位与对颌牙构成反殆（为侧切牙的唇展提供必要的空间），则选择"芝麻官"Ⅳ型矫治器。

该装置的正畸弓丝弯制布局基本是个对称结构，在"芝麻官"Ⅰ型矫治器的基础上增添了一个带圈垂直关闭曲，该曲设置在2颗中切牙的中间，垂直曲的圈簧靠龈端，通过关闭曲的闭合作用关闭牙缝。

"芝麻官"Ⅳ型矫治器，也称之为闭隙型"芝麻官"矫治器。通常该矫治器弓丝结构特点为：固定端为"芝麻官"矫治器框架稳定结构起着支撑作用，2颗中切牙互为支抗，可调整部分为带圈垂直关闭曲。

弯制时闭隙型"芝麻官"矫治器的底座，即2颗中切牙托槽切缘的长度应较常规"芝麻官"矫治器尺寸短3mm，相当于垂直关闭曲前后"脚"靠拢后的距离。

　　"芝麻官"矫治器由于其装置轻便、小巧、操作简便（仅需粘接2个牙齿托槽），通常设置的4个圈环紧贴上颌中切牙的宽大牙面，稳定性强。纳入托槽的正畸主弓丝是细圆丝，不会转动，其柔韧性及弹性均佳。该矫治器通过交互支抗实施正畸力，对口腔软组织无刺激，实施的是细丝轻力，矫治牙齿力量柔和，患者感觉舒适度好，效果明显。

　　"芝麻官"矫治器对于牙齿而言，是整个E形框架与牙面的接触，而不是一根正畸弓丝与托槽槽沟接触，故稳定性好。E形框架构成了支抗底座，其中间横贯左右的水平弓丝纳入托槽槽沟内结扎固定，能够缓慢柔和、持续地释放正畸力，矫治效果明显。

第3章

"芝麻官"矫治器弯
制步骤

THE PROCEDURE OF
"ZHIMA GUAN" APPLIANCES

我们正畸团队针对儿童恒中切牙不同错位情况，目前已经研发出4种类型的"芝麻官"矫治器。本章借助于塑料牙模，分别介绍"芝麻官"矫治器主体结构E形框架，以及"芝麻官"I型~IV型矫治器的弯制步骤及操作要领。

第一节 "芝麻官"矫治器主体结构E形框架的弯制步骤

"芝麻官"矫治器的圈簧框架结构基本上可以归纳为"三横一竖"骨架组成，类似于大写的英文字母"E"，这是一个所有"芝麻官"矫治器具有特征性的共有符号。4种类型的"芝麻官"矫治器（包括升级版"芝麻官"矫治器）不管怎样变化，均有1个圈簧框架结构。

准备器材如下：红蓝铅笔1支、细丝钳1把，0.014英寸澳丝或0.016英寸澳丝一根。

"芝麻官"矫治器主体结构E形框架的弯制步骤如下：

（1）使用细丝钳夹持一根澳丝起始端，以细丝钳圆喙为轴心转动弓丝1.5圈，弓丝头部位于下方弯制形成封闭小圈（图3-1-1~图3-1-4）。

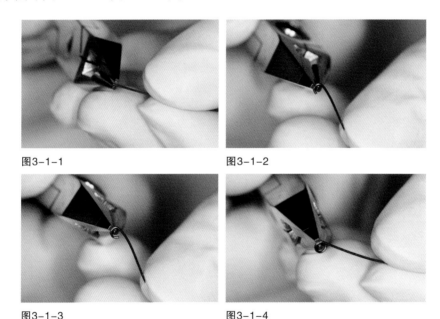

图3-1-1　　　　　　　　　　　　　图3-1-2

图3-1-3　　　　　　　　　　　　　图3-1-4

（2）放置在预先粘接有11、21金属托槽的塑料牙模上，在11龈方托槽近中与牙冠近中边缘嵴之间画线做标记，使用细丝钳夹住标记点，沿细丝钳方喙向殆方弯折90°（图3-1-5~图3-1-8）。

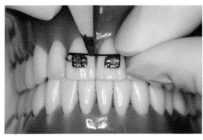
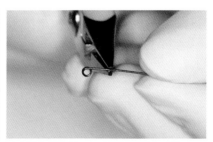

图3-1-5　　　　　　　　　　　　　图3-1-6

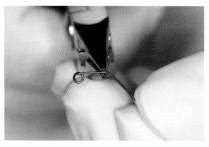
图3-1-7

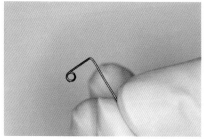
图3-1-8

（3）在11的托槽近中殆缘与牙冠切缘之间画线做标记，使用细丝钳夹住标记点，沿细丝钳方喙向远中弯折90°（图3-1-9～图3-1-12）。

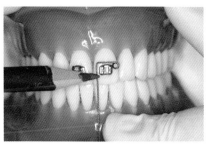
图3-1-9

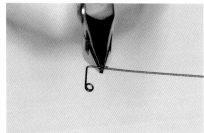
图3-1-10

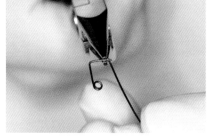
图3-1-11

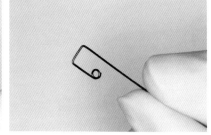
图3-1-12

（4）与11龈方的小圈曲对齐处钳夹澳丝，弓丝位于上方由外向内绕钳子圆喙弯折形成圈环，其水平段弓丝弯向对侧托槽槽沟，构成的圈环框架结构具有"三横一竖"骨架，像大写的英文字母"E"（图3-1-13～图3-1-18）。

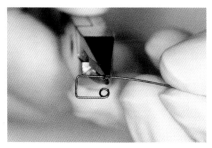
图3-1-13

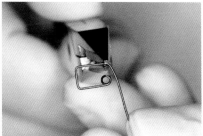
图3-1-14

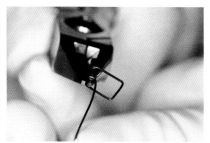
图3-1-15

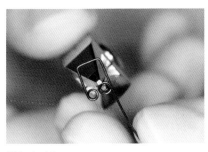
图3-1-16

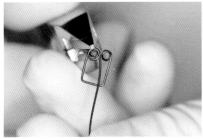
图3-1-17

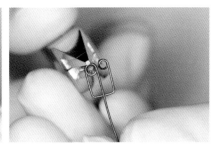
图3-1-18

（5）弯制完毕的"芝麻官"矫治器E形框架，将其水平段弓丝纳入2个托槽槽沟内（图3-1-19，图3-1-20）。

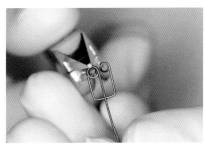
图3-1-19

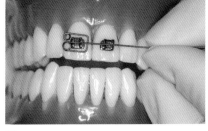
图3-1-20

备注：下面分别介绍"芝麻官"矫治器4个型号的弯制步骤，不重复相同的弯制步骤，均从"芝麻官"矫治器主体结构的E形框架开始讲解后续的操作流程。

第二节 "芝麻官" I 型矫治器的弯制步骤

（1）将"芝麻官"E形框架结构的水平段弓丝纳入11、21两个托槽槽沟内，在21托槽远中与牙冠边缘嵴之间画线做标记（图3-2-1，图3-2-2）。

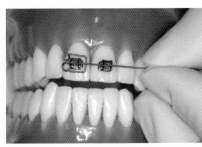
图3-2-1

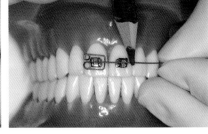
图3-2-2

（2）使用细丝钳夹持标记处，与11殆方圈簧对应，弓丝位于下方从外向内绕钳子圆喙转动形成圈环，其游离端澳丝与对侧底边平齐（图3-2-3～图3-2-8）。

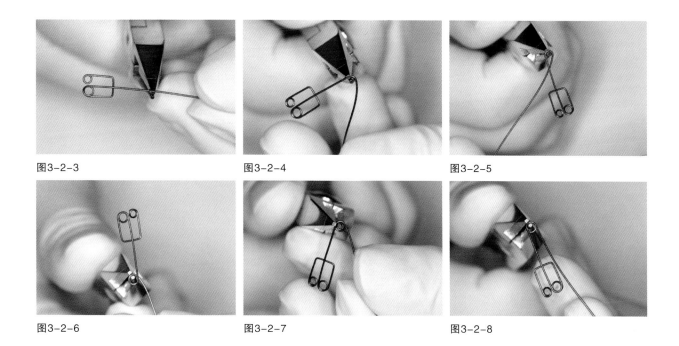

图3-2-3 图3-2-4 图3-2-5

图3-2-6 图3-2-7 图3-2-8

（3）将E形框架置放于牙模上，在21托槽近中与牙冠边缘嵴之间画线做标记，使用细丝钳夹持标记处，纳入澳丝内侧沿细丝钳方喙向龈方弯折90°（图3-2-9～图3-2-12）。

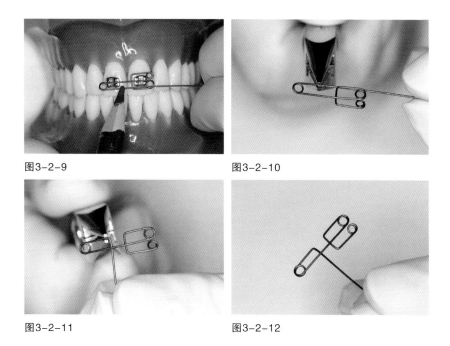

图3-2-9 图3-2-10

图3-2-11 图3-2-12

（4）于对侧澳丝平行处细丝钳夹澳丝向远中弯折90°（图3-2-13，图3-2-14）。

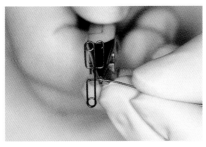

图3-2-13

图3-2-14

（5）在平齐于殆方圈环处，细丝钳夹澳丝沿细丝钳圆喙转动1.5圈，由外向内弯制形成龈端小圈。切断澳丝末端，形成左右对称结构的一对组合E形框架，"芝麻官"Ⅰ型矫治器弯制完毕（图3-2-15～图3-2-18）。

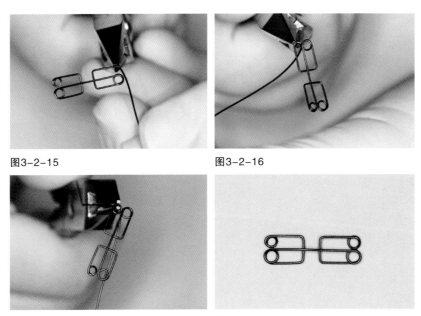

图3-2-15

图3-2-16

图3-2-17

图3-2-18

备注：这是"芝麻官"矫治器目前改进后的弯制方法，主要是将原先龈端的小圈（图3-2-19，未封口的环），目前采用绕钳子圆喙转动1.5圈弯制的圈环（图3-2-20，封口的环）。

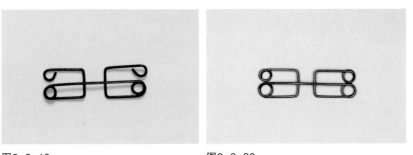

图3-2-19

图3-2-20

扫码浏览"芝麻官"Ⅰ型矫治器的弯制步骤

第三节 "芝麻官"Ⅱ型矫治器的弯制步骤

（1）将"芝麻官"E形框架结构的水平段弓丝纳入11、21两个托槽槽沟内，在21托槽近中与牙冠边缘嵴之间画线做标记，使用细丝钳夹持澳丝标记处，向殆方弯折90°（图3-3-1～图3-3-4）。

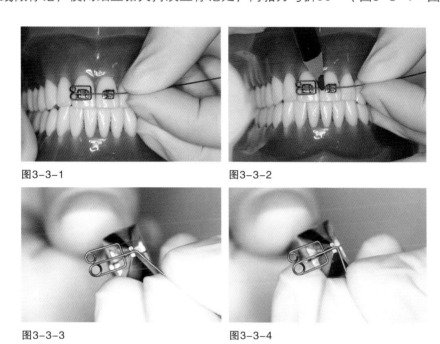

图3-3-1

图3-3-2

图3-3-3

图3-3-4

（2）将E形框架置放于牙模上，在21托槽殆缘与牙冠切缘之间画线做标记，即与对侧澳丝平行处细丝钳夹澳丝向远中弯折90°（图3-3-5～图3-3-8）。

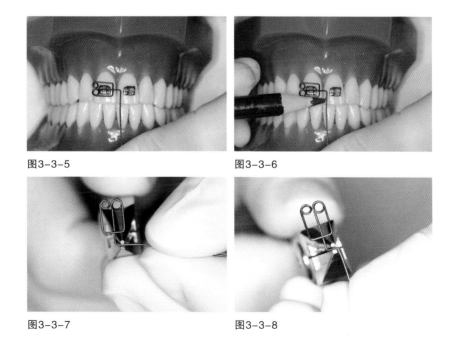

图3-3-5

图3-3-6

图3-3-7

图3-3-8

（3）将弯制的E形框架纳入11、21牙冠唇面，在21托槽远中与边缘嵴之间画线做标记。使用细丝钳夹持澳丝标记处，由外向内纳入澳丝上方沿圆喙弯折2圈形成圈环，其水平段澳丝弯向对侧托槽槽沟，并与𬌗向垂直弯折的澳丝相交（图3-3-9～图3-3-14）。

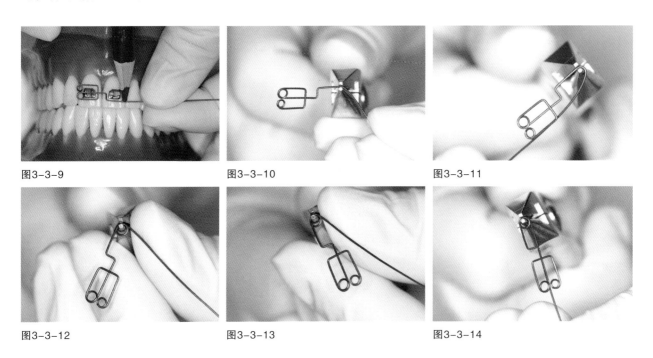

图3-3-9　　　　　　　　图3-3-10　　　　　　　　图3-3-11

图3-3-12　　　　　　　　图3-3-13　　　　　　　　图3-3-14

（4）使用细丝钳方喙夹持水平弓丝与对应垂直弯折处朝龈方弯折90°。于对侧澳丝平行处钳夹澳丝向远中弯折90°（图3-3-15～图3-3-18）。

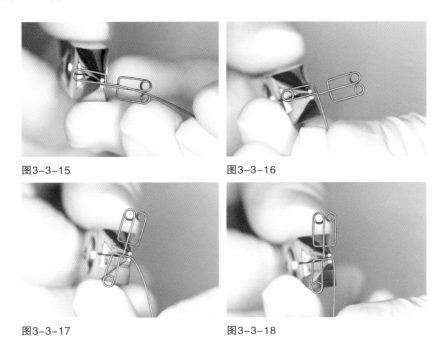

图3-3-15　　　　　　　　　　图3-3-16

图3-3-17　　　　　　　　　　图3-3-18

（5）在平齐于𬌗方圈环处，钳夹澳丝沿钳子圆喙转动1.5圈，由外向内弯制形成龈端小圈。切断澳丝末端、调整两边圈簧框架布局，即"芝麻官"Ⅱ型矫治器弯制完毕（图3-3-19～图

3-3-23）。如图3-3-24所示，可以看出21这边的E形圈簧框架由3个横边、2个短竖边构成。

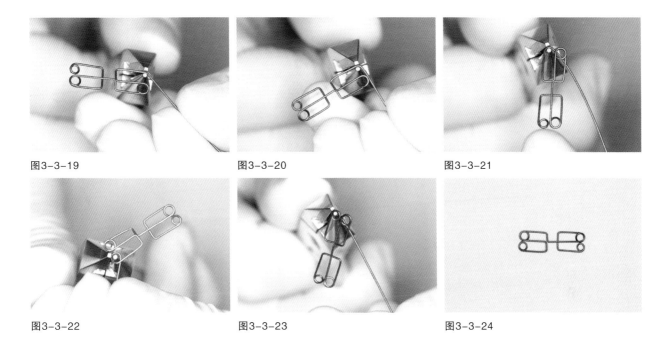

图3-3-19　　　　　　图3-3-20　　　　　　图3-3-21

图3-3-22　　　　　　图3-3-23　　　　　　图3-3-24

扫码浏览"芝麻官"Ⅱ型矫治器的弯制步骤

第四节　"芝麻官"Ⅲ型矫治器的弯制步骤

（1）将"芝麻官"E形框架结构的水平段澳丝纳入11、21两个托槽槽沟内，在21托槽近中与牙冠边缘嵴之间画线做标记，使用细丝钳夹持澳丝标记处向龈方弯折90°，形成匣形曲近中垂直臂-1（图3-4-1~图3-4-4）。

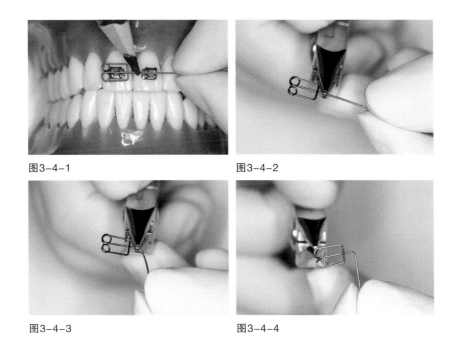

图3-4-1　　　　　　图3-4-2

图3-4-3　　　　　　图3-4-4

（2）放置于牙模上，在高于E形框架11龈端水平段澳丝约2mm处画线做标记，使用细丝钳夹住近中垂直臂-1澳丝标记点，手捏持澳丝沿钳子方嚓向远中弯折90°，形成横臂-1（图3-4-5~图3-4-8）。

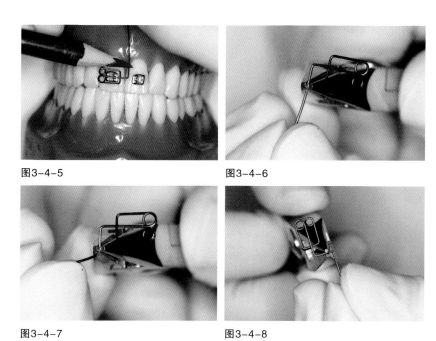

图3-4-5

图3-4-6

图3-4-7

图3-4-8

（3）将E形框架置放于牙模上，在21托槽远中与边缘嵴之间的澳丝上画线做标记，钳子夹持标记点，手捏持澳丝沿钳子方嚓向殆方弯折90°，形成远中垂直臂-1（图3-4-9~图3-4-12）。

备注：近中垂直臂-1与远中垂直臂-1长度相等。

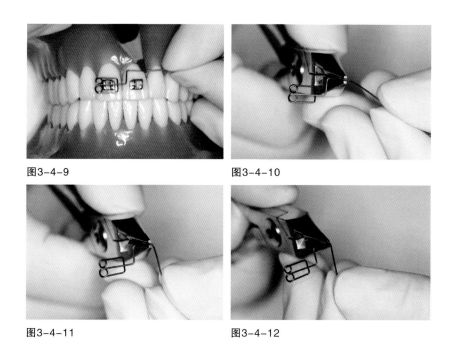

图3-4-9

图3-4-10

图3-4-11

图3-4-12

（4）于对侧纳入托槽槽沟的澳丝平行处钳夹远中垂直臂–1澳丝，手持澳丝沿钳子方喙向近中弯折90°，形成底边水平臂，构成匣形曲的方形框架（图3-4-13，图3-4-14）。

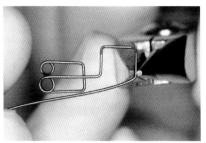
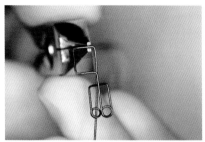

图3-4-13

图3-4-14

（5）方喙夹持底边水平臂与近中垂直臂–1相交点内侧龈向弯折90°，形成近中垂直臂–2，此时两段垂直臂弓丝平齐，紧贴并重叠在一条线上（图3-4-15～图3-4-18）。

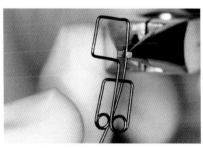
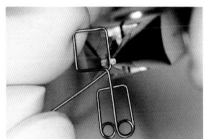

图3-4-15

图3-4-16

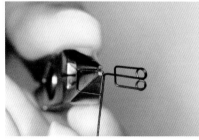
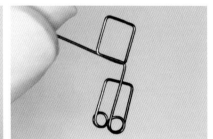

图3-4-17

图3-4-18

（6）于近中垂直臂–1与龈方横臂–1相交点夹持澳丝，沿钳子方喙朝远中弯折90°，形成横臂–2，此时两段横臂弓丝平齐，紧贴并重叠在一条线上（图3-4-19，图3-4-20）。

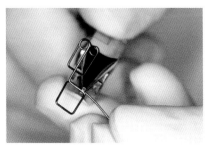
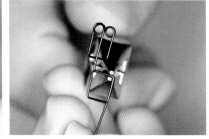

图3-4-19

图3-4-20

（7）于横臂-2与远中垂直臂-1相交点处夹持弓丝，使用钳子方喙朝殆向弯折90°，形成远中垂直臂-2（图3-4-21~图3-4-24）。

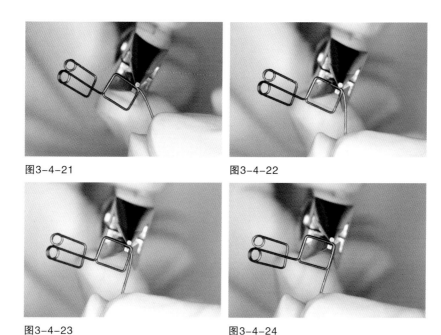

图3-4-21

图3-4-22

图3-4-23

图3-4-24

（8）细丝钳夹持远中垂直臂-2澳丝下方2mm处，手持澳丝游离端沿钳子圆喙朝外侧缠绕1.5圈弯制形成小圈。即整个"芝麻官"Ⅲ型矫治器弯制完毕（图3-4-25~图3-4-31）。

"芝麻官"Ⅲ型矫治器置放牙模11、21托槽槽沟的状况如图3-4-32所示。

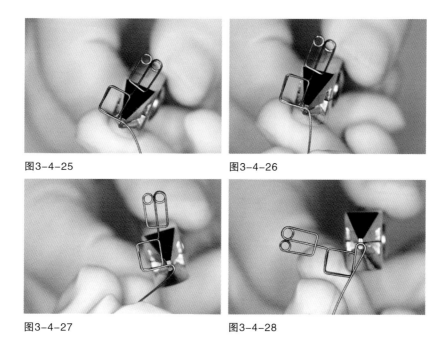

图3-4-25

图3-4-26

图3-4-27

图3-4-28

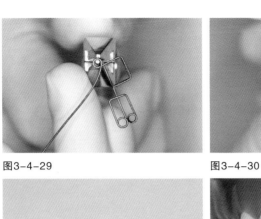
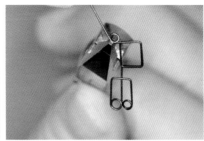

图3-4-29

图3-4-30

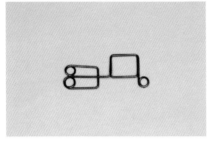
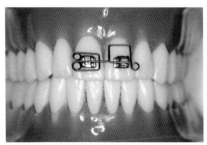

图3-4-31

图3-4-32

扫码浏览"芝麻官"Ⅲ型矫治器的弯制步骤

第五节 "芝麻官"Ⅳ型矫治器的弯制步骤

（1）将"芝麻官"E形框架结构的水平段澳丝纳入11、21托槽槽沟内，在21托槽近中与牙冠边缘嵴之间画线做标记，使用细丝钳夹持距E形框架近中2mm处的水平段澳丝向龈方弯折90°，形成垂直臂-1（图3-5-1~图3-5-4）。

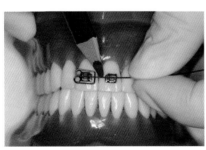
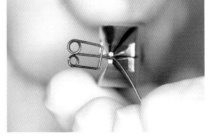

图3-5-1

图3-5-2

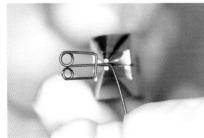
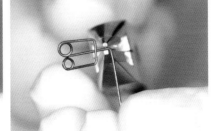

图3-5-3

图3-5-4

（2）将E形框架放置在牙模上，于垂直臂龈方6～7mm处画线做标记。右手持钳夹住标记点，左手捏持澳丝绕钳子圆喙向远中转动弯制成圈簧，其游离端澳丝与垂直臂-1等距平行形成垂直臂-2（图3-5-5～图3-5-10）。

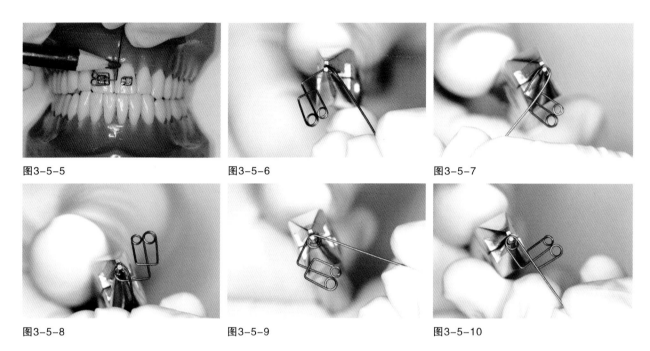

图3-5-5　　　　　　　　　　图3-5-6　　　　　　　　　　图3-5-7

图3-5-8　　　　　　　　　　图3-5-9　　　　　　　　　　图3-5-10

（3）细丝钳夹持垂直臂-2于托槽槽沟处澳丝相交点的内侧，沿钳子方喙向近中弯折90°，此时两端澳丝紧贴并重叠在一条直线上（图3-5-11～图3-5-13）。

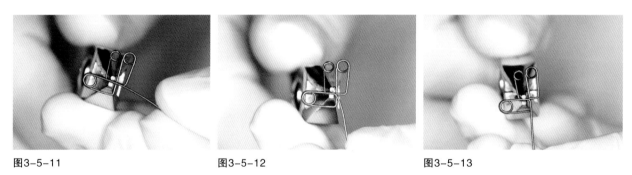

图3-5-11　　　　　　　　　　图3-5-12　　　　　　　　　　图3-5-13

（4）将E形框架置放于11、21托槽，加力回拉，使带圈垂直曲的底边交叉。在21托槽远中与边缘嵴之间画线做标记，使用细丝钳夹持澳丝标记处，手持澳丝由外向内绕钳子圆喙弯折2圈形成𬌗方圈簧（图3-5-14～图3-5-19）。

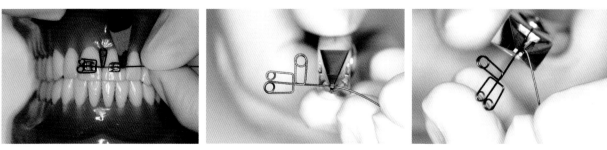

图3-5-14　　　　　　　　　　图3-5-15　　　　　　　　　　图3-5-16

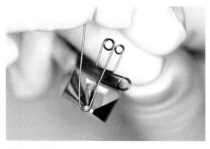
图3-5-17

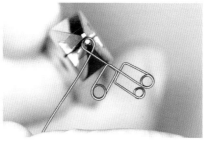
图3-5-18

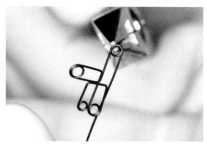
图3-5-19

（5）使用方喙在垂直臂-2对应处夹持澳丝，纳入弓丝内侧向龈方弯折90°（图3-5-20）。

（6）于对侧弓丝平行处钳夹弓丝向远中弯折90°（图3-5-21，图3-5-22）。

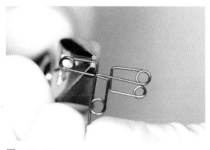
图3-5-20

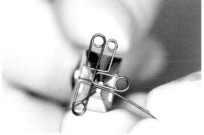
图3-5-21

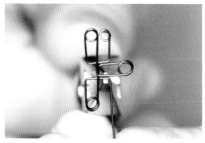
图3-5-22

（7）垂直于圈簧处，使用细丝钳圆喙由外向内弯制1.5圈形成小圈（图3-5-23～图3-5-25）。

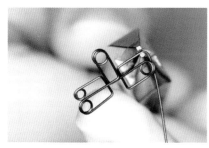
图3-5-23

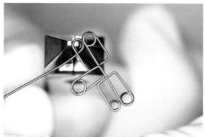
图3-5-24

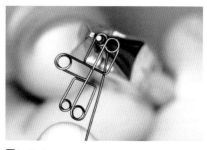
图3-5-25

（8）调整两侧弓丝，使其位于同一平面上。

（9）"芝麻官"Ⅳ型矫治器弯制完毕（图3-5-26）。

（10）在牙模上安放"芝麻官"Ⅳ型矫治器，确定激活后的位置（图3-5-27）。

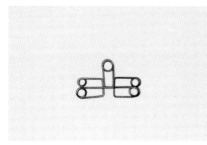
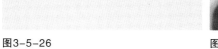
图3-5-26

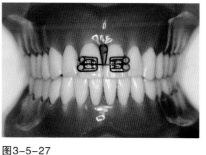
图3-5-27

扫码浏览"芝麻官"Ⅳ型矫治器的弯制步骤

注意：弯制完毕的"芝麻官"Ⅳ型矫治器的弓丝长度应较现有11-21水平段弓丝长度短3mm。

第4章

升级版"芝麻官"矫治器的结构及应用

THE STRUCTURE AND USE
OF THE UPGRADED "ZHIMA
GUAN" APPLIANCES

第一节　引言

在论述升级版"芝麻官"矫治器之前，让我们一起来复习一下现代固定矫治器专门设计作用于4颗切牙的相关矫治技术文献资料。

"2×4"矫治技术是莫里根（T. F. Mulligan）以普通力学知识为基础于1982年首次提出的，所谓"2"是指一个牙弓中需做2个磨牙带环，所谓"4"是指一个牙弓中需给4颗切牙粘接托槽。它是标准方丝弓矫治技术的一个衍生支，并且充分利用了Begg矫治技术的细丝轻力原则，形成了自己的特色。

一般情况下该技术多采用较细的圆丝，而不大采用截面很大的方丝。"2×4"矫治技术是细丝轻力原则在方丝弓矫治器中最充分的体现。在替牙期，由于恒牙牙根发育尚不完全，矫治时更需要较轻的力，故常采用"2×4"矫治技术矫治替牙期的反𬌗、深覆𬌗、开𬌗等错𬌗畸形。

"2×4"矫治技术临床应用案例-1（图4-1-1～图4-1-16）

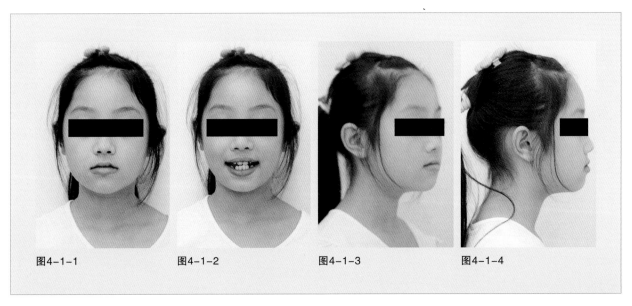

图4-1-1　　　　　　图4-1-2　　　　　　图4-1-3　　　　　　图4-1-4

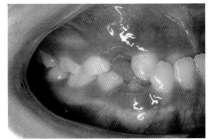

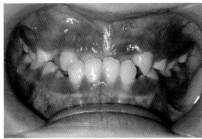
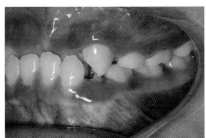

图4-1-5　　　　　　　　　　图4-1-6　　　　　　　　　　图4-1-7

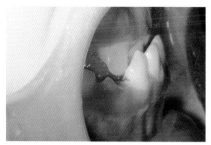

图4-1-8

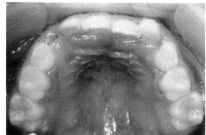

图4-1-9

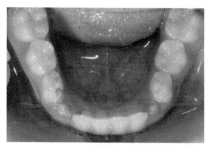

图4-1-10

临床处置

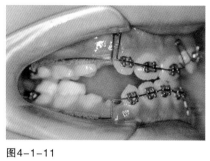

图4-1-11

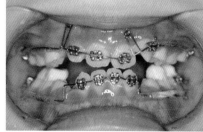

图4-1-12

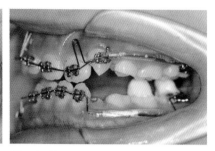

图4-1-13

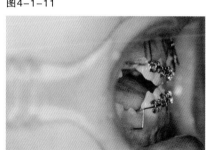

图4-1-14

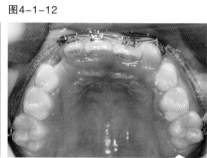

图4-1-15

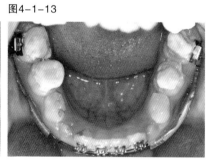

图4-1-16

"2×4"矫治技术临床应用案例-2(图4-1-17~图4-1-32)

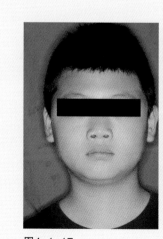

图4-1-17

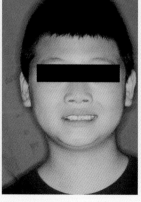

图4-1-18

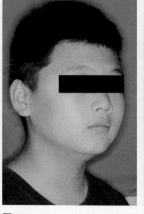

图4-1-19

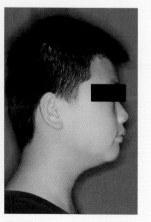

图4-1-20

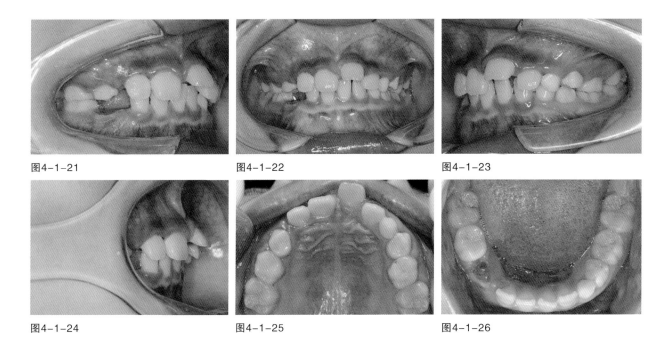

图4-1-21   图4-1-22   图4-1-23

图4-1-24   图4-1-25   图4-1-26

临床处置

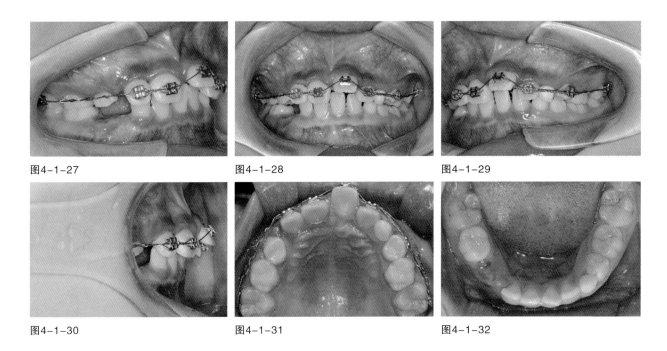

图4-1-27   图4-1-28   图4-1-29

图4-1-30   图4-1-31   图4-1-32

　　升级版"芝麻官"矫治器的基本特征就是在儿童上颌4颗恒切牙上粘接托槽，用一根细圆丝弯制成一根九曲环绕、紧贴牙面的矫治弓丝，装配在恒切牙唇面粘接的托槽上，通过释放储存在圈环中功能曲的正畸力来移动错位的牙齿，达到矫正的目的（图4-1-33～图4-1-35）。

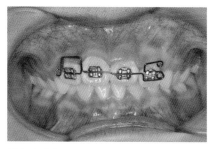 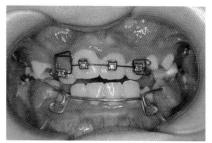 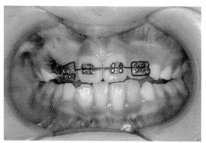

图4-1-33　　　　　　　　　　　图4-1-34　　　　　　　　　　　图4-1-35

第二节　升级版"芝麻官"矫治器简介

正畸弓丝的弯弯曲曲、迂回缠绕增加了托槽间距，其柔韧性及弹性获得增强，装配结扎在错位的牙齿上施展的正畸力量柔和、持续作用时间长。整个矫治过程的原则是贯穿细丝轻力。

升级版"芝麻官"矫治器是由多个相同类型或不同类型正畸功能曲组合构成，矫正弓丝的编排特点是柔中带刚。

"芝麻官"矫治器以及升级版"芝麻官"矫治器其正畸弓丝两端的特征是采用E形框架结构布局，放置在托槽龈端及切端的圈环紧贴牙冠远中唇面，使正畸弓丝就位稳定、不易摆动，有点类似于传统磨牙带环的支抗作用。

升级版"芝麻官"矫治器实际上是Ⅰ型～Ⅳ型"芝麻官"矫治器的重新编排、优化组合成的，是一种适应儿童4颗恒切牙或6颗前牙，甚至更多牙位错𬌗畸形的矫治技术。

它还常常与武氏反𬌗矫治器联合应用治疗Ⅲ类错𬌗、固定式斜导联合应用治疗Ⅱ类错𬌗，上颌舌侧栅栏阻断性矫治器等儿童早期矫治装置联合应用。

显而易见，它的适应证范围较大，尤其适合儿童早期恒切牙错𬌗畸形的矫治。升级版"芝麻官"矫治器基本上涵盖了下面这4种传统矫治器的应用范围。

（1）三联别针簧矫治器。

（2）"2×4"矫治技术。

（3）上颌双曲舌簧活动矫治器。

（4）固位式下颌前牙斜面导板矫治器。

矫正早期"地包天"一般采用什么方法？目前儿童口腔科及口腔正畸科最常使用的矫治器是上颌双曲舌簧活动矫治器。

升级版"芝麻官"矫治器有点类似"2×4"矫治技术，着重于儿童上颌4颗切牙的矫治。但它的整个矫治体系不需要后牙加入，不需要上颌第一磨牙使用磨牙带环或粘接式磨牙颊面管作为支抗。升级版"芝麻官"矫治器仅装配在儿童上颌切牙及侧切牙（通常4颗切牙），不涉及口内上颌腭部软硬组织，不包括整个上颌牙列，不影响儿童颌骨的正常生长发育。

上颌前牙区恒切牙唇面矫治装置的布局，根据矫治设计的需要，可粘接4个托槽，甚至根据临床需要包括两侧的乳尖牙及第一前磨牙（即6～8个正畸托槽），通过正畸弓丝发挥矫治力，获得良好的矫治效果。作用于6～8颗牙齿的升级版"芝麻官"矫治器，还能够获得良好的前牙弓弧度和美学效果。

　　"2×4"矫治技术粘接4颗恒切牙托槽，使用第一磨牙带环或在第一磨牙上粘接颊面管作为支抗，不使用乳牙粘接托槽。升级版"芝麻官"矫治器，通常采用交互支抗方法矫治恒切牙的错位，能用2个切牙托槽解决问题的，尽量用2个托槽。需要4个托槽的则使用4个恒切牙托槽，有的病例切牙错位状况较为严重，需要较大支抗的，增添乳尖牙或第一乳磨牙粘接托槽（构成6~8个牙单位组成的升级版"芝麻官"矫治器）。或者在矫治后期，为了恢复良好的前牙弓弧度，通常在两侧增添乳尖牙组成6个牙位的升级版"芝麻官"矫治器系统。根据临床需要，适时将乳尖牙或第一乳磨牙纳入片段弓固定矫治器内，这也是升级版"芝麻官"矫治器的特征之一。

　　"芝麻官"矫治器的两端E形框架结构，设置的上下远中面（龈端与切端）圈环，通常使用0.2mm结扎丝，穿过2圈环，采取"横二竖三"结扎模式，十字交叉捆绑在一起。装配该矫治器，无论采用结扎翼托槽还是自锁托槽，其结扎丝末端均位于圈环内侧，不会散开，也不会扎嘴唇。E形框架圈环捆绑成为装配"芝麻官"矫治器的一种具有特征性的常规操作程序。

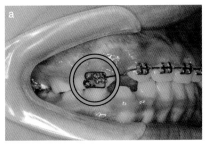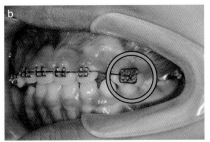

图4-2-1

　　图4-2-1中绿色圈中的6牙"芝麻官"Ⅰ型矫治器组合曲，在装配前预先采用0.20mm结扎丝"横二竖三"结扎模式，十字交叉捆绑在一起。

　　由于"芝麻官"矫治器的正畸弓丝采用细圆丝弯制、紧贴上颌恒切牙唇面，其圈环设置在侧切牙牙冠唇面远中缘，故对口腔软组织刺激微乎其微。它主要矫治儿童上颌4颗恒切牙的各种错位引发的错𬌗畸形。确切地说，"芝麻官"矫治器主要针对的是牙性错𬌗畸形。例如，个别牙齿反𬌗、牙齿外翻、牙齿内翻、牙齿里出外进、牙间隙与切牙萌出位置上下高低不齐、牙齿重叠拥挤等。当然也可选择性地应用于错𬌗畸形成人患者。

　　毫无疑问，升级版"芝麻官"矫治器的操作简便、舒适度佳、非依赖性及矫治效果良好，取得了越来越多患儿及家长的好评，赢得了许多儿牙医生、正畸医生及全科医生的青睐。

　　升级版"芝麻官"矫治器主要用于矫治儿童恒切牙错𬌗畸形、进行阻断性矫治。

第三节　升级版"芝麻官"矫治器的编排

一、升级版"芝麻官"矫治器的编排模式

　　升级版"芝麻官"矫治器（作用于4颗恒切牙），就如同"一根扁担，两个筐"。一根扁担指横跨

上颌4个切牙托槽槽沟的一根水平段正畸平直弓丝；两个筐分别指平直弓丝两头的"芝麻官"矫治器（通常设置在侧切牙托槽部位）。两头的筐可以是"芝麻官"矫治器的4个型号中的任一型，可以是单一型号组成的，也可以是混编型号组成的。

（1）常用的同型号"芝麻官"矫治器装置的编排模式

"芝麻官"Ⅰ型矫治器、"芝麻官"Ⅱ型矫治器、"芝麻官"Ⅳ型矫治器、"芝麻官"Ⅲ型矫治器。

（2）混合编排，即异型"芝麻官"装置的编排模式

"芝麻官"Ⅰ型矫治器配"芝麻官"Ⅱ型矫治器；"芝麻官"Ⅰ型矫治器配"芝麻官"Ⅳ型矫治器；"芝麻官"Ⅱ型矫治器配"芝麻官"Ⅲ型矫治器等。

（3）特殊类型编排的组合模式

基本框架布局仍然是"一根扁担，两个筐"，扁担两头可以是同型号"芝麻官"矫治器，也可以是不同型号"芝麻官"矫治器。在两者之间配置1～2个正畸功能曲或某型号"芝麻官"矫治器。

二、升级版"芝麻官"矫治器组合曲编排案例

1. "芝麻官"Ⅰ型矫治器组合曲

在该患者上颌2颗侧切牙上分别设置"芝麻官"Ⅰ型矫治器（图4-3-1，图4-3-2）。

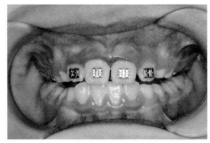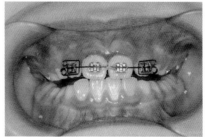

图4-3-1　　　　　　　　　　　　　图4-3-2

2. "芝麻官"矫治器Ⅰ型与Ⅱ型构成的组合曲

在该患者上颌2颗侧切牙上分别设置"芝麻官"Ⅱ型及Ⅰ型矫治器（图4-3-3～图4-3-5）。

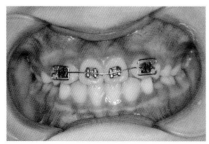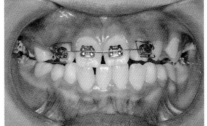

图4-3-3　　　　　　　　　　图4-3-4　　　　　　　　　　图4-3-5

3. "芝麻官"矫治器 I 型与 IV 型构成的组合曲

在该患者上颌2颗侧切牙上分别设置"芝麻官" I 型及 IV 型矫治器（图4-3-6～图4-3-8）。

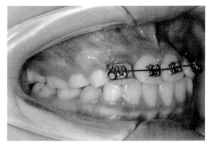
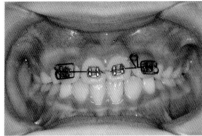
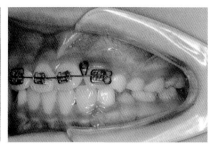

图4-3-6   图4-3-7   图4-3-8

4. "芝麻官" II 型矫治器的组合曲

在该患者上颌2颗侧切牙上分别设置"芝麻官" II 型矫治器（图4-3-9～图4-3-11）。

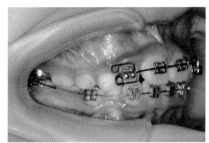
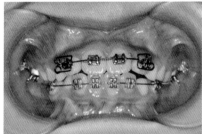
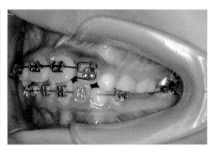

图4-3-9   图4-3-10   图4-3-11

5. "芝麻官" III 型矫治器的组合曲

在该患者上颌2颗侧切牙上分别设置"芝麻官" III 型矫治器（图4-3-12～图4-3-14）。

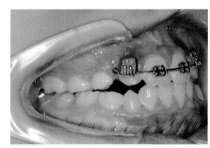
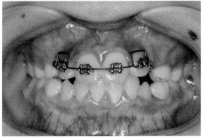
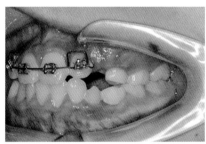

图4-3-12   图4-3-13   图4-3-14

6. "芝麻官"矫治器 III 型与 II 型构成的组合曲

在该患者上颌2颗侧切牙上分别设置"芝麻官" III 型及 II 型矫治器（图4-3-15～图4-3-17）。

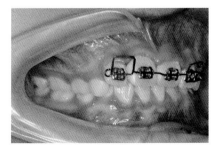
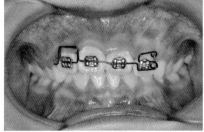
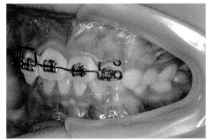

图4-3-15   图4-3-16   图4-3-17

7. "芝麻官"Ⅳ型矫治器组合曲

在该患者上颌2颗侧切牙与中切牙邻接处分别设置"芝麻官"Ⅳ型矫治器（图4-3-18～图4-3-20）。

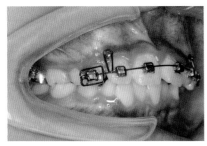 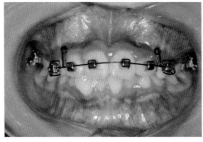 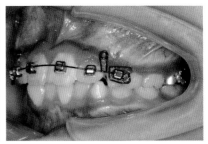

图4-3-18　　　　　　　　　　　图4-3-19　　　　　　　　　　　图4-3-20

8. 两个"芝麻官"Ⅰ型矫治器之间设置垂直曲

临床应用案例-1

"一根扁担，两个筐"，除了两头侧切牙上分别设置"芝麻官"Ⅰ型矫治器外，还在上颌中切牙之间设置垂直开大曲（图4-3-21～图4-3-23）。

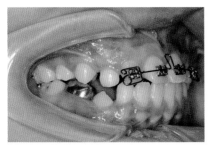 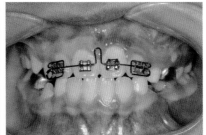 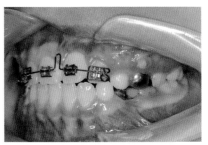

图4-3-21　　　　　　　　　　　图4-3-22　　　　　　　　　　　图4-3-23

临床应用案例-2

"一根扁担，两个筐"，除了两头侧切牙上分别设置"芝麻官"Ⅰ型矫治器外，还在上颌单颗中切牙近中及远中缘设置2个带圈垂直开大曲（图4-3-24～图4-3-26）。

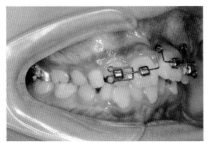 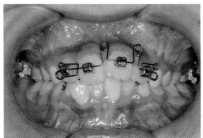 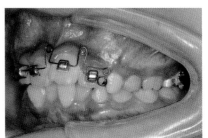

图4-3-24　　　　　　　　　　　图4-3-25　　　　　　　　　　　图4-3-26

临床应用案例-3

这是一个涉及6牙"芝麻官"矫治器的临床应用案例（图4-3-27～图4-3-29），12舌侧错位与对颌前牙构成反殆，升级版"芝麻官"矫治器组合曲遵循"一根扁担，两个筐"的基本框架布局原则，除了在两头固位基牙（54与63）上分别设置"芝麻官"Ⅰ型矫治器外，还在上颌侧切牙（12）近中及远中缘设置2个垂直开大曲，唇向移动12，矫正个别牙反殆。

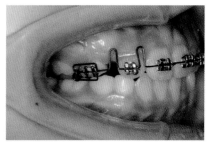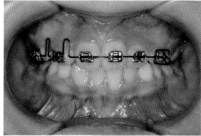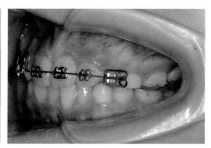

图4-3-27　　　　　　　　　　图4-3-28　　　　　　　　　　图4-3-29

临床应用案例-4

这是一个涉及4牙"芝麻官"矫治器的临床应用案例（图4-3-30～图4-3-32），11-22舌侧错位与对颌前牙构成反殆，升级版"芝麻官"矫治器组合曲遵循"一根扁担，两个筐"的基本框架布局原则，除了在两头侧切牙上分别设置"芝麻官"Ⅰ型矫治器外，还在上颌11-21远中缘设置2个垂直开大曲，组成垂直曲加力单位唇向移动舌侧错位的11-21，矫正反殆。

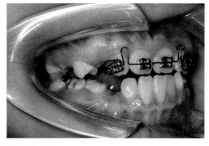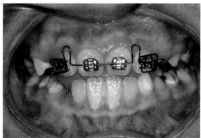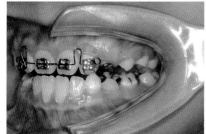

图4-3-30　　　　　　　　　　图4-3-31　　　　　　　　　　图4-3-32

临床应用案例-5

"一根扁担，两个筐"，除了在两头侧切牙上分别设置"芝麻官"Ⅰ型矫治器外，还在上颌中切牙之间设置垂直闭隙曲（图4-3-33～图4-3-35）。

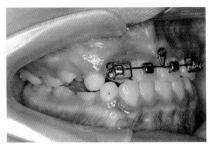 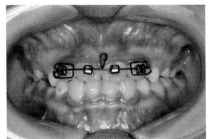 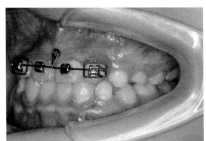

图4-3-33　　　　　　　　　　图4-3-34　　　　　　　　　　图4-3-35

9. 特殊类型编排的组合模式

临床应用案例-1

　　该患者的弓丝设计除了遵循"一根扁担，两个筐"的基本框架布局原则外，还在两个筐之间设置了一个Ⅱ型"芝麻官"矫治器，即采用"芝麻官"Ⅰ型-Ⅱ型-Ⅱ型矫治器组合曲进行矫治（图4-3-36～图4-3-38）。

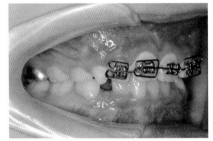 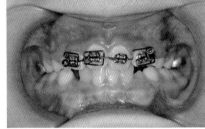 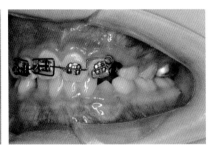

图4-3-36　　　　　　　　　　图4-3-37　　　　　　　　　　图4-3-38

临床应用案例-2

　　"一根扁担，两个筐"，除了在两头侧切牙上分别设置"芝麻官"Ⅰ型矫治器外，还在21上设置垂直作用匣形曲（图4-3-39～图4-3-41）。

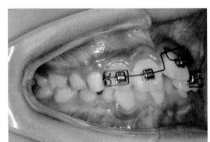 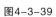 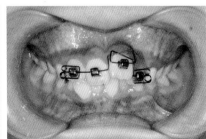 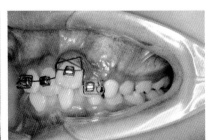

图4-3-39　　　　　　　　　　图4-3-40　　　　　　　　　　图4-3-41

"一根扁担，两个筐"，除了在两头侧切牙上分别设置"芝麻官"Ⅲ型及Ⅰ型矫治器外，还在11上设置了成直角交叉排列的2个作用不同的带圈垂直曲（图4-3-42～图4-3-44），因为该患者牙齿高低错落差别大，平直弓丝根本无法入槽，不得已只能采取"随形就势"的弯制功能曲，也称之为"芝麻官"随形弓矫治器。

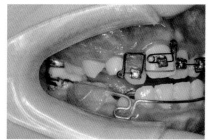 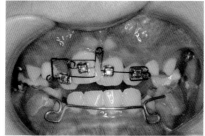 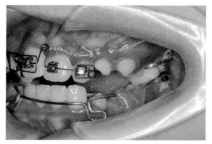

图4-3-42　　　　　　　　　图4-3-43　　　　　　　　　图4-3-44

第四节　升级版"芝麻官"矫治器应用特点

升级版"芝麻官"矫治器属于片段弓固定矫治器，涉及的牙位少，通常作用于上颌前牙（4～6颗），采用光固化技术粘接正畸托槽（普通金属托槽或者自锁托槽），正畸医生根据患者切牙唇面大小，利用一根细圆丝，量身弯制"芝麻官"矫治器组合曲，装配矫正弓丝。医生椅旁操作时间短，不需要两侧磨牙带环做支抗，也不需要辅助支抗装置，"芝麻官"矫治器采用结扎固定或自锁托槽的滑盖锁定正畸弓丝，其操作简单、省时。尤其是使用自锁托槽与"芝麻官"矫治器组合曲的配套应用，临床操作更加方便、快捷，患儿的舒适度也会提升一个档次。

对于儿童早期单纯2颗恒切牙错位的矫治，国内市面上已经有成品"芝麻官"矫治器问世（图4-4-1），正畸医生只要选择合适的型号装置，即可轻松装配到患者需要矫治牙齿上。

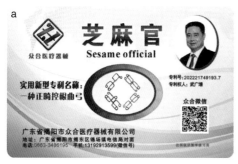 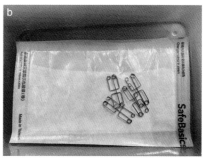

图4-4-1

该矫治器正畸弓丝布局以柔克刚，圈曲较多，故施力轻柔、作用力持久。不影响患者的容貌外观以及咀嚼、发音等功能，不干扰牙颌系统的发育，矫治疗程短，是儿童错𬌗畸形早期矫治应用的理想矫治器。

　　升级版"芝麻官"矫治器主要作用于前牙区,在矫正错位牙的过程中不使用镍钛丝,也不用方丝,仅仅使用一根细丝(通常0.014英寸或0.016英寸澳丝)。由于在儿童口内粘接的托槽少,使用的是一根细圆丝弯制的正畸功能曲,对患者的后牙咀嚼功能没有任何影响,饮食限制相对较少。此外,儿童早期矫治可防止错𬌗畸形的进一步发展,减少后期矫治的概率。

　　替牙期患者正处于生长发育的旺盛时期,牙周组织对外力刺激的反应活跃,只需施予较轻的矫治力,在短时间内就可引起组织细胞的改变。

　　该矫治系统涉及牙数少且只使用细圆丝,矫治力轻柔,而弓丝富有弹性,整个疗程贯穿细丝轻力原则,有利于替牙期牙根的正常发育。

　　早期矫治优点:早期矫治儿童组织反应快、适应性强,可充分利用生长发育优势,消除引起畸形的病因,阻断畸形的进一步发展,引导面颌正常生长。

　　"芝麻官"矫治器在矫治替牙期儿童前牙反𬌗、牙外翻、牙内翻,宽大牙间隙、切牙高低不平以及牙列拥挤患者中有独特的优势,它不同于"2×4"矫治技术,不需要磨牙带环做支抗。凡是在临床上应用过"2×4"矫治技术的正畸医生都会体验到,当我们使用细丝插到两个磨牙颊面管里,从侧切牙的远中到第一磨牙的颊面管这段弓丝得非常长(跨越3-4-5连续3个牙位),致使正畸弓丝相对较细、较软(弓丝刚度降低),吃东西、咀嚼食物的时候会挤压到正畸弓丝,导致这根弓丝总是往外跑,虽然弓丝末端进行了"退火回弯",但弓丝在相对较细的时候还是会"往外跑"。另外,这段弓丝(不论是镍钛丝还是澳丝)还会刺激、刮伤儿童口腔颊部娇嫩的黏膜组织(图4-4-2~图4-4-4)。

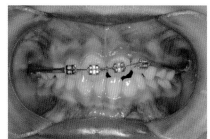 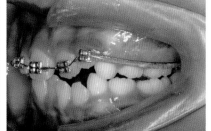 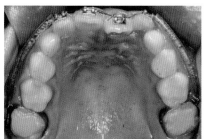

图4-4-2　　　　　　　　　　图4-4-3　　　　　　　　　　图4-4-4

　　通常认为"2×4"矫治技术的优势是由于替牙期恒牙萌出较少,乳牙粘接托槽相对不牢固,遂产生只粘接前牙但是效率高的矫治方法,可以避开乳牙,作用力直接作用于前牙,进行前牙的控制。"芝麻官"矫治器也不同于传统的双曲舌簧活动矫治器,口内没有连接唇弓及双曲舌簧的自凝塑胶基托板,不需要患者遵医嘱佩戴,不影响儿童发音说话、念课文与饮食,不影响颌骨生长发育。

扫码浏览升级版
"芝麻官"矫治
器的弯制步骤

第5章

"芝麻官"矫治器圈环捆绑技巧

我们常常把升级版"芝麻官"矫治器比喻为"一个扁担,两个筐",两个筐分别指"芝麻官"矫治器两端的E形框架结构,也是"芝麻官"矫治器进行分类的基本依据。E形框架结构的龈端设置一个小圈环(单根弓丝弯制而成),切端设置了一个圈簧(连续绕2个圆圈构成)。

第一节 "芝麻官"矫治器的圈环

E形框架结构犹如家具衣柜的底座,平平稳稳地安放在切牙牙冠的唇面上。由于这2个部件是单独弯制的,且处于牙面托槽远中游离端,受食物摩擦、嘴唇张闭口活动等因素可导致其上下摆动。也有的是人为因素造成,如儿童用手抓住E形框架圈环玩耍等。这些情况都会或多或少影响地矫治器的稳定及矫治效果。

为此,我们开始采用橡皮链套住2个筐的"芝麻官"E形框架圈簧,起初效果还是不错的,后来发现橡皮链也有脱落的情况发生,而且橡皮链老化后变色,也影响美观。

于是改进为使用0.2mm结扎丝将上下圈环采用十字交叉捆绑结扎的方法连在一起,经过半年左右的临床应用,颇受患者及家长的认可与肯定,捆绑结扎的效果确实可靠。患者也感觉舒适,"芝麻官"矫治器"两个筐"安放牙面的稳定性也获得加强。于是,我们临床上将升级版"芝麻官"矫治器(4牙"芝麻官"矫治器组合曲、6牙"芝麻官"矫治器组合曲)不管是同型号"芝麻官"矫治器,还是异型号"芝麻官"矫治器,统统采用十字捆绑法将E形框架的圈环连在一起。甚至2牙"芝麻官"矫治器也采用这个方法处理。

第二节 "芝麻官"矫治器的圈环捆绑操作步骤

一、"芝麻官"矫治器捆绑技巧

下面以"芝麻官"Ⅰ型矫治器组合曲,即4牙"芝麻官"矫治器为例,介绍其捆绑技巧操作步骤:

(1)使用持针器夹住"芝麻官"矫治器一端E形框架,露出上下圈环,采用一根直径0.2mm长约12cm结扎丝,对折在一起。将结扎丝对折端从"芝麻官"矫治器前牙弓弧内侧穿过切端的圈簧(图5-2-1,图5-2-2)。

(2)手持结扎丝对折端返回穿过另一个龈端小圈环(图5-2-3)。

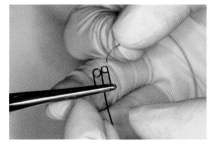 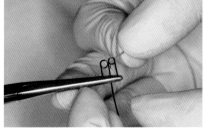 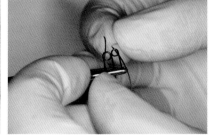

图5-2-1   图5-2-2   图5-2-3

（3）手持"芝麻官"矫治器弓弧内2根结扎丝朝圈环上端拧起，然后双手各抓住一股结扎丝十字交叉缠绕打结（图5-2-4～图5-2-6）。

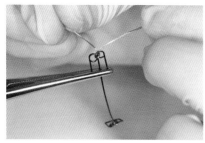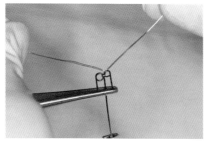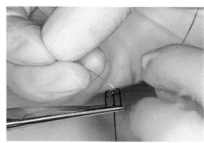

图5-2-4   图5-2-5   图5-2-6

操作要领在于双手抓住结扎丝要绷紧，进行180°交叉缠绕打结，这样操作打的结，一环接一环，紧密相贴环环相连。

（4）接着手持对折端处结扎丝从龈端小圈环下方穿过去（图5-2-7，图5-2-8）。

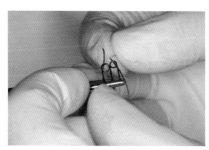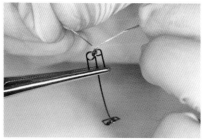

图5-2-7   图5-2-8

备注：结扎丝靠近单个小圈环下方穿过，不要误从E形框架切端的圈簧内穿出。简而言之，即在2个圈环之间连接处打结。

（5）结扎丝穿过后，双手各持一股结扎丝朝圈环向上方提起（图5-2-9，图5-2-10）。

（6）手持两端结扎丝进行十字交叉结扎，连续打3～5个结即可（图5-2-11，图5-2-12）。

（7）使用细丝切断钳，将打完结的结扎丝末端剪断，注意预留3mm即可（图5-2-13，图5-2-14）。

（8）用持针钳或止血钳进行结扎丝末端处理，即将结扎丝预留末端朝前牙弓弧内侧处理平整（图5-2-15，图5-2-16）。

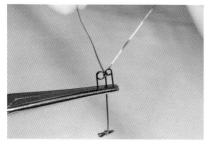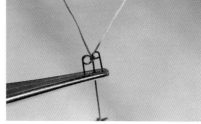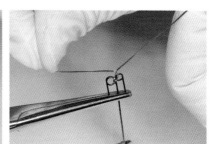

图5-2-9   图5-2-10   图5-2-11

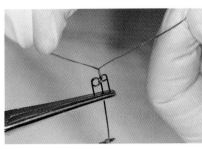
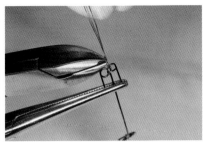
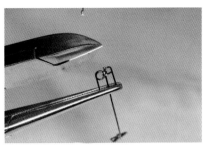

图5-2-12　　　　　　　　　　　图5-2-13　　　　　　　　　　　图5-2-14

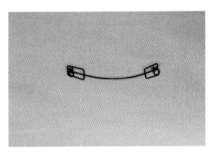
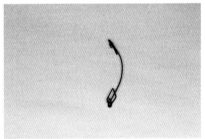

图5-2-15　　　　　　　　　　　图5-2-16

备注：按照上述程序进行另一端的捆绑操作。

（9）捆绑圈环处理完毕的"芝麻官"矫治器（图5-2-17，图5-2-18）。

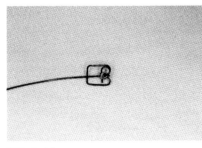
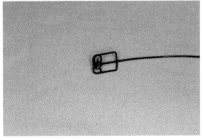

图5-2-17　　　　　　　　　　　图5-2-18

（10）"芝麻官"矫治器圈环捆绑完毕的特写照片（图5-2-19，图5-2-20）。

图5-2-19　　　　　　　　　　　图5-2-20

（11）"芝麻官"Ⅰ型矫治器组合曲E形框架圈环捆绑后临床应用案例（图5-2-21，图5-2-22）。

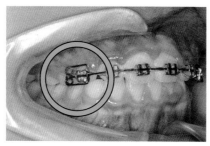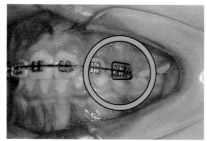

图5-2-21　　　　　　　　　　图5-2-22

二、"芝麻官"矫治器E形框架圈环捆绑技巧小结

"芝麻官"矫治器的两端E形框架结构，设置的远中面上下（龈端与切端）2个圈环。为了区别龈端的小圈是单个弓丝弯制的，称之为小环；牙面靠切端弓丝弯制的是连续缠绕2根丝构成的圈簧，称之为圈簧。临床上通常使用0.2mm结扎丝，穿过2个小圈环，采取"横二竖三"结扎模式，十字交叉捆绑在一起。

装配升级版"芝麻官"矫治器，无论采用结扎翼托槽还是自锁托槽，其结扎丝末端均位于前牙弓弧圈环内侧，不会散开，也不会扎患者嘴唇。"一根扁担，两个筐"作为"两个筐"的E形框架圈环捆绑成为装配"芝麻官"矫治器的一种常规操作程序。

示例图绿色圈中的"芝麻官"Ⅰ型矫治器组合曲E形框架圈环（图5-2-21，图5-2-22），在装配前预先采用0.20mm结扎丝"横二竖三"结扎模式。现已习惯把这种捆绑方式称之为"接（结）二连三"。

备注：自2023年9月以来，我们已经将"芝麻官"E形框架的龈端小圈改进为1.5圈的圈环，这样一来E形框架结扎就位后稳定性更好，结扎丝捆绑操作流程同以往一样，没有改变（图5-2-23～图5-2-26）。以前弯制的龈端小圈连接处有缝隙，容易散开，初学者捆绑时结扎丝易从缝隙处滑脱。龈端小圈经过改进为1.5圈的圈环，E形框架的捆绑结扎操作时更加顺畅。

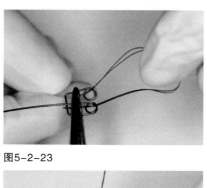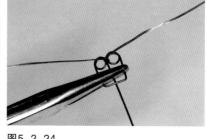

图5-2-23　　　　　　　　　　图5-2-24

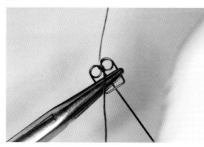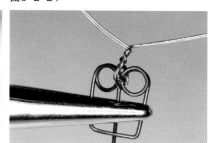

图5-2-25　　　　　　　　　　图5-2-26

第6章

儿童个别牙反𬌗的矫治案例解析

CASE REPORTS TREATMENT OF INDIVIDUAL ANTERIOR CROSSBITES IN CHILDREN

儿童错殆畸形已经成为龋病之外，位列第二的儿童口腔健康问题。临床上恒牙个别前牙反殆发病率最高，病因常见于局部替牙期障碍，其治疗原则为早发现早治疗。此外，个别牙反殆的患者切牙交叉错乱，久而久之可造成牙体硬组织磨耗、咀嚼功能降低，影响消化系统功能及全身健康。

对于个别牙反殆的患者，上下切牙的锁结关系除影响下颌的前伸运动和颌骨的发育，影响磨牙碾磨食物功能，久而久之还会造成牙体磨损，甚至露髓导致牙髓根尖病变。对预期可造成牙体切割磨损的个别反殆牙的患者应提倡早期矫治。有报道表明，错殆畸形患者即使是个别前牙反殆也更易罹患颞颌关节疾病。

替牙期个别前牙反殆常用的矫治方法为上颌双曲舌簧活动矫治器。有些患者前牙反殆很浅，或是对刃殆，使用殆垫式矫治器时由于具有推上颌前牙向唇侧的分力，可能导致前牙开殆。采用固定矫治方法可避免这种医源性开殆，其方法为在上颌前牙上使用垂直曲加力单位，使弓丝略低于槽沟，后牙使用停止曲前倾弯，从而使前牙拉长。这样既矫治了反殆，又增加了前牙覆殆。儿童早期矫治要求方法简单、尽可能地缩短疗程。

对于个别牙反殆临床上通常使用上颌双曲舌簧活动矫正器，对儿童颌骨生理功能及正常生长发育有一定影响。"芝麻官"矫治器是最新研发的局部固定片段弓矫治器，因其只需在2颗中切牙的唇面粘接2个托槽，不涉及整个牙弓，不需要后牙做支抗，不妨碍儿童正常生长发育，制作简单、疗效可靠，临床上应用于个别牙反殆。

第一节 上颌恒中切牙个别牙反殆矫治案例

患者初诊情况 （2023年4月1日）

这是一个替牙期个别切牙反殆案例，男孩，就诊年龄7岁。患者家长代诉：牙齿不齐，"地包天"，影响咀嚼和美观，要求正畸治疗。常规拍摄患者初诊时的面像、殆像、X线头颅定位侧位片及X线口腔全景片（图6-1-1～图6-1-12）。

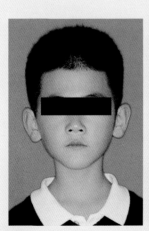 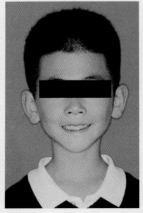 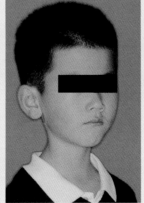 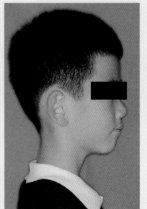

图6-1-1　　　　　　图6-1-2　　　　　　图6-1-3　　　　　　图6-1-4

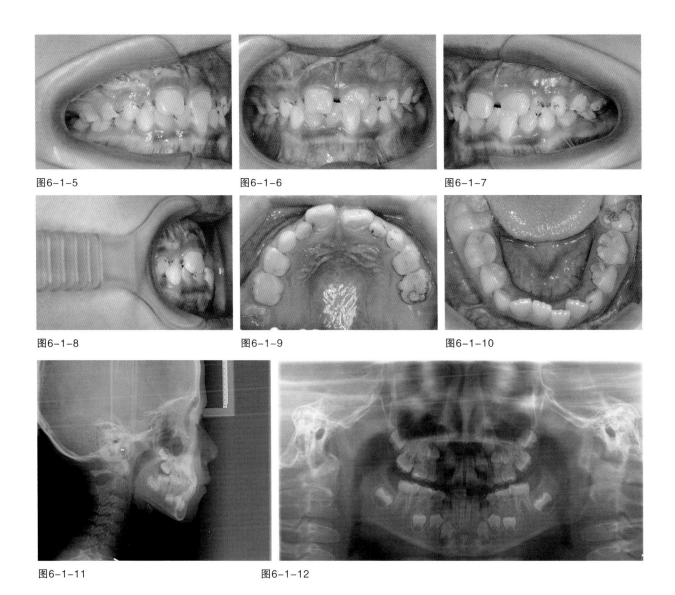

图6-1-5　　　　　　　　图6-1-6　　　　　　　　图6-1-7

图6-1-8　　　　　　　　图6-1-9　　　　　　　　图6-1-10

图6-1-11　　　　　　　　图6-1-12

检查： ①口外检查：正面观面部左右基本对称，面部大三庭基本正常，侧面观为直面型。②口内检查：混合牙列，16、36、46萌出，21舌侧伴轻度近中扭转并与31反殆，11、21间可见约2mm间隙，52与42、83反殆，62与32、73反殆，口腔卫生不佳。③X线检查：11、21、31、32、41、42牙根发育完成近2/3，根尖呈喇叭口状。16、26、36、46发育正常，其余恒牙牙胚无缺失。

矫治过程-1　　　　　　　　　　　　　　　　　　　　　　　　　　　（2023年4月8日）

临床处置： 11、21粘接直丝弓托槽，使用0.016英寸澳丝弯制"芝麻官"Ⅱ型矫治器，75、85用富士Ⅱ玻璃离子水门汀垫高解除21、31反殆锁结。常规拍摄正畸患者殆像（图6-1-13～图6-1-18）。

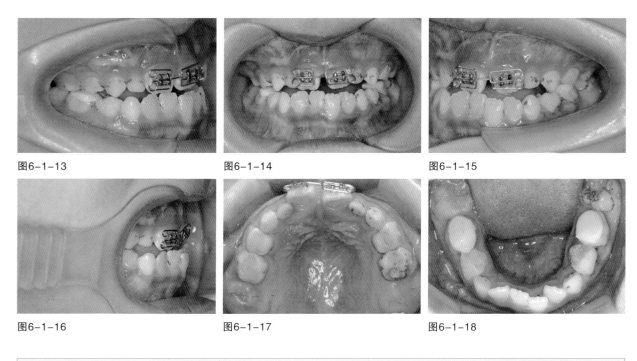

图6-1-13　　　　　　　　　图6-1-14　　　　　　　　　图6-1-15

图6-1-16　　　　　　　　　图6-1-17　　　　　　　　　图6-1-18

矫治过程-2　　　　　　　　　　　　　　　　　　　　　　（2023年4月15日）

　　复诊检查：1周后复诊，矫治器固位良好，无不适。21可看到远中倾斜及近中扭转明显改善。

　　临床处置：本次复诊使用0.016英寸澳丝弯制"芝麻官"Ⅳ型矫治器进行间隙关闭。常规拍摄正畸患者𬌗像（图6-1-19~图6-1-24）。

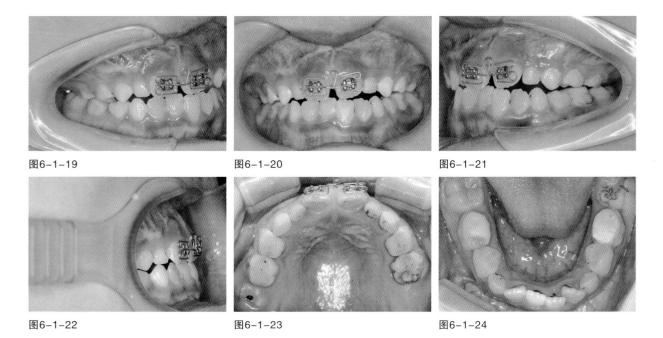

图6-1-19　　　　　　　　　图6-1-20　　　　　　　　　图6-1-21

图6-1-22　　　　　　　　　图6-1-23　　　　　　　　　图6-1-24

矫治过程-3 （2023年4月22日）

复诊检查：1周后复诊，11、21关闭部分间隙，患儿无不适。

临床处置：本次复诊使用0.016英寸澳丝弯制"芝麻官"Ⅰ型矫治器继续排齐11、21，降低部分后牙骀垫。常规拍摄正畸患者骀像（图6-1-25～图6-1-30）。

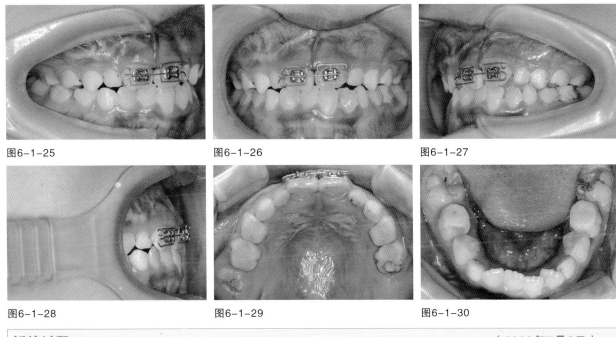

图6-1-25   图6-1-26   图6-1-27

图6-1-28   图6-1-29   图6-1-30

矫治过程-4 （2023年5月6日）

复诊检查：2周后复诊，患儿无不适。

临床处置：11、21增加橡皮链继续关闭间隙。常规拍摄正畸患者骀像（图6-1-31～图6-1-36）。

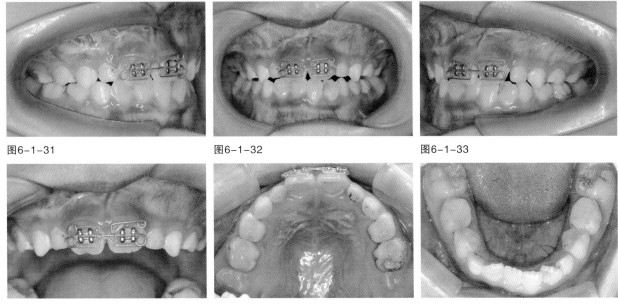

图6-1-31   图6-1-32   图6-1-33

图6-1-34   图6-1-35   图6-1-36

矫治过程-5　　　　　　　　　　　　　　　　　　　　　　　　　　（2023年5月13日）

　　复诊检查：1周后复诊，矫治器固位良好，前牙个别牙反𬌗完全解除。

　　临床处置：磨除后牙𬌗垫，11、21更换0.018英寸×0.025英寸节段不锈钢方丝弯制弓形并将弓丝两端回弯结扎入槽，进入维持阶段。前牙建立了正常的覆𬌗、覆盖关系，下切牙牙周状况也得到了明显改善。常规拍摄患者处置后的𬌗像（图6-1-37～图6-1-42）。

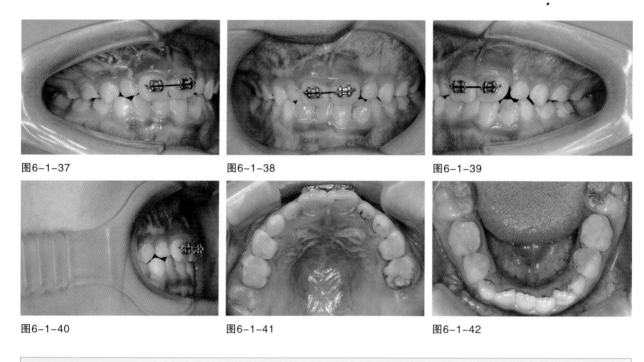

图6-1-37　　　　　　　　　　　　图6-1-38　　　　　　　　　　　　图6-1-39

图6-1-40　　　　　　　　　　　　图6-1-41　　　　　　　　　　　　图6-1-42

矫治过程-6　　　　　　　　　　　　　　　　　　　　　　　　　　（2023年5月27日）

　　临床处置：舌侧11、21粘接舌侧麻花丝保持，去除唇侧托槽。常规拍摄正畸患者面像、𬌗像（图6-1-43～图6-1-52）。

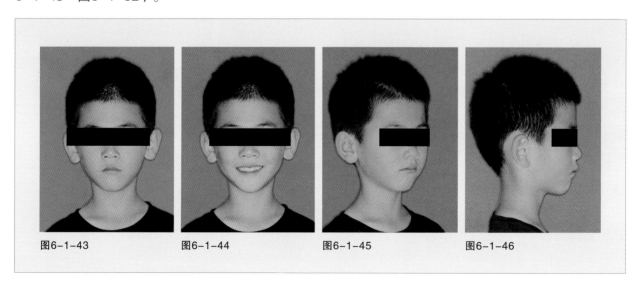

图6-1-43　　　　　　　　图6-1-44　　　　　　　　图6-1-45　　　　　　　　图6-1-46

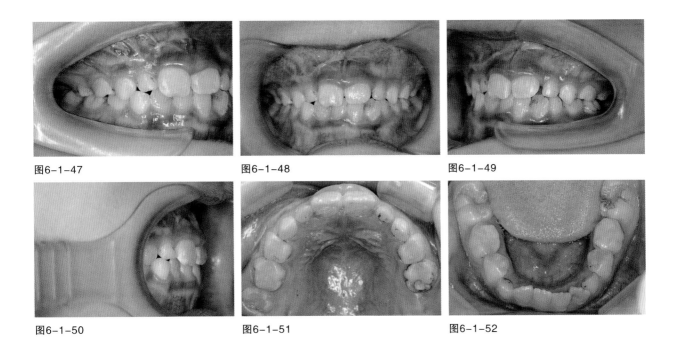

图6-1-47　　　　　　　　　图6-1-48　　　　　　　　　图6-1-49

图6-1-50　　　　　　　　　图6-1-51　　　　　　　　　图6-1-52

矫治体会

　　"芝麻官"矫治器（专利名称：切牙矫治用组合曲矫治器），是武广增正畸医疗团队新研发的一种创新型儿童早期矫治器。矫治过程患儿舒适度高、治疗时间短，患者家长也对我们的创新技术给出好评。使用"芝麻官"矫治器矫治个别牙反殆或扭转应用的是多点接触、多曲组合、力量柔和的一种持续力，并可将4种矫治器类型根据临床情况进行不同型号的变换来达到更好的矫治效果，这点不同于采用单根镍钛丝排齐"2×4"矫治技术或者应用活动矫治器的矫治技术。个别牙反殆矫治后建立了正常的覆殆、覆盖关系，不需要佩戴保持器，必要时可粘接舌侧麻花丝进行保持。

第二节　恒中切牙外翻合并反殆矫治案例

患者初诊情况　　　　　　　　　　　　　　　　　　　　　　　　（2023年4月30日）

　　这是一个替牙期个别切牙反殆案例，女孩，8岁。患者家属代诉：牙齿不齐，"地包天"，影响咀嚼和美观，要求正畸治疗。常规拍摄患者初诊时的面像、殆像及X线片（图6-2-1~图6-2-12）。

　　检查：①口外检查：正面观面部左右稍不对称，颏部稍右偏，面下1/3稍长，侧面观直面型。②口内检查：混合牙列，16、26、36、46萌出，11、21和31、41反殆，11-21间可见约2mm间隙，31近中扭转，31、41稍偏唇侧位，25近中邻殆面龋，84远中邻殆面龋，口腔卫生不佳。③X线检查：11、21、31、32、41、42牙根发育完成近2/3，根尖呈喇叭口状。16、26、36、46发育正常，其余恒牙牙胚无缺失。

　　诊断：11-21外翻合并前牙反殆。

　　矫治设计：采用"芝麻官"Ⅱ型矫治器治疗该患者恒中切牙外翻合并前牙反殆。

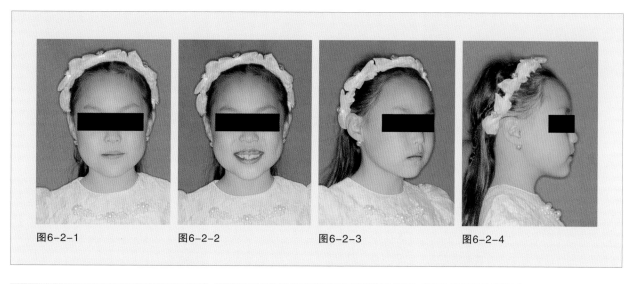

图6-2-1　　　　　　图6-2-2　　　　　　图6-2-3　　　　　　图6-2-4

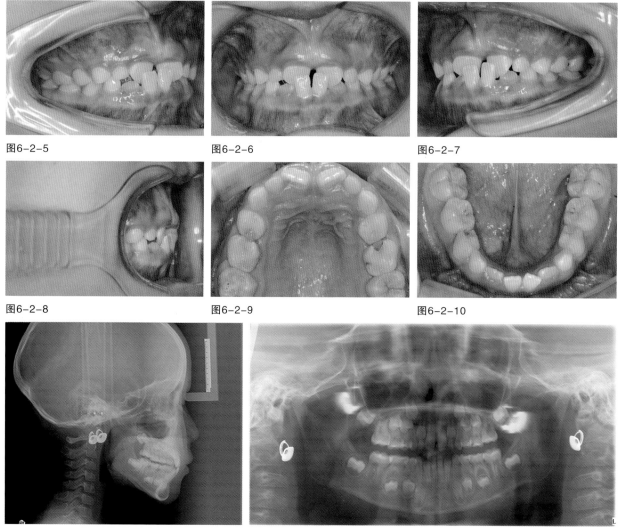

图6-2-5　　　　　　　　　图6-2-6　　　　　　　　　图6-2-7

图6-2-8　　　　　　　　　图6-2-9　　　　　　　　　图6-2-10

图6-2-11　　　　　　　　　图6-2-12

矫治过程-1　　　　　　　　　　　　　　　　　　　　　　　　　　　（2023年4月30日）

　　临床处置：11-21牙冠唇面粘接直丝弓金属托槽，使用0.014英寸澳丝弯制并装配"芝麻官"Ⅱ型矫治器，75、85富士Ⅱ玻璃离子水门汀垫高𬌗面，解除11、21与31、41反𬌗锁结关系（图6-2-13~图6-2-18）。

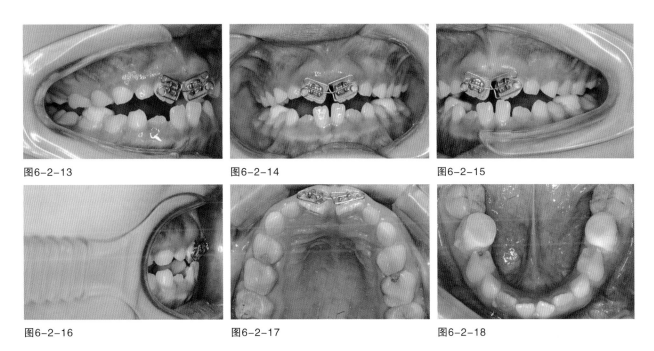

图6-2-13　　　　　　　　　　　　图6-2-14　　　　　　　　　　　　图6-2-15

图6-2-16　　　　　　　　　　　　图6-2-17　　　　　　　　　　　　图6-2-18

矫治过程-2　　　　　　　　　　　　　　　　　　　　　　　　　　　（2023年5月7日）

　　复诊检查：1周后复诊，矫治器固位良好，无不适，见患者11较之前明显扭正与41呈切对切关系，21也较之前扭正。但与31仍存在反𬌗锁结关系。分析原因是下颌75、85𬌗垫材料磨耗，𬌗垫高度降低，实质上没有起到打开前牙反𬌗锁结关系所致。

　　临床处置：取下"芝麻官"Ⅱ型矫治器，调整弓形弧度，重新装配结扎固定，继续进行牙齿排齐，75、85𬌗垫稍加垫高至完全解除11、21与31、41反𬌗锁结。常规拍摄患者处置后的𬌗像（图6-2-19~图6-2-24）。

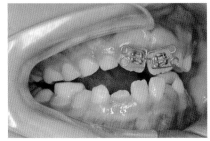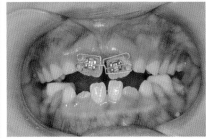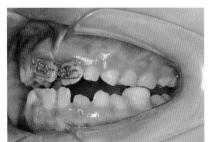

图6-2-19　　　　　　　　　　　　图6-2-20　　　　　　　　　　　　图6-2-21

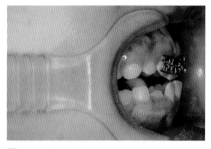
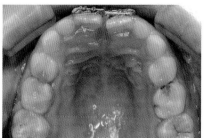
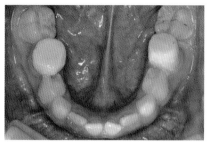

图6-2-22 　　　　　　　　　　图6-2-23 　　　　　　　　　　图6-2-24

矫治过程-3 　　　　　　　　　　　　　　　　　　　　　（2023年5月28日）

　　复诊检查：患者11-21在"芝麻官"Ⅱ型矫治器的正畸作用力下，两牙外翻状况完全纠正，并列排齐在前牙弓弧上，与31-41反𬌗状况消除，达到预期矫治效果。

　　临床处置：打磨降低75、85𬌗垫，使用0.016英寸澳丝弯制并装配"芝麻官"Ⅰ型矫治器，维持矫治效果。常规拍摄患者处置后的𬌗像（图6-2-25~图6-2-30）。

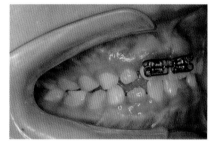
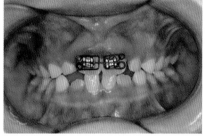
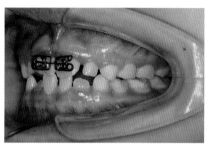

图6-2-25 　　　　　　　　　　图6-2-26 　　　　　　　　　　图6-2-27

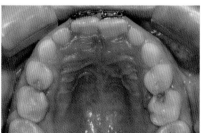
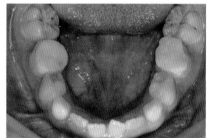

图6-2-28 　　　　　　　　　　图6-2-29 　　　　　　　　　　图6-2-30

矫治过程-4 　　　　　　　　　　　　　　　　　　　　　（2023年6月10日）

　　复诊检查：患者11、21基本排列整齐，下前牙牙周状况明显改善。

　　临床处置：拆除"芝麻官"Ⅰ型矫治器，更换为0.016英寸澳丝弯制特殊小圈曲结扎入槽进行维持以及11、21的进一步排齐，75、85𬌗垫全部去除，后牙建立咬合，有利于前牙覆𬌗的进一步调整。常规拍摄患者处置后的𬌗像及X线片（图6-2-31~图6-2-38）。

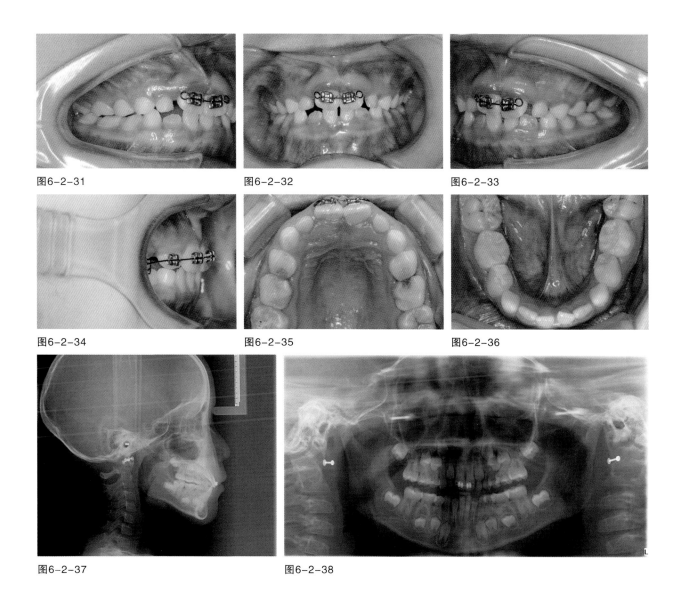

图6-2-31　　　　　　　　图6-2-32　　　　　　　　图6-2-33

图6-2-34　　　　　　　　图6-2-35　　　　　　　　图6-2-36

图6-2-37　　　　　　　　图6-2-38

矫治过程-5　　　　　　　　　　　　　　　　　　　　　　　　　（2023年7月2日）

复诊检查：11、21排列整齐，与对颌下切牙形成正常覆殆、覆盖关系。

临床处置：采用节段0.017英寸×0.025英寸不锈钢方丝纳入11、21托槽结扎固定，维持矫治效果。常规拍摄患者处置后的殆像（图6-2-39~图6-2-44）。

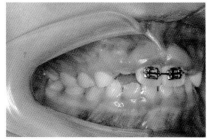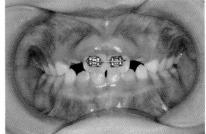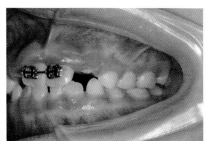

图6-2-39　　　　　　　　图6-2-40　　　　　　　　图6-2-41

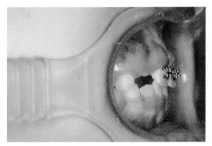

图6-2-42

图6-2-43

图6-2-44

矫治过程-6 （2023年8月13日）

复诊检查：11、21矫治效果稳定，达到预期设计目标。

临床处置：结束矫治，11、21舌侧粘接麻花丝保持，拆除唇侧托槽，抛光处理。常规拍摄患者处置后的面像及𬌗像（图6-2-45~图6-2-54）。

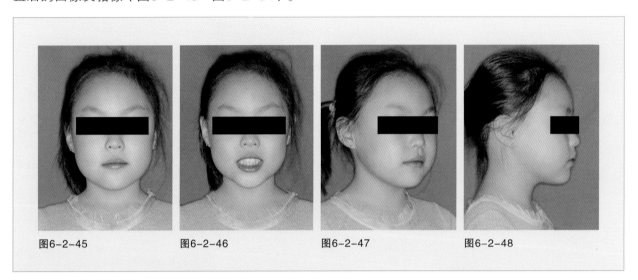

图6-2-45

图6-2-46

图6-2-47

图6-2-48

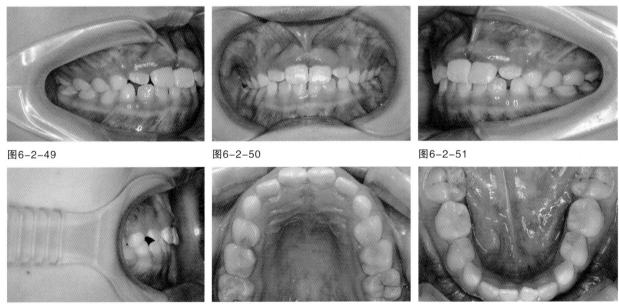

图6-2-49

图6-2-50

图6-2-51

图6-2-52

图6-2-53

图6-2-54

矫治体会

该患者是2颗上颌中切牙外翻合并反殆，反咬合力致使31-41唇倾，牙列不齐。对于这种类型的儿童前牙反殆患者，临床上通常使用上颌殆垫式双曲舌簧活动矫正器或"2×4"矫治技术，均需要后牙做支抗，对儿童颌骨生理功能及正常生长发育有一定影响。

"芝麻官"矫治器是武广增正畸医疗团队最新研发的局部固定片段弓矫治器。因其只需在2颗中切牙的唇面粘接2个托槽，不涉及整个牙弓，不需要后牙做支抗，矫治时不会妨碍儿童颌骨正常生长发育，不妨碍正常咀嚼，口内无特别不适和异物感。

早期应用"芝麻官"矫治器能防止上前牙拥挤的发生，也可避免由于上颌切牙外翻引起的下颌后退、个别牙反殆等恒中切牙错殆畸形。

"芝麻官"矫治器取材容易、制作简单、疗程短，患者及家长接受度高，是儿童早期矫治个别前牙反殆、前牙外翻、前牙内翻和防止前牙拥挤发生的理想矫治器。

第三节　牙列拥挤伴随个别牙反殆矫治案例

患者初诊情况　　　　　　　　　　　　　　　（2023年6月17日）

女孩，8岁，患者家长以上前牙个别牙不整齐为代诉就诊，无全身疾病史及家族遗传史。

检查：①口内检查：替牙列期，12腭侧错位，与42、83形成反殆，12唇向移动间隙不足。下前牙轻度拥挤，前牙覆殆、覆盖关系良好。②口外检查：面部发育基本正常。

诊断：替牙期牙列拥挤伴随个别牙反殆。③X线检查：常规拍摄患者初诊时的面像、殆像、X线头颅定位侧位片及X线口腔全景片（图6-3-1～图6-3-12）。

矫治设计：因上前牙拥挤，12唇向移动空间不足，故拔除53，前牙升级版"芝麻官"矫治技术，排齐12，解除反殆。

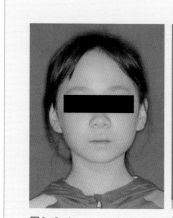 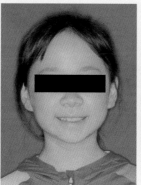 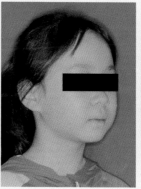 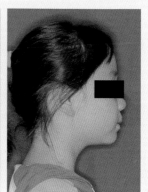

图6-3-1　　　　　　图6-3-2　　　　　　图6-3-3　　　　　　图6-3-4

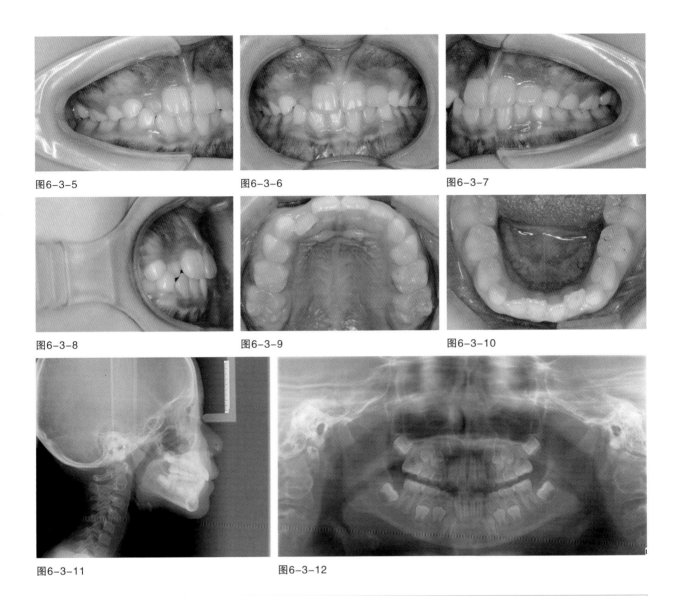

图6-3-5　　　　　　　　　图6-3-6　　　　　　　　　图6-3-7

图6-3-8　　　　　　　　　图6-3-9　　　　　　　　　图6-3-10

图6-3-11　　　　　　　　　图6-3-12

矫治过程-1　　　　　　　　　　　　　　　　　　　　　　　　　（2023年6月24日）

　　临床处置：上前牙12-22粘接直丝弓金属托槽，拔除53后，用0.014英寸澳丝弯制4牙升级版"芝麻官"矫治器，在16、26垫𬌗垫，打开前牙锁结。常规拍摄患者处置后的𬌗像（图6-3-13～图6-3-18）。

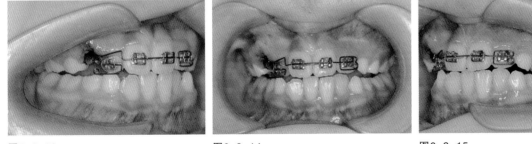

图6-3-13　　　　　　　　　图6-3-14　　　　　　　　　图6-3-15

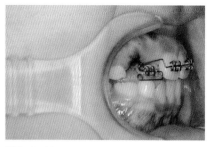
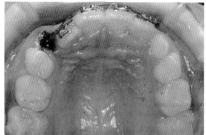
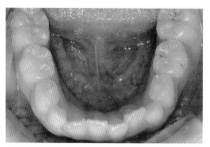

图6-3-16 图6-3-17 图6-3-18

矫治过程-2 （2023年7月4日）

临床处置：16、26𬌗垫大部分脱落，采用蓝胶光固化树脂垫高𬌗垫。常规拍摄患者处置后的𬌗像（图6-3-19 ~ 图6-3-24）。

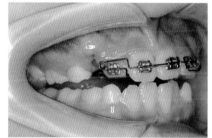
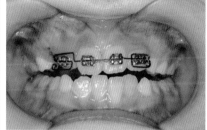
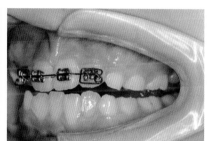

图6-3-19 图6-3-20 图6-3-21

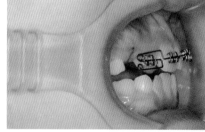
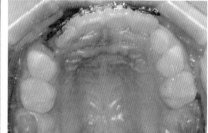
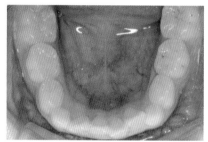

图6-3-22 图6-3-23 图6-3-24

矫治过程-3 （2023年7月15日）

临床处置：12唇向移动有限，受83牙尖阻碍，本次调磨83牙尖，用0.014英寸澳丝重新弯制升级版"芝麻官"矫治器。常规拍摄患者处置后的𬌗像（图6-3-25 ~ 图6-3-30）。

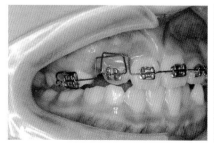
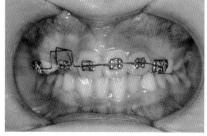
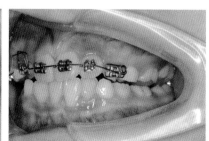

图6-3-25 图6-3-26 图6-3-27

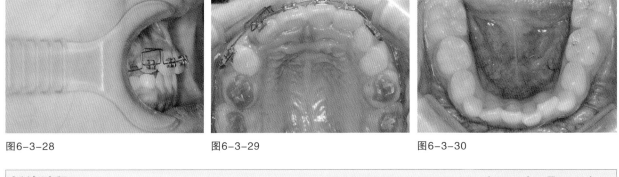

图6-3-28　　　　　　　　　　图6-3-29　　　　　　　　　　图6-3-30

矫治过程-4　　　　　　　　　　　　　　　　　　　　（2023年7月23日）

　　复诊检查及临床处置：12唇侧排入牙列，更换6牙"芝麻官"Ⅰ型矫治器组合曲继续排牙。常规拍摄患者处置后的殆像（图6-3-31～图6-3-36）。

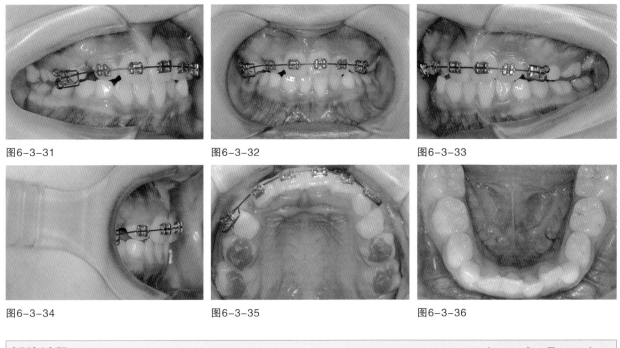

图6-3-31　　　　　　　　　　图6-3-32　　　　　　　　　　图6-3-33

图6-3-34　　　　　　　　　　图6-3-35　　　　　　　　　　图6-3-36

矫治过程-5　　　　　　　　　　　　　　　　　　　　（2023年8月19日）

　　复诊检查及临床处置：12与对颌83有咬合干扰，在12处弯制附有垂直曲加力单位的6牙"芝麻官"矫治器组合曲，本次复诊加大垂直曲加力单位唇向开展力度。同时调磨83牙尖，消除其与对颌牙接触。常规拍摄患者处置后的殆像（图6-3-37～图6-3-42）。

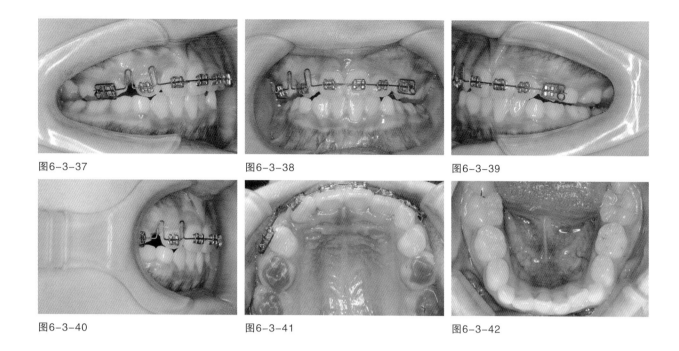

图6-3-37　　　　　　　　　　图6-3-38　　　　　　　　　　图6-3-39

图6-3-40　　　　　　　　　　图6-3-41　　　　　　　　　　图6-3-42

矫治过程-6　　　　　　　　　　　　　　　　　　　　（2023年9月23日）

　　复诊检查及临床处置：12、11、21、22排列整齐，前牙牙弓弧度协调，12与83构成良好覆𬌗关系，采用6牙"芝麻官"Ⅰ型矫治器组合曲维持治疗效果。

　　常规拍摄患者处置后的𬌗像、X线头颅定位侧位片及X线口腔全景片（图6-3-43～图6-3-50）。

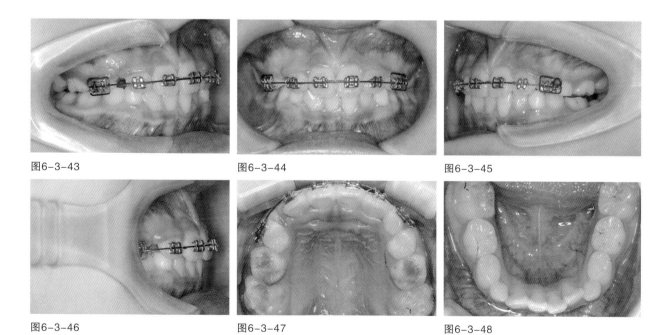

图6-3-43　　　　　　　　　　图6-3-44　　　　　　　　　　图6-3-45

图6-3-46　　　　　　　　　　图6-3-47　　　　　　　　　　图6-3-48

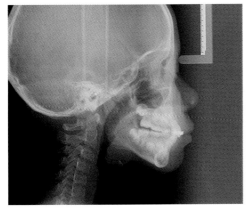

图6-3-49

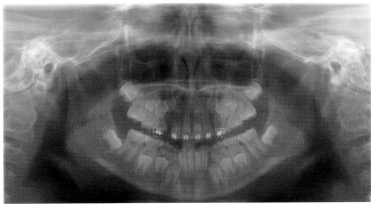

图6-3-50

矫治过程-7 （2023年12月23日）

　　复诊检查及临床处置：矫治效果稳定，达到预期矫治设计目标。本次拆除矫治器，结束正畸治疗。常规拍摄患者处置后的面像、殆像、X线头颅定位侧位片及X线口腔全景片（图6-3-51～图6-3-62）。

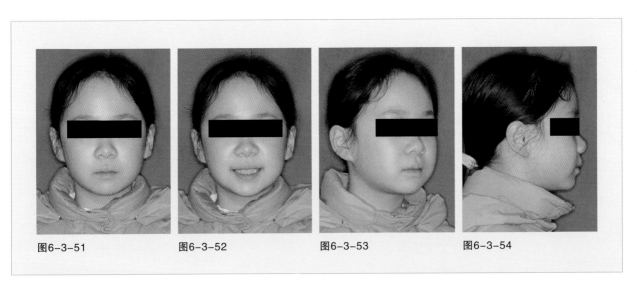

图6-3-51　　　　　图6-3-52　　　　　图6-3-53　　　　　图6-3-54

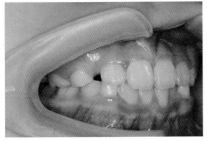

图6-3-55

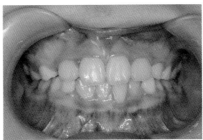

图6-3-56

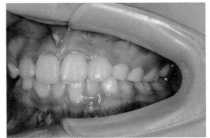

图6-3-57

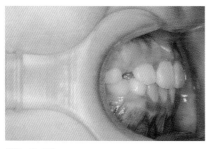
图6-3-58

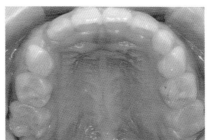
图6-3-59

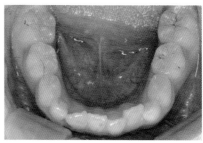
图6-3-60

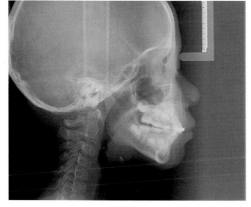
图6-3-61

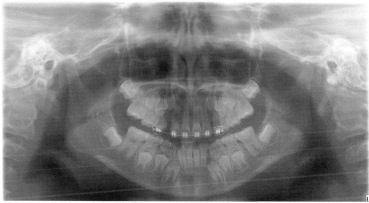
图6-3-62

矫治体会

　　个别前牙反𬌗是儿童替牙期较为常见的错𬌗畸形，应及时矫治，以免对颌骨正常发育及面容造成影响。本案例应用的是新型"芝麻官"矫治技术，通过弯制升级版"芝麻官"组合曲，达到排齐牙齿纠正反𬌗的目的，整体治疗时间2个月，获得了良好的治疗效果，可见"芝麻官"矫治技术可有效地治疗替牙期个别前牙反𬌗，是一种高效、省时、便捷、舒适的临床可行性应用装置。

第四节　"芝麻官"组合曲矫治上颌单颗中切牙反𬌗案例

患者初诊情况　　　　　　　　　　　　　　　　　　　　　　　　（2023年7月4日）

　　这是一例替牙期个别牙反𬌗案例，男孩，就诊年龄10岁。患者家属代诉：牙齿不齐，"地包天"，要求矫正。常规拍摄患者初诊时的面像、𬌗像及X线口腔全景片（图6-4-1~图6-4-11）。

　　检查：①口外检查：正面观面部左右基本对称，侧面观为直面型。②口内检查：混合牙列，16、26、36、46萌出，11舌侧位伴中度远中扭转并与41构成反𬌗，11、12间可见约1.5mm间隙。③X线检查：11、21、31、32、41、42牙根发育基本完成，11、21间牙根部有一倒置多生牙，与11平行。16、26、36、46发育正常，其余恒牙牙胚无缺失。

　　诊断：①替牙期个别恒切牙反𬌗；②上颌中切牙间多生牙。

　　矫治设计：局麻下拔除11、21间多生牙，11-21粘接直丝弓金属托槽、装配"芝麻官"Ⅱ型矫治器治疗，11反𬌗解除后12、22粘接直丝弓金属托槽，装配升级版"芝麻官"矫治器治疗。

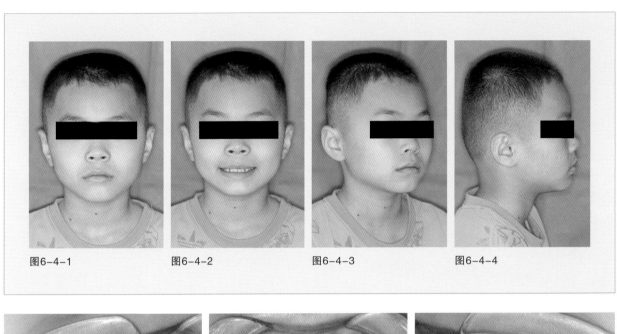

图6-4-1　　　　　图6-4-2　　　　　图6-4-3　　　　　图6-4-4

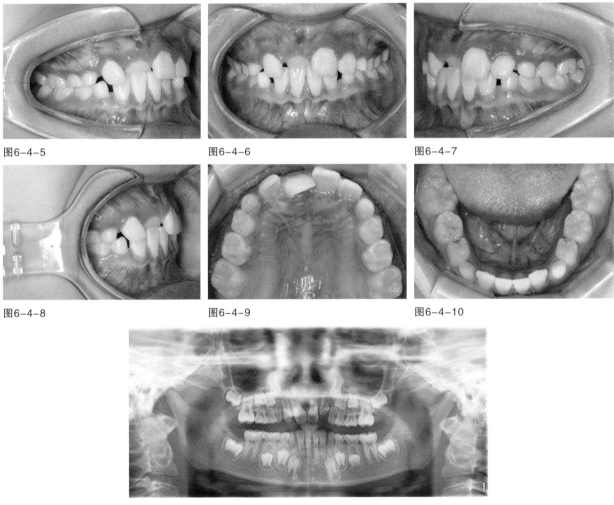

图6-4-5　　　　　图6-4-6　　　　　图6-4-7

图6-4-8　　　　　图6-4-9　　　　　图6-4-10

图6-4-11

矫治过程-1　　　　　　　　　　　　　　　　　　　　　（2023年7月4日）

　　临床处置：11-21牙冠唇面采用光固化树脂粘接直丝弓金属托槽，使用0.014英寸澳丝弯制并装配"芝麻官"Ⅱ型矫治器，16、26采用蓝胶制作殆垫，垫高咬合、解除11与41反殆锁结关系（图6-4-12～图6-4-17）。

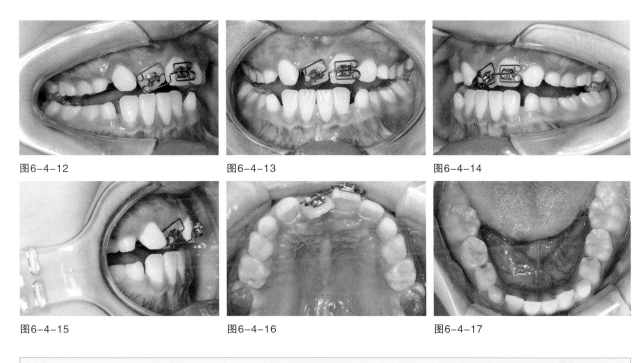

图6-4-12　　　　　　　　　　　图6-4-13　　　　　　　　　　　图6-4-14

图6-4-15　　　　　　　　　　　图6-4-16　　　　　　　　　　　图6-4-17

矫治过程-2　　　　　　　　　　　　　　　　　　　　　（2023年7月20日）

　　复诊检查：2周后复诊，见"芝麻官"矫治器固位良好，患者无不适反应。11已经唇侧移动并解除反殆，其牙冠远中扭转明显改善。

　　临床处置：更换矫治装置，使用0.014英寸澳丝弯制"芝麻官"Ⅲ型矫治器继续调整11轴向。常规拍摄患者处置后的殆像（图6-4-18～图6-4-23）。

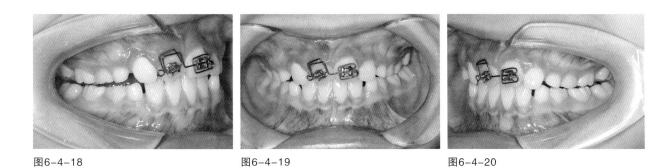

图6-4-18　　　　　　　　　　　图6-4-19　　　　　　　　　　　图6-4-20

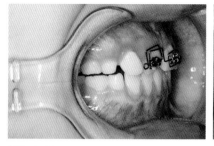
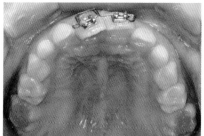
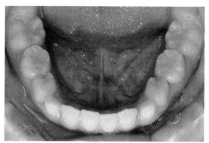

图6-4-21   图6-4-22   图6-4-23

矫治过程-3   （2023年7月29日）

　　复诊检查：1周后复诊，经过使用"芝麻官"Ⅲ型矫治器，11牙基本平齐，患者无不适。

　　临床处置：本次复诊12、22粘接直丝弓金属托槽，使用0.014英寸澳丝弯制并装配升级版"芝麻官"矫治器、继续排齐12-22，打磨降低上颌蓝胶𬌗垫高度。常规拍摄患者处置后的𬌗像（图6-4-24～图6-4-29）。

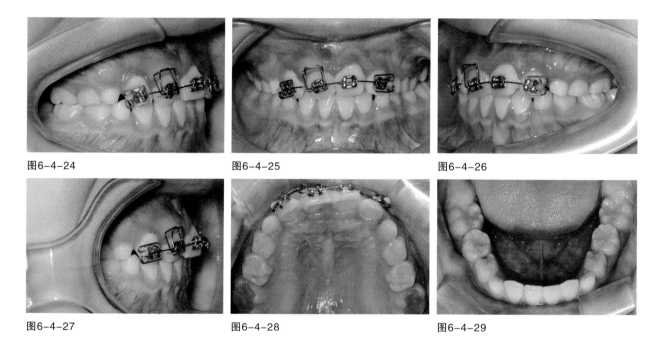

图6-4-24   图6-4-25   图6-4-26

图6-4-27   图6-4-28   图6-4-29

矫治过程-4   （2023年8月11日）

　　复诊检查：2周后复诊，"芝麻官"矫治器固位良好，前牙已基本排列整齐，牙弓弧度正常。

　　临床处置：磨除患者上颌后牙𬌗垫，12-22更换0.017英寸×0.025英寸不锈钢方丝节段弓丝，纳入12-22托槽槽沟结扎进入维持阶段。前牙建立了正常覆𬌗、覆盖关系（图6-4-30～图6-4-35）。

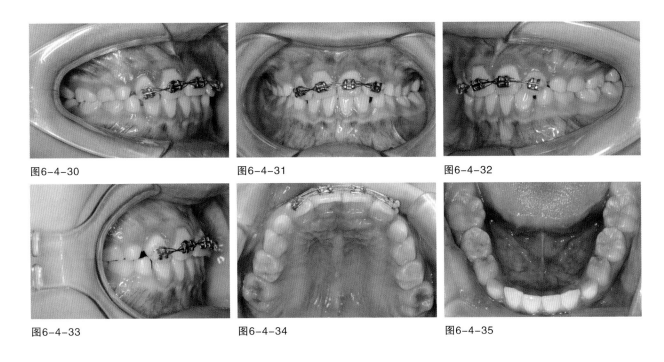

图6-4-30 图6-4-31 图6-4-32

图6-4-33 图6-4-34 图6-4-35

矫治过程-5 （2023年8月25日）

复诊检查：2周后复诊，12-22金属托槽槽沟节段方丝固位稳定。

临床处置：12-22舌侧采用光固化技术粘接舌侧麻花丝保持，去除唇侧托槽、抛光唇侧牙面。常规拍摄患者处置后的面像、殆像及X线片（图6-4-36～图6-4-46）。

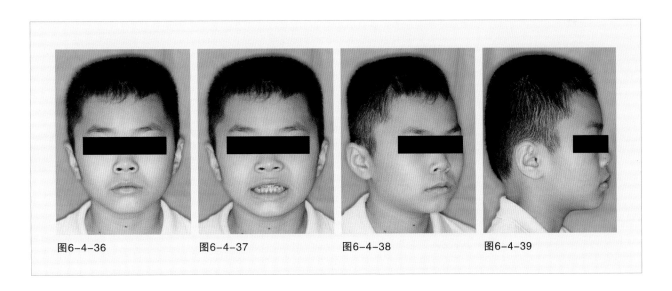

图6-4-36 图6-4-37 图6-4-38 图6-4-39

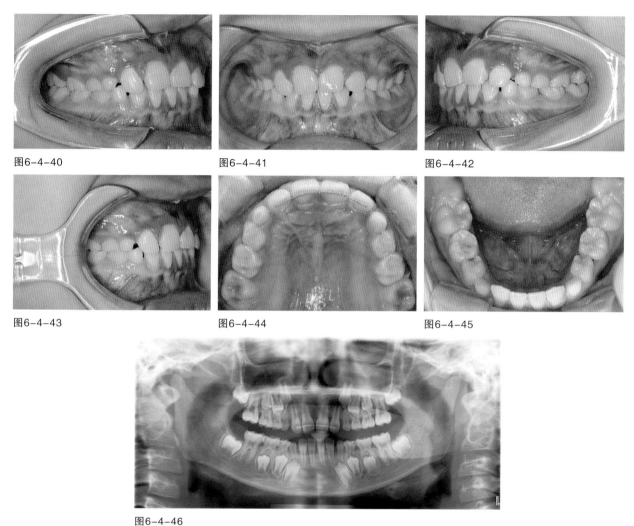

图6-4-40   图6-4-41   图6-4-42

图6-4-43   图6-4-44   图6-4-45

图6-4-46

矫治体会

该案例患者家属因为中切牙反𬌗问题咨询了几家口腔医疗机构，有说等换了牙齿再矫正，有说做上颌半口矫正。患者家属因担心患者口腔卫生问题和舒适度问题都没有同意方案。我们接诊后经过讨论，决定给患儿采用"芝麻官"矫治器进行局部片段弓正畸治疗。患儿及家属接受了这个方案。患者觉得这个装置非常可爱。经过短短1月余的治疗，便完成矫治，患者家属对此感觉到不可思议。一个小小的、可爱的装置竟然有如此神奇的力量。

矫治完成后，及时拆除"芝麻官"矫治装置，常规采用舌侧麻花丝固定。

第五节　"芝麻官"矫治器组合曲矫治替牙期反殆案例

女孩，8岁。患者家属代诉：牙齿不齐，"地包天"，要求正畸治疗。既往体健，无家族遗传史。

检查：①口外检查：正面观面部左右基本对称，面下1/3稍长。②口内检查：混合牙列，16、26、36、46已萌出，11、21与31、41反殆，11-21间可见约2mm间隙，31、41稍偏唇侧错位，53、63、74、75、85龋，口腔卫生欠佳。③X线检查：11、12、21、22、31、32、41、42牙根发育完成2/3，根尖呈喇叭口状。16、26、36、46发育正常，其余恒牙牙胚无缺失。常规拍摄患者初诊时的面像、殆像及X线口腔全景片（图6-5-1~图6-5-11）。

诊断：替牙期恒中切牙反殆，下前牙轻度拥挤。

矫治设计：①12-22牙冠唇面粘接直丝弓托槽，使用0.014英寸澳丝弯制并装配升级版"芝麻官"Ⅰ型联合垂直开大曲矫治器，16、26蓝胶垫高咬合，解除11、12与31、41反殆锁结关系。②待反殆解除后，降低殆垫，排齐12-22，关闭间隙，拆除矫治器，常规舌侧麻花丝保持。

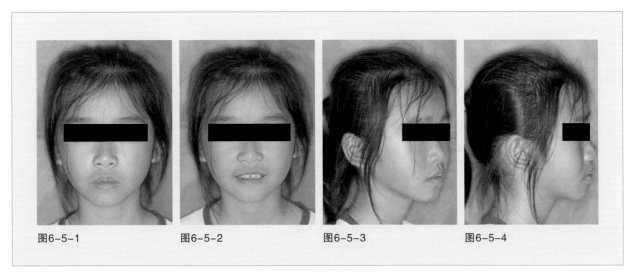

图6-5-1　　　　　　　图6-5-2　　　　　　　图6-5-3　　　　　　　图6-5-4

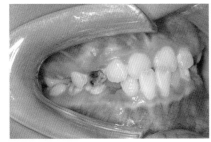 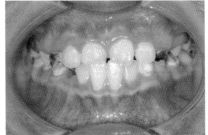 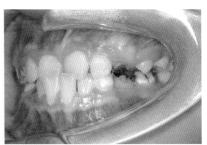

图6-5-5　　　　　　　　　　图6-5-6　　　　　　　　　　图6-5-7

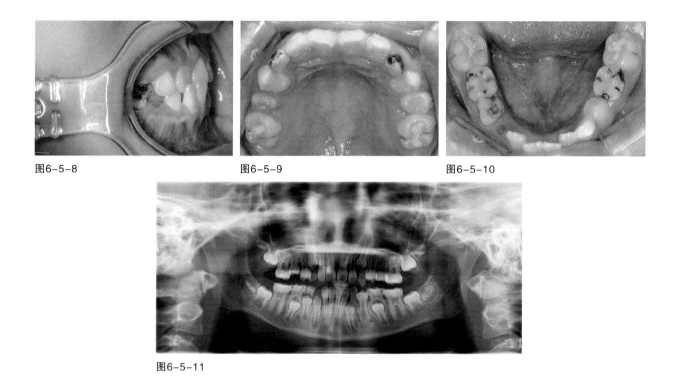

图6-5-8   图6-5-9   图6-5-10

图6-5-11

矫治过程-1   （2023年7月8日）

临床处置：上颌0.014英寸澳丝弯制"芝麻官"矫治器，16、26采用光固化技术粘接蓝胶𬌗垫。常规拍摄患者𬌗像（图6-5-12～图6-5-17）。

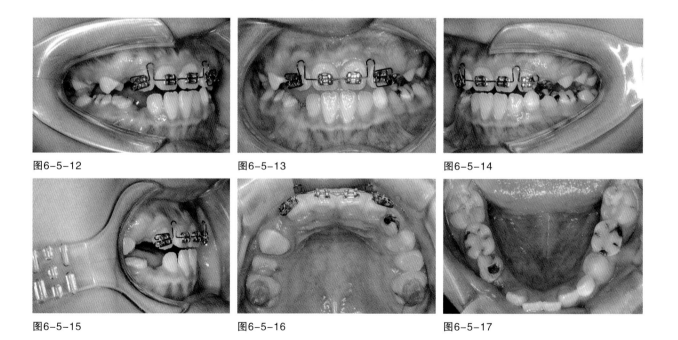

图6-5-12   图6-5-13   图6-5-14

图6-5-15   图6-5-16   图6-5-17

矫治过程-2　　　　　　　　　　　　　　　　　　　　　　　　　　（2023年7月18日）

　　复诊检查：11、21反殆解除，前牙呈浅覆殆、覆盖关系。

　　临床处置：上颌更换"芝麻官"Ⅰ型矫治器组合曲，调整牙轴向，11、21使用长距橡皮链牵引关闭牙缝间隙，降低16、26蓝胶殆垫。常规拍摄患者处置后的殆像（图6-5-18～图6-5-23）。

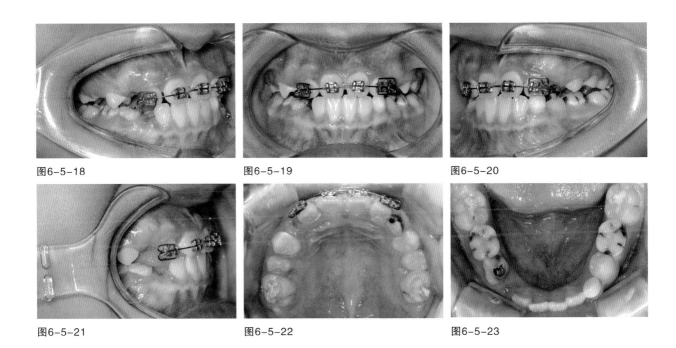

图6-5-18　　　　　　　　　　　　图6-5-19　　　　　　　　　　　　图6-5-20

图6-5-21　　　　　　　　　　　　图6-5-22　　　　　　　　　　　　图6-5-23

矫治过程-3　　　　　　　　　　　　　　　　　　　　　　　　　　（2023年7月25日）

　　临床处置：上颌使用0.014英寸澳丝弯制"芝麻官"Ⅳ型矫治器组合曲。关闭11、12与21、22之间缝隙。常规拍摄患者处置后的殆像（图6-5-24～图6-5-29）。

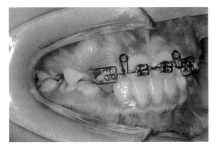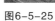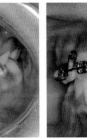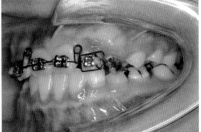

图6-5-24　　　　　　　　　　　　图6-5-25　　　　　　　　　　　　图6-5-26

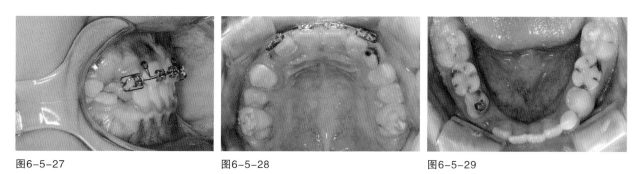

图6-5-27　　　　　　　　　　图6-5-28　　　　　　　　　　图6-5-29

矫治过程-4　　　　　　　　　　　　　　　　　　　　　**（2023年7月31日）**

　　临床处置：上颌更换0.018英寸×0.025英寸不锈钢方丝，长距橡皮链维持稳定。常规拍摄患者处置后的𬌗像（图6-5-30～图6-5-35）。

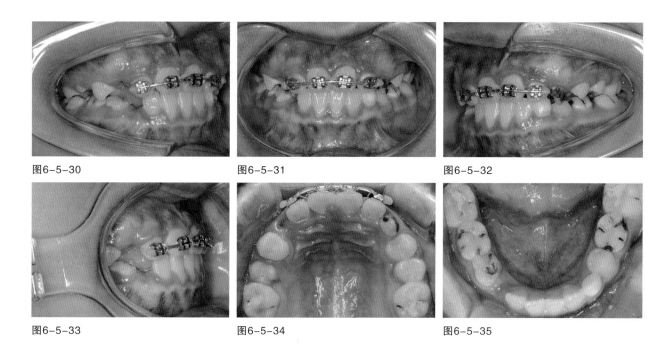

图6-5-30　　　　　　　　　　图6-5-31　　　　　　　　　　图6-5-32

图6-5-33　　　　　　　　　　图6-5-34　　　　　　　　　　图6-5-35

矫治过程-5　　　　　　　　　　　　　　　　　　　　　**（2023年8月6日）**

　　临床处置：拆除矫正器，因13、23即将萌出，因此12、22不采取麻花丝固定。11、21舌侧常规麻花丝固定。常规拍摄患者处置后的面像及𬌗像（图6-5-36～图6-5-45）。

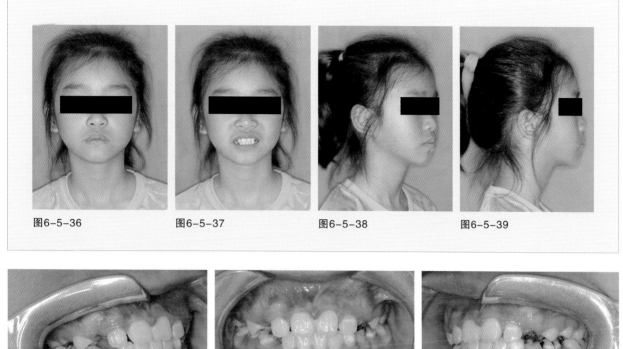

图6-5-36　　　　　　　图6-5-37　　　　　　　图6-5-38　　　　　　　图6-5-39

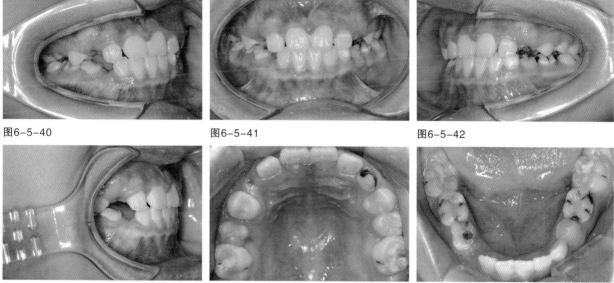

图6-5-40　　　　　　　　图6-5-41　　　　　　　　图6-5-42

图6-5-43　　　　　　　　图6-5-44　　　　　　　　图6-5-45

矫治体会

该患者是两颗中切牙反殆，反咬合力量致使31、41唇倾，长时间不解除反殆会影响颌骨生理功能及正常生长发育，严重还会导致殆创伤，影响牙齿的健康。

针对类似案例，临床上通常使用上颌殆垫式双曲舌簧活动矫治器，或者"2×4"矫治技术，该患者口腔卫生情况欠佳，配合度也不是很好。

"芝麻官"矫治器可以化繁为简，只需要装配4个托槽在切牙的唇面，不涉及整个牙弓，不需要后牙做支抗。矫治时不会妨碍儿童颌骨正常生长发育，不会妨碍正常咀嚼，口内无特别不适和异物感。矫正完成后，常规舌侧麻花丝固定保持。

第7章

儿童多数前牙反骀的矫治案例解析

CASE REPORTS TREATMENT
OF MAJORITY ANTERIOR
CROSSBITES IN CHILDREN

第一节 替牙期前牙反𬌗矫治案例-1

患儿8岁，患者家长以"牙不齐、门牙缝大"为代诉来院就诊，无全身系统性疾病和家族遗传史。

检查：①口外检查：面部左右稍不对称，颏部稍左偏，侧貌面中部稍平。②口内检查：替牙列，11、21远中唇向扭转，两牙之间约2mm间隙，近中约1/2与对颌31、41构成反𬌗关系，12腭侧错位。31、41唇侧位，32、42舌侧位，31与32、41与42前后向交叉重叠1/3，下颌可后退至前牙切对切关系，后牙区覆𬌗、覆盖正常，双侧磨牙中性偏近中关系。口腔卫生不佳，全口牙面大面积色素沉着。③X线检查：常规拍摄患者初诊面像、𬌗像、X线头颅定位侧位片及X线口腔全景片（图7-1-1~图7-1-12）。X线头颅侧位片示：上颌发育稍不足。

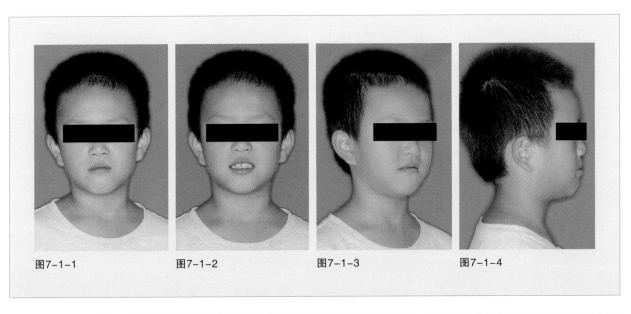

图7-1-1   图7-1-2   图7-1-3   图7-1-4

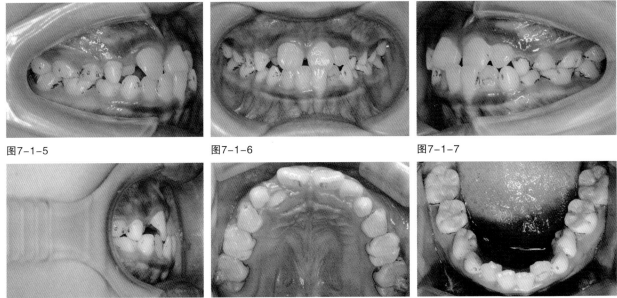

图7-1-5   图7-1-6   图7-1-7

图7-1-8   图7-1-9   图7-1-10

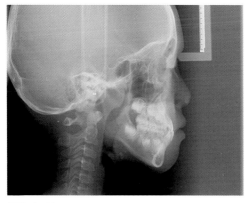

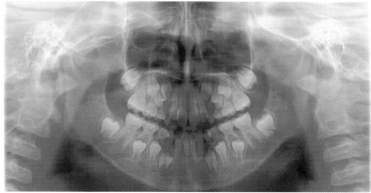

图7-1-11   图7-1-12

诊断：①混合性Ⅲ类错𬌗；②上颌门牙宽牙缝；③11、21外翻畸形；④牙列拥挤。

矫治过程-1   （2023年8月22日）

临床处置：11、21牙冠唇面粘接金属自锁托槽，使用0.014英寸澳丝弯制"芝麻官"Ⅱ型矫治器，并装配在上颌切牙上，36、46垫𬌗垫，打开前牙锁结（图7-1-13～图7-1-18）。

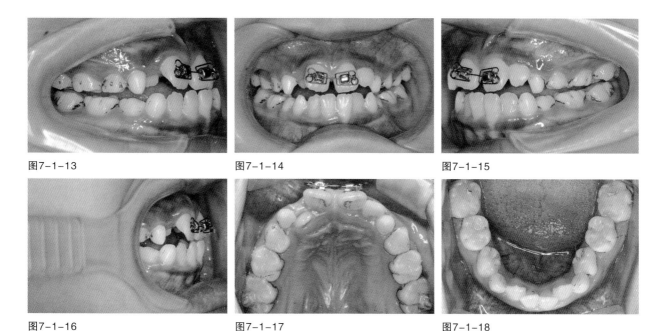

图7-1-13   图7-1-14   图7-1-15

图7-1-16   图7-1-17   图7-1-18

矫治过程-2   （2023年8月28日）

复诊检查：复诊见11、21反𬌗纠正不明显。

临床处置：在53、54、63、64粘接直丝弓金属托槽，使用0.016英寸澳丝弯制带有垂直曲加力单位的6牙升级版"芝麻官"矫治器组合曲并装配。11、21唇展，纠正前牙反𬌗。常规拍摄患者处置后的𬌗像（图7-1-19～图7-1-24）。

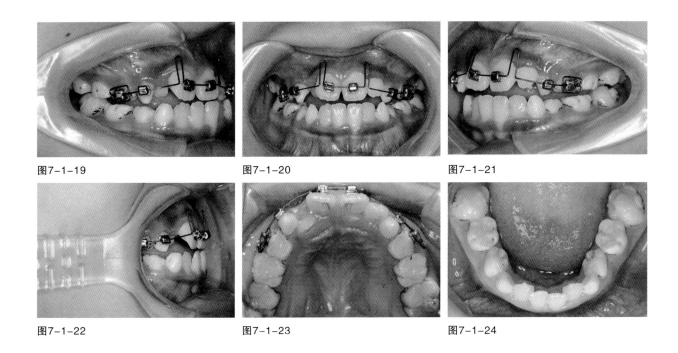

图7-1-19　　　　　　　　　图7-1-20　　　　　　　　　图7-1-21

图7-1-22　　　　　　　　　图7-1-23　　　　　　　　　图7-1-24

矫治过程-3　　　　　　　　　　　　　　　　　　　　　　（2023年9月2日）

　　复诊检查：上颌切牙稍唇展，呈现对刃粭关系。

　　临床处置：75、85粘接树脂粭垫与36、46一起构成双磨牙粭垫，有利于打开前牙反粭锁结关系。调整弓丝11、21垂直曲加力单位的唇展距离，纳入托槽，利用弹簧的回复力矫治反粭。常规拍摄患者处置后的粭像（图7-1-25～图7-1-30）。

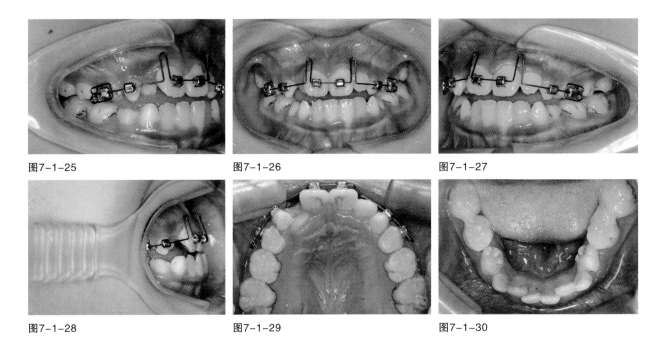

图7-1-25　　　　　　　　　图7-1-26　　　　　　　　　图7-1-27

图7-1-28　　　　　　　　　图7-1-29　　　　　　　　　图7-1-30

矫治过程-4　　　　　　　　　　　　　　　　　　　　　　　（2023年9月10日）

　　家长告诉医生，孩子复诊前4天反殆矫治过来了（2023年9月6日）。

　　复诊检查：本次复诊检查，11、21反殆已解除。

　　临床处置：调磨降低后牙殆垫，并重新弯制6牙升级版"芝麻官"矫治器组合曲，在11-53间放置推簧，为12萌出开展间隙。常规拍摄患者处置后殆像、X线头颅定位侧位片及X线口腔全景片（图7-1-31~图7-1-38）。

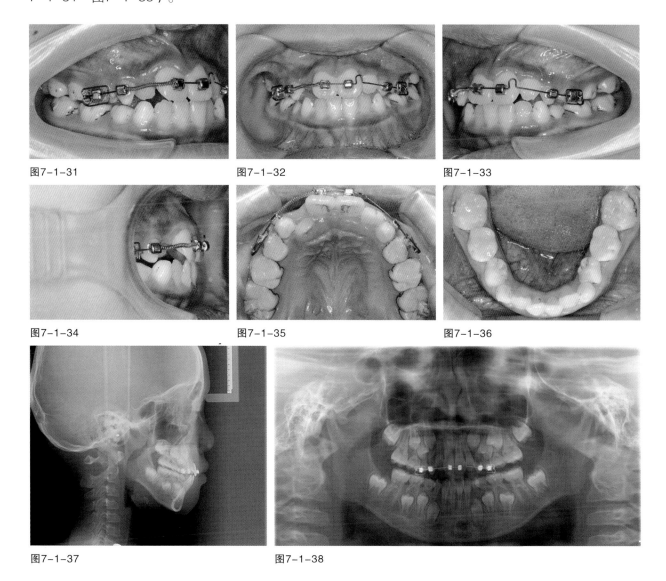

图7-1-31　　　　　　　　　　　　图7-1-32　　　　　　　　　　　　图7-1-33

图7-1-34　　　　　　　　　　　　图7-1-35　　　　　　　　　　　　图7-1-36

图7-1-37　　　　　　　　　　　　图7-1-38

矫治过程-5　　　　　　　　　　　　　　　　　　　　　　　（2023年9月17日）

　　复诊检查：11、21与对颌仍呈反殆状况，下颌磨牙殆垫磨损，前牙反殆锁结打开不明显。

　　临床处置：重新弯制带有垂直曲加力单位的6牙位升级版"芝麻官"矫治器组合曲，并在53、63托槽前设置了欧米伽曲，以加大垂直曲加力单位唇展11、21的力度。加垫下颌两侧磨牙殆垫高度。常规拍摄患者处置后的𬌗像、X线头颅定位侧位片及X线口腔全景片（图7-1-39～图7-1-46）。

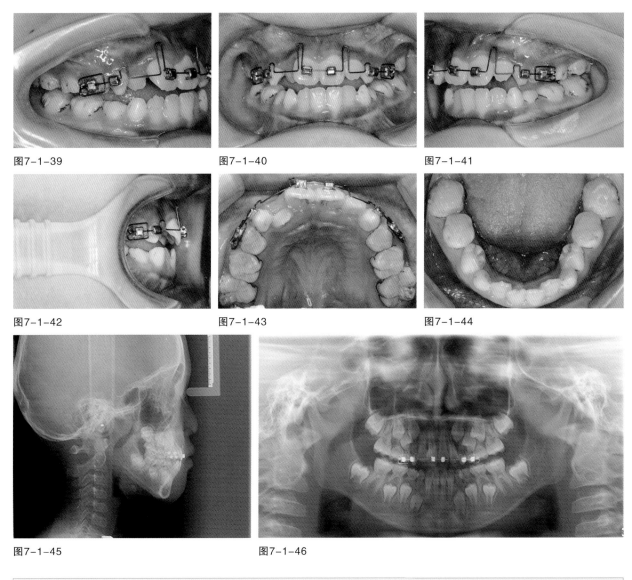

图7-1-39

图7-1-40

图7-1-41

图7-1-42

图7-1-43

图7-1-44

图7-1-45

图7-1-46

矫治过程-6　　　　　　　　　　　　　　　　　　　　　（2023年10月2日）

　　复诊检查及临床处置：见11、21反𬌗已解除，打磨降低下颌两侧磨牙𬌗垫。常规拍摄患者处置后的𬌗像（图7-1-47～图7-1-52）。

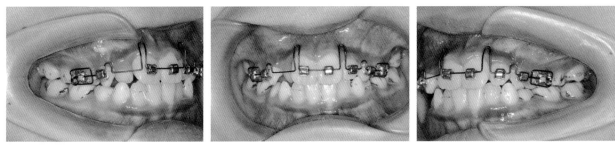

图7-1-47

图7-1-48

图7-1-49

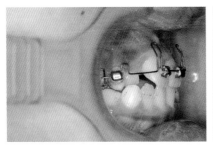
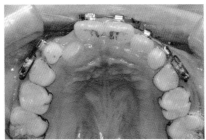
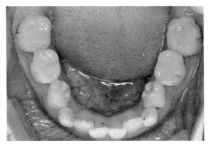

图7-1-50　　　　　　　　　图7-1-51　　　　　　　　　图7-1-52

矫治过程-7　　　　　　　　　　　　　　　　　　　　　　（2023年10月9日）

　　复诊检查及临床处置：检查见22偏舌侧并与对颌32、73有咬合碰撞。弯制22近中与远中均附有垂直曲的7牙位升级版"芝麻官"矫治器组合曲，并在53、63托槽前设置了欧米伽曲，调整垂直曲加力单位唇展22。常规拍摄患者处置后的殆像（图7-1-53～图7-1-58）。

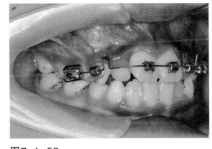
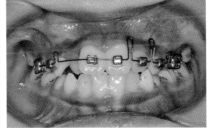
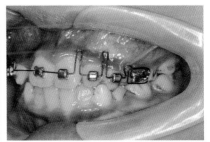

图7-1-53　　　　　　　　　图7-1-54　　　　　　　　　图7-1-55

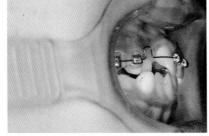
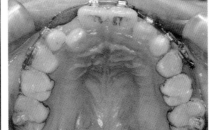
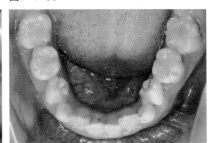

图7-1-56　　　　　　　　　图7-1-57　　　　　　　　　图7-1-58

矫治过程-8　　　　　　　　　　　　　　　　　　　　　　（2023年10月22日）

　　复诊检查及临床处置：11、21覆殆、覆盖正常，22已适当唇展。上颌用0.016英寸澳丝弯制7牙"芝麻官"矫治器组合曲，53-11间放置推簧，为12开展间隙。常规拍摄患者处置后的殆像（图7-1-59～图7-1-64）。

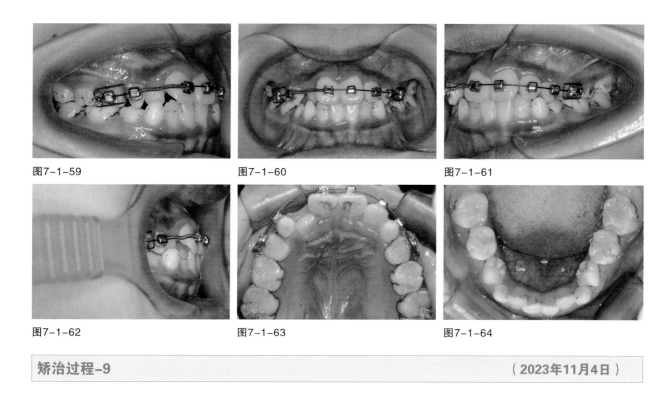

图7-1-59　　　　　　　　　　图7-1-60　　　　　　　　　　图7-1-61

图7-1-62　　　　　　　　　　图7-1-63　　　　　　　　　　图7-1-64

矫治过程-9　　　　　　　　　　　　　　　　　　　　（2023年11月4日）

　　复诊检查及临床处置：12间隙充足，12粘接托槽，0.012英寸镍钛丝片段弓，排齐12、36、46垫高𬌗垫，解除12反𬌗锁结。常规拍摄患者处置后的𬌗像（图7-1-65～图7-1-70）。

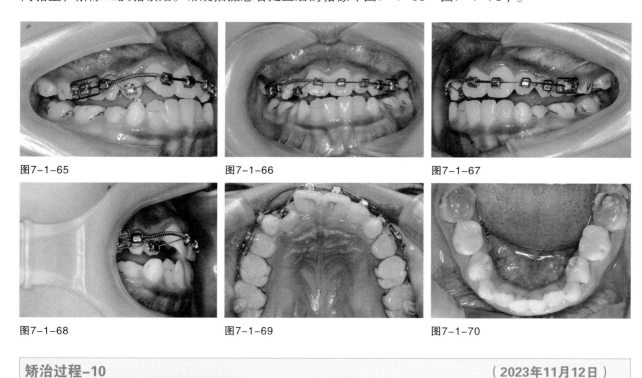

图7-1-65　　　　　　　　　　图7-1-66　　　　　　　　　　图7-1-67

图7-1-68　　　　　　　　　　图7-1-69　　　　　　　　　　图7-1-70

矫治过程-10　　　　　　　　　　　　　　　　　　　（2023年11月12日）

　　复诊检查：12已经稍稍唇侧移动。

　　临床处置：继续排齐牙列。常规拍摄患者处置后的𬌗像（图7-1-71～图7-1-76）。

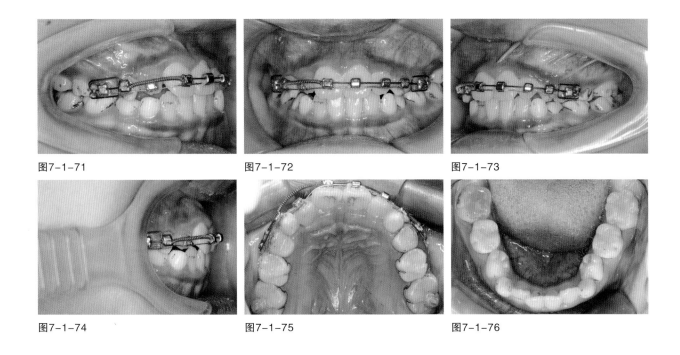

图7-1-71　　　　　　　　图7-1-72　　　　　　　　图7-1-73

图7-1-74　　　　　　　　图7-1-75　　　　　　　　图7-1-76

矫治过程-11　　　　　　　　　　　　　　　　　　　（2023年11月18日）

　　复诊检查及临床处置：12基本排齐，拆除前牙镍钛丝片段弓及推簧，使用0.016英寸澳丝弯制8牙升级版"芝麻官"矫治器组合曲，进一步排齐牙列。常规拍摄患者处置后的𬌗像（图7-1-77～图7-1-82）。

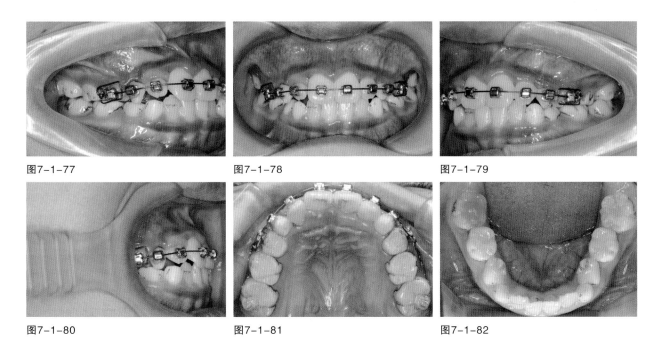

图7-1-77　　　　　　　　图7-1-78　　　　　　　　图7-1-79

图7-1-80　　　　　　　　图7-1-81　　　　　　　　图7-1-82

矫治过程-12 （2023年12月2日）

　　复诊检查及临床处置：12与11呈现高度不齐，其托槽位置偏切端。调整12托槽位置重新粘接，使用0.016英寸澳丝在12处弯制附有匣形曲的8牙位升级版"芝麻官"矫治器组合曲。常规拍摄患者处后的𬌗像（图7-1-83～图7-1-88）。

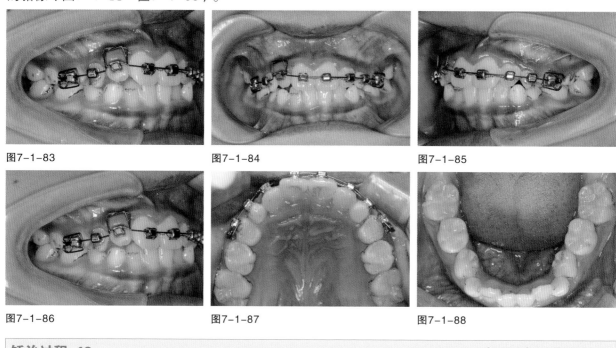

图7-1-83　　　　　　　　　　图7-1-84　　　　　　　　　　图7-1-85

图7-1-86　　　　　　　　　　图7-1-87　　　　　　　　　　图7-1-88

矫治过程-13 （2023年12月9日）

　　复诊检查及临床处置：4颗切牙排列整齐，使用0.016英寸澳丝弯制4牙"芝麻官"Ⅰ型矫治器组合曲，精细调整牙位。常规拍摄患者处置后的𬌗像（图7-1-89～图7-1-94）。

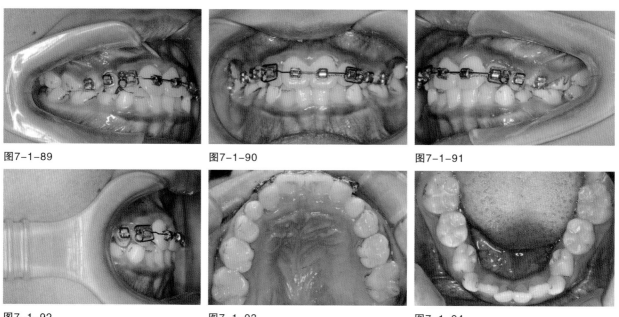

图7-1-89　　　　　　　　　　图7-1-90　　　　　　　　　　图7-1-91

图7-1-92　　　　　　　　　　图7-1-93　　　　　　　　　　图7-1-94

矫治过程—14 （2023年12月16日）

　　复诊检查：12-22排列整齐，前牙覆𬌗、覆盖良好，达到预期矫治目标。

　　临床处置：拆除固定矫治器，12-22舌侧麻花丝固定保持。常规拍摄患者处置后的面像、𬌗像、X线头颅定位侧位片及X线口腔全景片（图7-1-95～图7-1-106）。

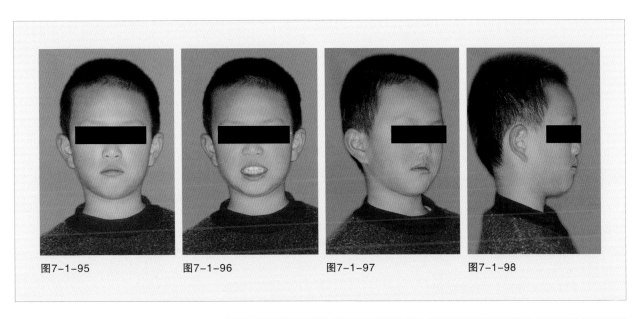

图7-1-95　　　　　　图7-1-96　　　　　　图7-1-97　　　　　　图7-1-98

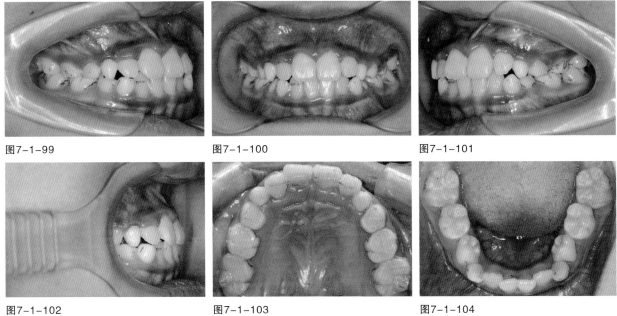

图7-1-99　　　　　　　　图7-1-100　　　　　　　　图7-1-101

图7-1-102　　　　　　　　图7-1-103　　　　　　　　图7-1-104

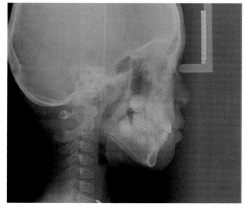
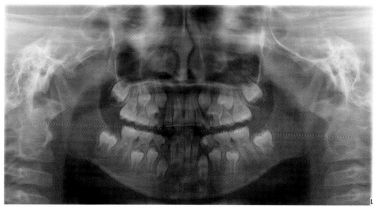

图7-1-105　　　　　　　　　　图7-1-106

矫治体会

　　本案例使用升级版"芝麻官"矫治器组合曲技术，通过排齐、唇展上前牙，纠正了前牙反𬌗，获得了良好、稳定的治疗效果。升级版"芝麻官"矫治器根据正畸临床支抗设计、前牙弓弧度调整的需要，可以适时增添托槽牙位，在相邻的乳尖牙或乳磨牙上粘接托槽组成新的片段弓固定矫治器。

　　该组合曲矫治系统充分利用细丝轻力的原则，结合各种"曲"，如垂直开大曲、匣形曲、垂直闭隙曲等联合使用，使整个系统在矫治中发挥更轻柔、持久的矫治力，达到矫治各种错𬌗畸形的目的。

第二节　替牙期前牙反𬌗矫治案例-2

患者初诊情况　　　　　　　　　　　　　　　　　　　　　　　（2023年8月27日）

　　患者，女孩，10岁。患者家长以"地包天"为代诉前来就诊，无全身疾病史及家族遗传史。

　　检查：①口外检查：侧貌轻微凹面型，下颌略前突，下颌后退时侧貌改善。②口内检查：替牙列

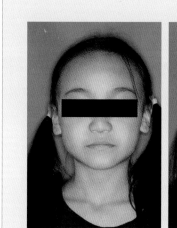
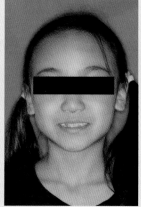
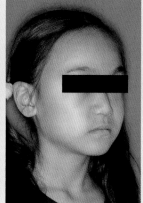
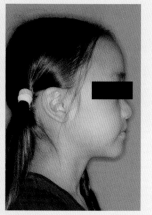

图7-2-1　　　　　图7-2-2　　　　　图7-2-3　　　　　图7-2-4

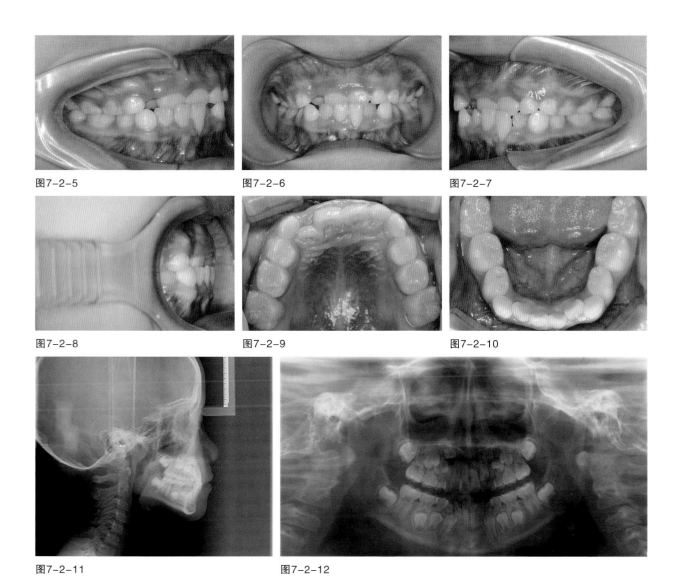

图7-2-5　　　　　　　　　　图7-2-6　　　　　　　　　　图7-2-7

图7-2-8　　　　　　　　　　图7-2-9　　　　　　　　　　图7-2-10

图7-2-11　　　　　　　　　　图7-2-12

期，前牙轻度反覆𬌗反覆盖，下颌可后退至前牙切对切，上下前牙拥挤、不齐，12腭侧错位，空间不足，11、21舌倾。③X线检查：常规拍摄患者初诊面像、𬌗像、X线头颅定位侧位片及X线口腔全景片（图7-2-1~图7-2-12）。X线头颅定位侧位片示下颌发育略过度，上颌发育略不足。

诊断：①混合型Ⅰ Ⅲ类错𬌗畸形；②上下前牙牙列拥挤。

矫治设计：该患者为替牙期前牙功能性伴轻度骨性反𬌗，故采用升级版"芝麻官"组合曲矫治技术，纠正前牙反𬌗。视情况拔除53或片切，为排齐提供间隙。

矫治过程-1　　　　　　　　　　　　　　　　　　（2023年8月27日）

临床处置：11、21、53、54、63、64粘接金属托槽，用0.014英寸澳丝弯制带有垂直开大曲的6牙升级版"芝麻官"矫治器组合曲装配牙列，36、46垫𬌗垫，打开前牙反𬌗锁结（图7-2-13~图7-2-18）。

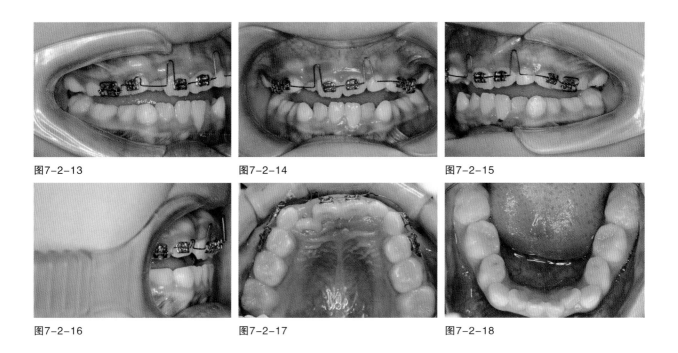

图7-2-13　　　　　　　　　　图7-2-14　　　　　　　　　　图7-2-15

图7-2-16　　　　　　　　　　图7-2-17　　　　　　　　　　图7-2-18

矫治过程-2　　　　　　　　　　　　　　　　　　　　（2023年9月2日）

　　复诊检查：11、21稍唇展，反𬌗略微改善。

　　临床处置：使用0.016英寸澳丝弯制6牙升级版"芝麻官"矫治器组合曲，在21远中设置了欧米伽曲，利于进一步唇展排齐牙列、矫治反𬌗。常规拍摄患者处置后的𬌗像（图7-2-19～图7-2-24）。

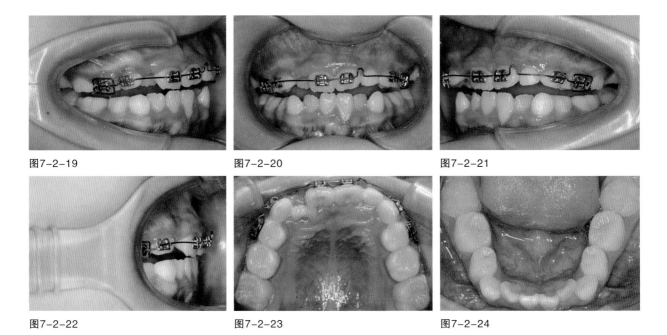

图7-2-19　　　　　　　　　　图7-2-20　　　　　　　　　　图7-2-21

图7-2-22　　　　　　　　　　图7-2-23　　　　　　　　　　图7-2-24

矫治过程-3 （2023年9月17日）

复诊检查：11、21唇向移动力度不够，与对颌切牙呈切对切关系。

临床处置：用0.016英寸澳丝在11、21处弯制带有垂直开大曲的6牙升级版"芝麻官"矫治器组合曲，并在53、63近中设置了欧米伽曲装配牙列，继续矫治反殆。常规拍摄患者处置后的殆像（图7-2-25～图7-2-30）。

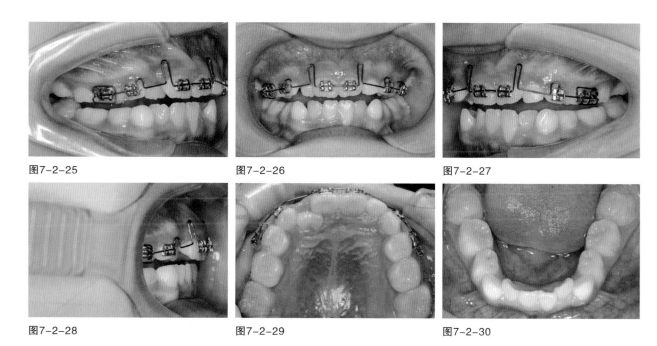

图7-2-25　　　　　　　图7-2-26　　　　　　　图7-2-27

图7-2-28　　　　　　　图7-2-29　　　　　　　图7-2-30

矫治过程-4 （2023年9月30日）

复诊检查：11、21反殆已解除，前牙覆殆、覆盖良好，62松动Ⅱ°。

临床处置：拆除原弓丝，重新弯制6牙升级版"芝麻官"矫治器，并且在11、53之间加推簧，为12开展间隙，拔除62。常规拍摄患者处置后的殆像（图7-2-31～图7-2-36）。

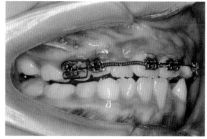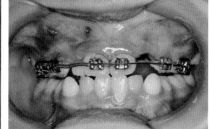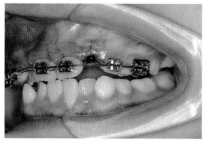

图7-2-31　　　　　　　图7-2-32　　　　　　　图7-2-33

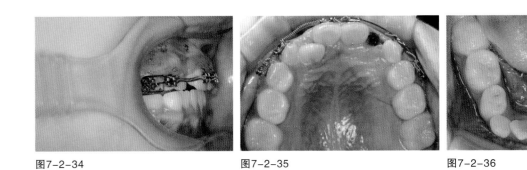

图7-2-34　　　　　　　　　图7-2-35　　　　　　　　　图7-2-36

矫治过程-5　　　　　　　　　　　　　　　　　　　　　　　　　（2023年10月8日）

　　复诊检查及临床处置：53近中片切，提供间隙，12粘接托槽，使用0.012英寸片段弓镍钛丝纳入托槽唇向移动。常规拍摄患者处置后的𬌗像、X线头颅定位侧位片及X线口腔全景片（图7-2-37～图7-2-44）。

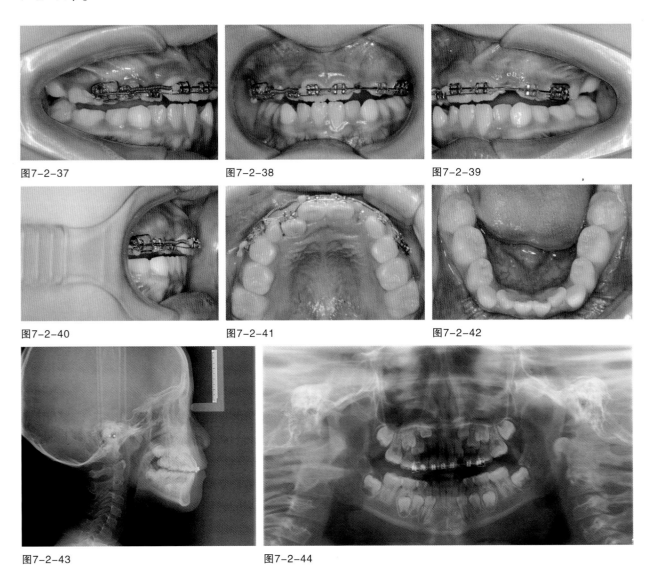

图7-2-37　　　　　　　　　图7-2-38　　　　　　　　　图7-2-39

图7-2-40　　　　　　　　　图7-2-41　　　　　　　　　图7-2-42

图7-2-43　　　　　　　　　图7-2-44

矫治过程-6　　　　　　　　　　　　　　　　　　　　　　　　　　　　　　（2023年10月15日）

　　复诊检查及临床处置：53少量片切，使用0.016英寸澳丝在12处弯制带有垂直开大曲的7牙升级版"芝麻官"矫治器组合曲，装配牙列，继续矫治反𬌗。并在12舌侧粘接舌侧扣，橡皮链牵引纠正扭转并向唇侧移动。常规拍摄患者处置后的面像及𬌗像（图7-2-45～图7-2-50）。

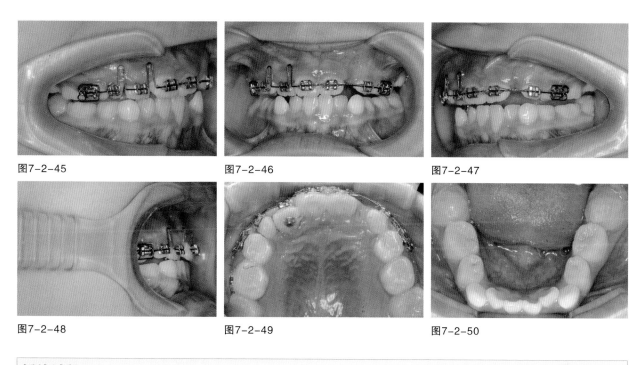

图7-2-45　　　　　　　　　　　　图7-2-46　　　　　　　　　　　　图7-2-47

图7-2-48　　　　　　　　　　　　图7-2-49　　　　　　　　　　　　图7-2-50

矫治过程-7　　　　　　　　　　　　　　　　　　　　　　　　　　　　　　（2023年10月22日）

　　复诊检查及临床处置：12已经唇向移动排入牙列，反𬌗纠正。拆除12舌侧扣，唇向调整原垂直曲加力单位，继续排齐牙列。常规拍摄患者处置后𬌗像（图7-2-51～图7-2-56）。

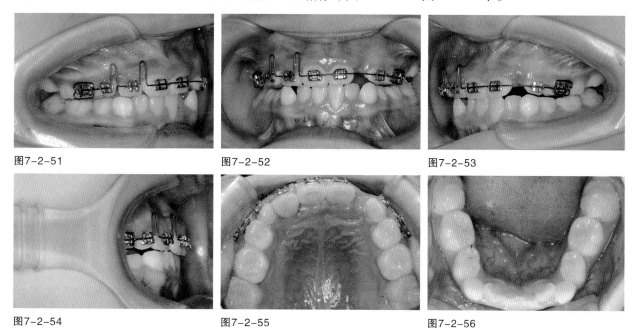

图7-2-51　　　　　　　　　　　　图7-2-52　　　　　　　　　　　　图7-2-53

图7-2-54　　　　　　　　　　　　图7-2-55　　　　　　　　　　　　图7-2-56

矫治过程-8　　　　　　　　　　　　　　　　　　　　　　　　　　（2023年11月4日）

　　复诊检查及临床处置：63近中和63-64之间邻面去釉减径，21-63之间放置镍钛螺旋推簧，为22的萌出开展通道。常规拍摄患者处置后的殆像（图7-2-57~图7-2-62）。

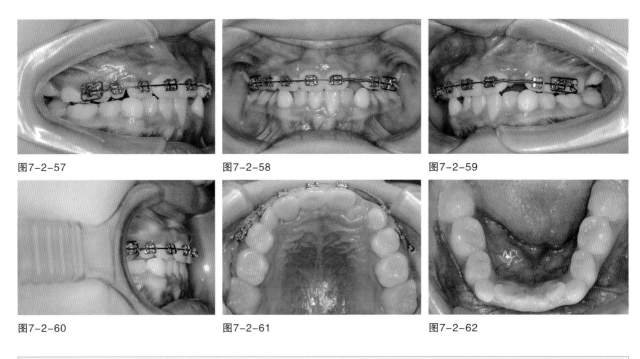

图7-2-57　　　　　　　　　　　图7-2-58　　　　　　　　　　　图7-2-59

图7-2-60　　　　　　　　　　　图7-2-61　　　　　　　　　　　图7-2-62

矫治过程-9　　　　　　　　　　　　　　　　　　　　　　　　　　（2023年12月9日）

　　复诊检查及临床处置：21-63镍钛螺旋推簧放置树脂垫加力，为22的萌出继续扩展通道。常规拍摄患者处置后的殆像（图7-2-63~图7-2-68）。

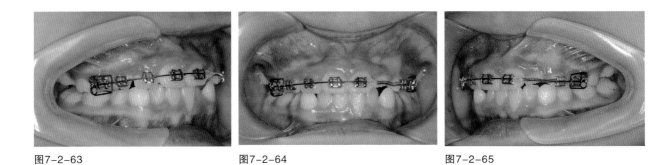

图7-2-63　　　　　　　　　　　图7-2-64　　　　　　　　　　　图7-2-65

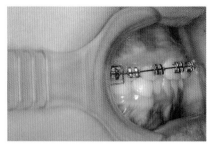

图7-2-66

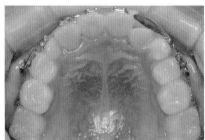

图7-2-67

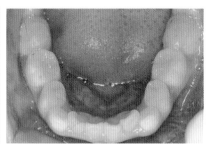

图7-2-68

矫治过程-10　　　　　　　　　　　　　　　　　　　　　（2023年12月15日）

　　复诊检查及临床处置：22已经萌出2/3，牙冠远中唇向扭转，其萌出通道已经开展到位，在22唇侧、舌侧分别粘接舌侧扣，挂橡皮链采用力偶牵引方式纠正扭转。常规拍摄患者处置后的殆像（图7-2-69~图7-2-74）。

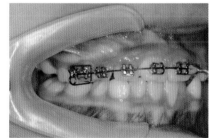

图7-2-69

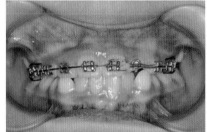

图7-2-70

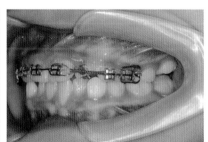

图7-2-71

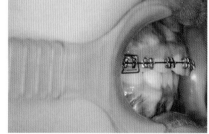

图7-2-72

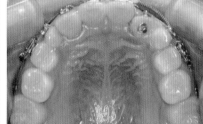

图7-2-73

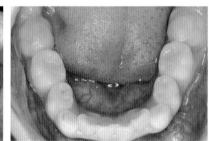

图7-2-74

矫治过程-11　　　　　　　　　　　　　　　　　　　　　（2024年1月9日）

　　临床处置：22扭转基本纠正，并与对颌前牙建立正常覆殆关系，更换0.016英寸澳丝弯制的8牙"芝麻官"Ⅰ型矫治器组合曲排齐牙列。

　　常规拍摄患者处置后的面像及殆像（图7-2-75~图7-2-84）。

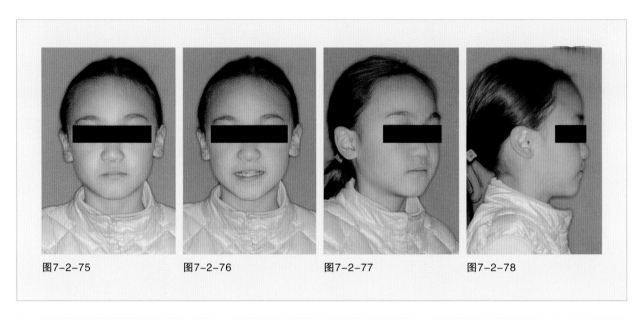

图7-2-75   图7-2-76   图7-2-77   图7-2-78

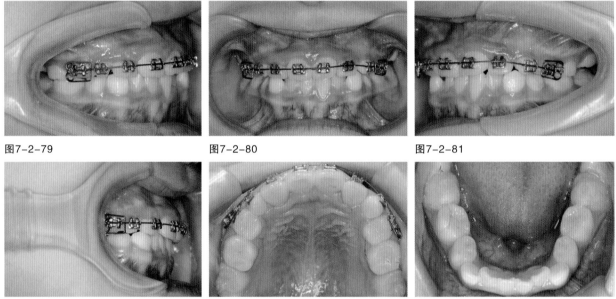

图7-2-79   图7-2-80   图7-2-81

图7-2-82   图7-2-83   图7-2-84

矫治体会

　　"芝麻官"矫治器及其应用技术是武广增老师根据正畸专利装置武氏四曲弓的结构原理，于2022年2月创新提出的一种矫治方法，是改良型"2×4"矫治技术。主要是在2颗切牙上粘接托槽的局部固定矫治器，为保持良好的牙弓形态，新型升级版"芝麻官"矫治器可以在4~6颗牙上粘接托槽，组成片段弓固定矫治器系统。该系统充分利用细丝轻力的原则，结合各种"曲"，如垂直开大曲、匣形曲、垂直闭隙曲等联合使用，使整个系统在矫治中发挥更轻柔、持久的矫治力，达到矫治各种错殆畸形的目的。"芝麻官"矫治技术全程使用细圆丝（澳丝），不使用不锈钢方丝，也不使用镍钛丝，运用细丝轻力矫治，更利于支抗的控制。

　　替牙期前牙反殆多数是功能性或轻度骨性反殆，通过矫治能获得较好效果。若错过最佳矫治期（快速生长期前及快速生长期），导致错殆畸形加重，形成较为严重的骨性错殆，则只能通过牙齿的代偿移动或成年后正颌外科手术进行治疗。因此，前牙反殆应充分利用患儿的生长发育，尽早矫治，阻断畸形进一步发展，使面型得到改善。

第8章

儿童中切牙外翻及内翻矫治案例解析

TREATMENT OF VALGUS
AND INTRORSUS CENTRAL
INCISORS IN CHILDREN CASE

第一节　上颌2颗中切牙外翻矫治案例

　　这是一例替牙期上颌中切牙扭转伴切端切对切的病例，男孩，7岁。患儿家长代诉：牙齿不齐，自觉上下颌中切牙存在咬合创伤，影响咀嚼和美观，要求正畸治疗。常规拍摄患者初诊时的面像、殆像、X线头颅定位侧位片及X线口腔全景片（图8-1-1～图8-1-12）。

　　检查：①口外检查：正面面部左右稍不对称，颏部稍左偏，面部观基本正常，侧面观直面型。②口内检查：混合牙列，16、26、36、46萌出，11、21近中扭转，21近中切端与31反殆，上颌牙弓

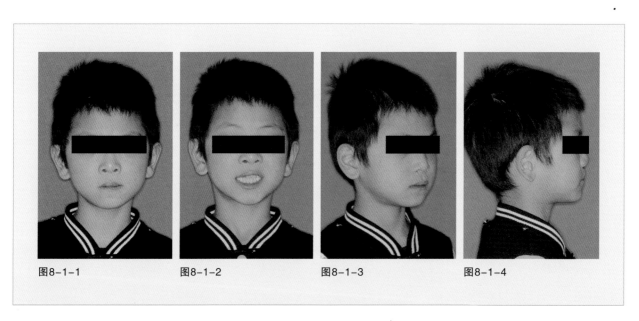

图8-1-1　　　　　　　图8-1-2　　　　　　　图8-1-3　　　　　　　图8-1-4

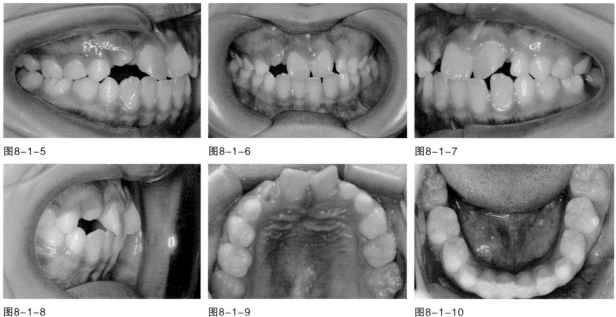

图8-1-5　　　　　　　　　　图8-1-6　　　　　　　　　　图8-1-7

图8-1-8　　　　　　　　　　图8-1-9　　　　　　　　　　图8-1-10

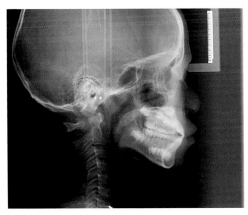
图8-1-11

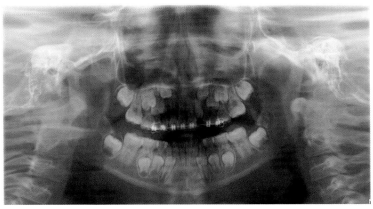
图8-1-12

稍狭窄，口腔卫生尚可。③X线检查：11、21、31、32、41、42牙根发育完成近2/3，根尖呈喇叭口状。16、26、36、46发育正常，其余恒牙牙胚无缺失。

诊断：①11-21外翻畸形（远中唇向扭转）。②个别牙反𬌗（21近中切端与31反𬌗）。

矫治设计：①采用螺旋扩弓器扩大上颌牙弓。②"芝麻官"矫治器矫治中切牙外翻畸形及个别牙反𬌗。

矫治过程-1	（2023年3月12日）

　　临床处置：11-21粘接直丝弓金属托槽，使用0.016英寸澳丝弯制"芝麻官"Ⅱ型矫治器装配于上述中切牙上，上颌粘接固定式扩弓器，常规拍摄患者处置后的𬌗像（图8-1-13~图8-1-18）。

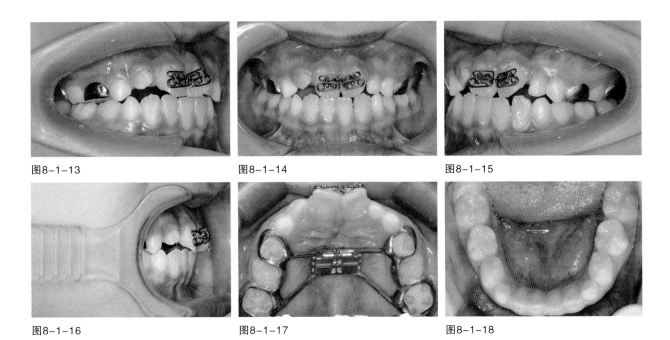

图8-1-13　　　　　　　　　　图8-1-14　　　　　　　　　　图8-1-15

图8-1-16　　　　　　　　　　图8-1-17　　　　　　　　　　图8-1-18

矫治过程-2　　　　　　　　　　　　　　　　　　　　　　　　（2023年3月17日）

　　复诊检查： 患者5天后复诊检查，见"芝麻官"矫治器固位良好，无不适反应。21可看到近中扭转明显改善，21、31反𬌗基本解除。

　　临床处置： 本次复诊取下原"芝麻官"矫治器，调整弓形后结扎固定继续排齐牙列，上颌固定扩弓器调整为每周旋转90°。常规拍摄患者处置后的𬌗像（图8-1-19～图8-1-24）。

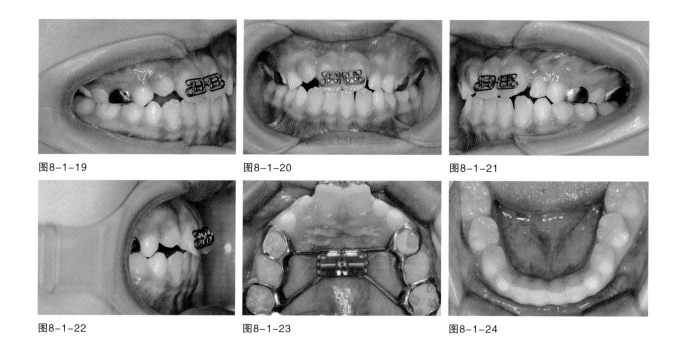

图8-1-19　　　　　　　　　　　　图8-1-20　　　　　　　　　　　　图8-1-21

图8-1-22　　　　　　　　　　　　图8-1-23　　　　　　　　　　　　图8-1-24

矫治过程-3　　　　　　　　　　　　　　　　　　　　　　　　（2023年4月2日）

　　复诊检查： 2周后复诊，患儿无不适，小21基本排齐。

　　临床处置： 拆下弓丝调整弓形后结扎固定，上颌固定式螺旋扩弓器调整180°，常规拍摄患者处置后的𬌗像（图8-1-25～图8-1-30）。

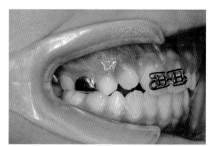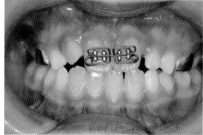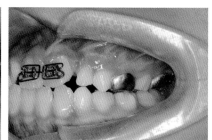

图8-1-25　　　　　　　　　　　　图8-1-26　　　　　　　　　　　　图8-1-27

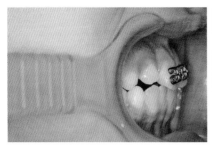
图8-1-28

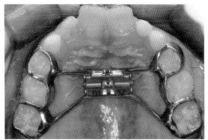
图8-1-29

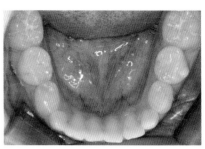
图8-1-30

矫治过程-4　　　　　　　　　　　　　　　　　　　　　　　　　　　（2023年4月30日）

　　复诊检查：近1个月后复诊检查，"芝麻官"矫治器固位良好，11、21完全排齐。上下颌前牙覆
𬌗、覆盖正常，无明显异常。

　　临床处置：拆下"芝麻官"Ⅱ型矫治器，使用0.016英寸澳丝弯制"芝麻官"Ⅰ型矫治器，并结扎
装配于上述切牙上，通过正畸水平段弓丝调整前牙牙弓形态，上颌固定式螺旋扩弓器调整90°。常规
拍摄患者处置后的𬌗像（图8-1-31~图8-1-36）。

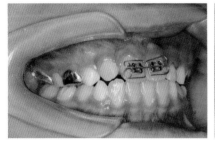
图8-1-31

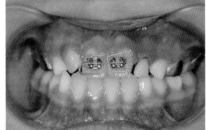
图8-1-32

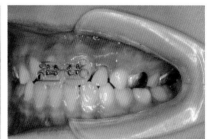
图8-1-33

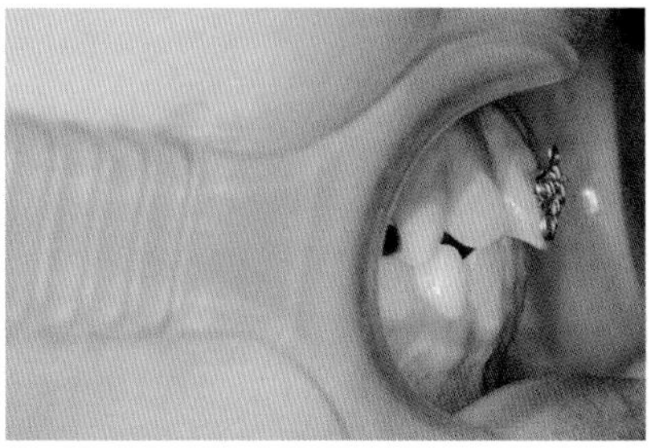

图8-1-34

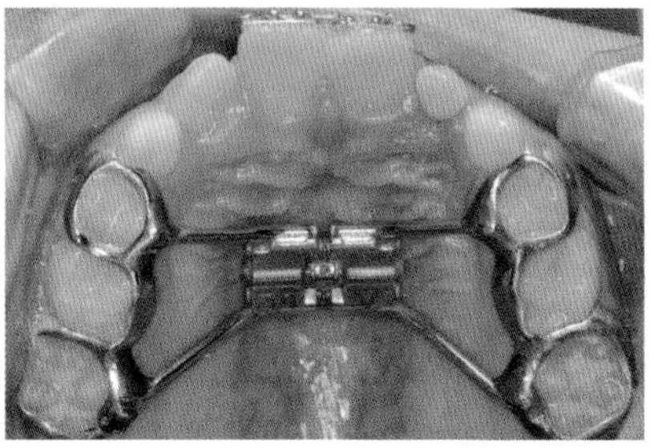

图8-1-35

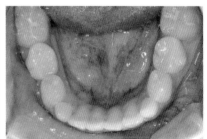
图8-1-36

矫治过程-5　　　　　　　　　　　　　　　　　　　　　　　　　　　（2023年6月4日）

　　复诊检查：患者1个月后复诊检查，"芝麻官"矫治器固位良好，前牙外翻完全解除，11-21排列
与前牙弓弧相吻合。

　　临床处置：11、21更换0.018英寸×0.025英寸不锈钢方丝弯制片段弓，并将其两侧弓丝末端回
弯，纳入11-21托槽槽沟结扎固定，进入维持阶段。该患者的上颌恒中切牙外翻及个别牙反𬌗，经过

这一阶段使用"芝麻官"矫治器,获得矫正,前牙建立了正常的覆𬌗、覆盖关系,下切牙牙周状况也得到了明显改善。常规拍摄患者处置后的𬌗像(图8-1-37~图8-1-42)。

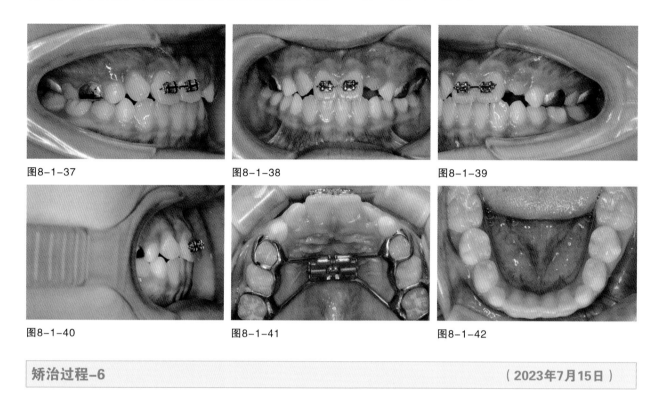

图8-1-37　　　　　　　图8-1-38　　　　　　　图8-1-39

图8-1-40　　　　　　　图8-1-41　　　　　　　图8-1-42

矫治过程-6　　　　　　　　　　　　　　　　　　　　　　**(2023年7月15日)**

　　复诊检查及临床处置:11-21排列整齐,两牙之间无间隙,达到预期矫治目标。11-21舌侧粘接麻花丝固定保持器,拆除唇侧托槽。常规拍摄患者处置后的面像及𬌗像(图8-1-43~图8-1-52)。

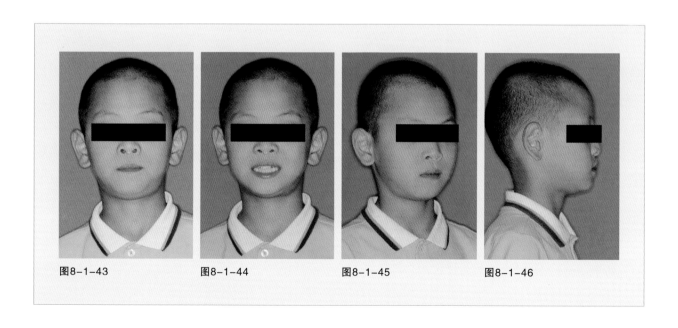

图8-1-43　　　　　　图8-1-44　　　　　　图8-1-45　　　　　　图8-1-46

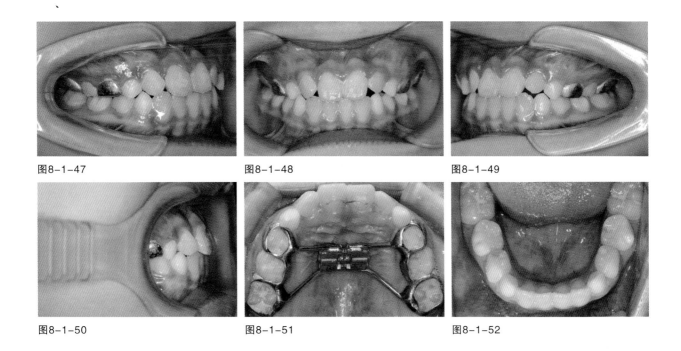

图8-1-47　　　　　　　　图8-1-48　　　　　　　　图8-1-49

图8-1-50　　　　　　　　图8-1-51　　　　　　　　图8-1-52

矫治过程-7　　　　　　　　　　　　　　　　　　　　　　（2023年9月24日）

复诊检查及临床处置：患者间隔2个月后来医院复诊，见11-21舌侧粘接麻花丝固位稳定，患者无不适，咀嚼、饮食正常。常规拍摄患者处置后的面像、殆像、X线头颅定位侧位片及X线口腔全景片（图8-1-53～图8-1-64）。

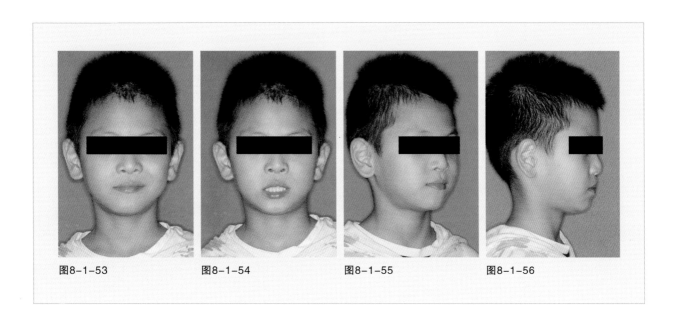

图8-1-53　　　　　　　图8-1-54　　　　　　　图8-1-55　　　　　　　图8-1-56

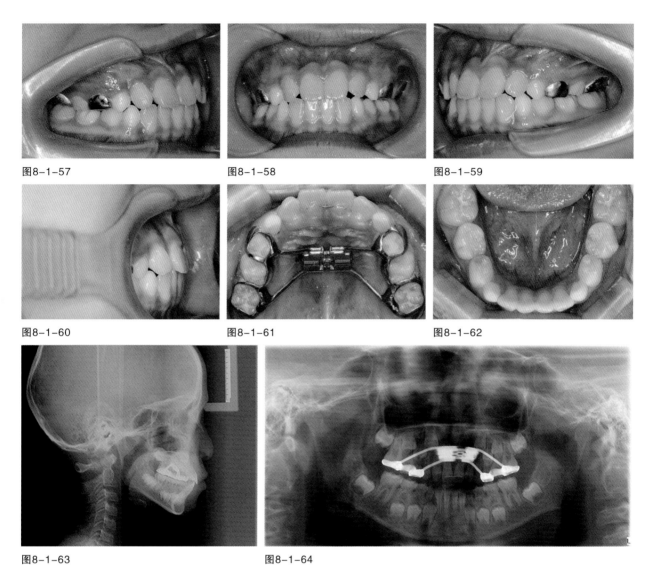

图8-1-57　　　　　　　　　　图8-1-58　　　　　　　　　　图8-1-59

图8-1-60　　　　　　　　　　图8-1-61　　　　　　　　　　图8-1-62

图8-1-63　　　　　　　　　　图8-1-64

矫治体会

　　该患者的上颌恒中切牙外翻及个别切牙反𬌗，是儿童早期常见、多发错𬌗畸形。我们没有使用传统的上颌活动式矫治器或"2×4"矫治技术，而是选择使用了仅仅粘接2个正畸固定托槽的最小化片段弓矫治技术。武广增老师创新设计的"芝麻官"矫治器，使用0.014英寸或0.016英寸澳丝弯制，整个矫治过程贯穿细丝轻力原则，患儿易于接受、舒适度高、治疗时间短，患儿家长评价此矫治器效果明显、实用性强。"芝麻官"矫治器有4种不同临床应用类型，各具特色，正畸医生可根据患者恒中切牙错位情况和临床矫治设计需要变换、交替应用，以上颌2颗恒中切牙作为相互支抗，利用正畸弓丝弹性纠正切牙外翻、切牙内翻、个别牙反𬌗等。"芝麻官"矫治器的结构含有多个圈曲，缓冲力强、正畸施力轻柔，弯制简便，是儿童早期矫治恒中切牙错𬌗畸形颇为理想的矫治器。

第二节　恒中切牙外翻合并间隙矫治案例

　　患儿，男孩，7岁。家长代诉患儿上前牙替牙后恒牙萌出不齐，求治。否认家族遗传史，既往体健，否认系统性疾病，存在口呼吸不良习惯史。常规拍摄患者面像及𬌗像（图8-2-1～图8-2-9）。检查口内为替牙列，口腔卫生情况一般。11、21近中舌向扭转，异位萌出呈"8"字排列。11、21之间间隙近牙龈侧2mm，靠近切缘侧3.5mm。52、62缺失，12、22、16未见萌出。上下牙弓形态尖圆形，腭盖高耸。牙面原充填物完整，未查及新增龋坏牙面。前牙浅覆𬌗、浅覆盖，左侧磨牙为Ⅱ类咬合关系。右侧磨牙为Ⅰ类咬合关系，正面观，双侧面部左右稍不对称。侧面观，突面型，颏唇沟浅，颏部发育不佳，颏肌紧张。

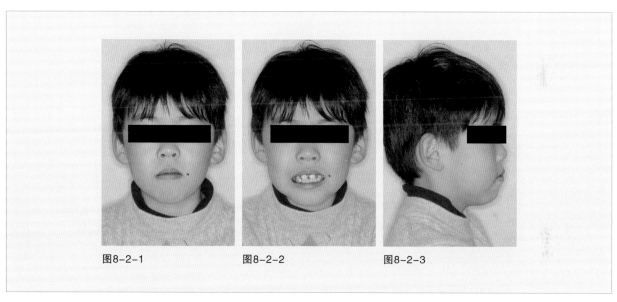

图8-2-1　　　　　　　　　图8-2-2　　　　　　　　　图8-2-3

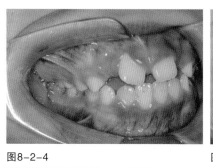
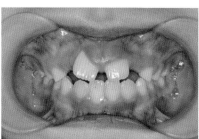
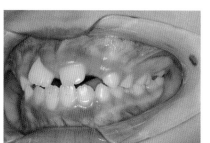

图8-2-4　　　　　　　　　图8-2-5　　　　　　　　　图8-2-6

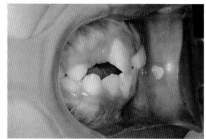
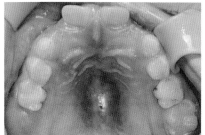
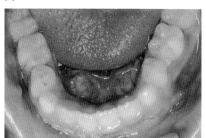

图8-2-7　　　　　　　　　图8-2-8　　　　　　　　　图8-2-9

矫治过程-1 （2022年2月7日）

接诊该患儿，征询家长意愿后拟定将11、21进行局部矫正，关闭11、21间隙，调整其冠轴及扭转；等待12、22萌出的同时进行肌功能训练，破除口呼吸不良习惯；因为患儿处于替牙列及生长发育过程中，所以密切关注颌骨生长趋势及髁状突的发育情况，避免偏侧咀嚼及偏侧睡眠习惯的养成，必要时进行全口早期矫治。11、21局部矫正初始设计"三联别针簧"矫治器进行矫正。该装置采用0.018英寸×0.025英寸不锈钢方丝弯制。在患者上颌2颗中切牙唇面粘接直丝弓托槽，把装置固定入槽沟内并用0.25mm结扎丝结扎固定（图8-2-10~图8-2-15）。

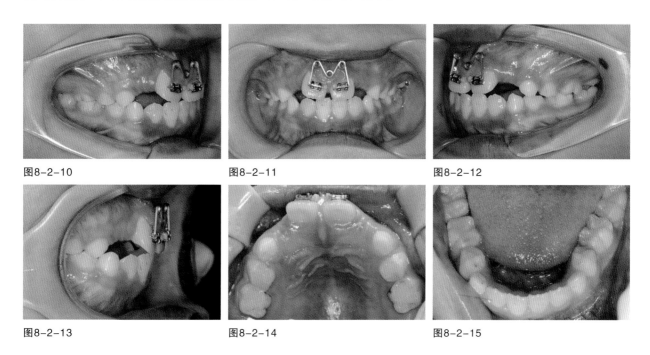

图8-2-10　　　　　　　　　　图8-2-11　　　　　　　　　　图8-2-12

图8-2-13　　　　　　　　　　图8-2-14　　　　　　　　　　图8-2-15

矫治过程-2 （2022年2月27日）

患儿口内装配"三联别针簧"小装置约3周；11、21近中舌向扭转较前改善，其间隙约0.5mm；家属及患儿自觉效果良好，希望去除装置，更换舒适性稍强的矫治方式；故给予去除"三联别针簧"，11、21金属托槽槽沟置入0.016英寸镍钛节段弓丝，短矩橡皮链固定。数日后家长发现片段弓丝滑脱，牙齿矫正过度，居家用手机拍摄患儿口腔牙齿照片（图8-2-16~图8-2-18）。

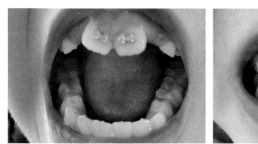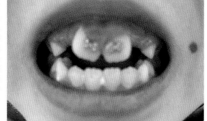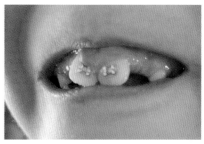

图8-2-16　　　　　　　　　　图8-2-17　　　　　　　　　　图8-2-18

次日预约复诊，发现11、21近中舌向扭转加剧。请武广增老师会诊，出于舒适性和稳定性的考量，根据正畸专利武氏四曲弓的布局结构特点，临场发挥创新设计了"芝麻官"矫治器进行11、21局部矫正。该装置采用0.014英寸澳丝弯制，把装置装配到11-21托槽槽沟内，并用0.25mm结扎丝结扎固定（图8-2-19～图8-2-21）。

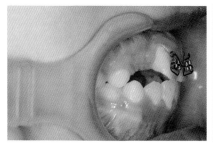 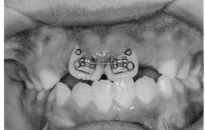 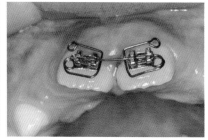

图8-2-19　　　　　　　　　　图8-2-20　　　　　　　　　　图8-2-21

矫治过程-3　　　　　　　　　　　　　　　　　　　　　　　（2022年3月5日）

患儿口内装配"芝麻官"矫治器约1周；11、21近中舌向扭转排齐，其牙间隙关闭；家属及患者非常高兴和满意（图8-2-22～图8-2-27）。

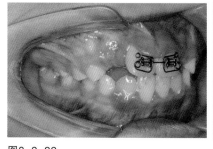 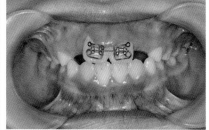 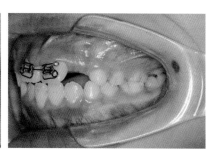

图8-2-22　　　　　　　　　　图8-2-23　　　　　　　　　　图8-2-24

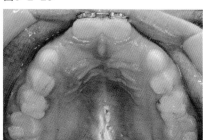 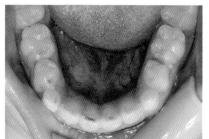

图8-2-25　　　　　　　　　　图8-2-26　　　　　　　　　　图8-2-27

矫治过程-4　　　　　　　　　　　　　　　　　　　　　　　（2022年7月3日）

复诊检查及临床处置：因某些原因，患儿口内装配"芝麻官"矫治器将近4个月；11、21牙齿排列情况与4个月前基本一致，未存在牙齿矫正过度情况；应用"芝麻官"矫治器进行局部矫正阶段结束。11-21牙齿舌侧采用光固化树脂粘接编织麻花丝，粘接舌侧固定保持器。拆除11-21唇侧托槽，并常规抛光清洁牙面。常规拍摄患者处置后的面像、殆像、X线头颅定位侧位片及X线口腔全景片（图8-2-28～图8-2-38）。

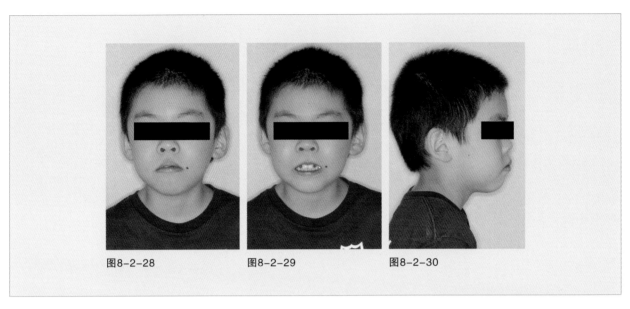

图8-2-28　　　　　　图8-2-29　　　　　　图8-2-30

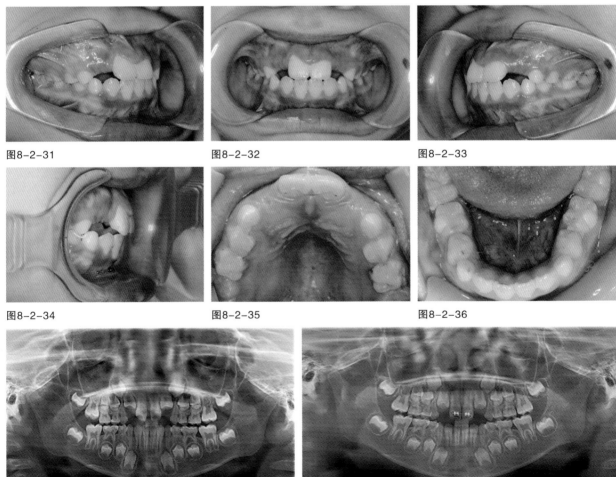

图8-2-31　　　　　　图8-2-32　　　　　　图8-2-33

图8-2-34　　　　　　图8-2-35　　　　　　图8-2-36

图8-2-37　　　　　　图8-2-38

矫治体会

　　本案列初始设计"三联别针簧"矫治器进行上前牙的局部矫正，后因家长要求更换矫治方式，因片段弓的不稳定性导致矫治结果不理想。临床上采用武广增老师创新设计的"芝麻官"矫治器进行后续矫正，整个矫治过程可以总结为如下几点：

　　（1）在替牙列期，因上颌恒中切牙错位导致的个别牙错𬌗类型，不再需要采用常规上颌活动矫治器或固定矫治器进行上半口牙列整体的矫正，显示了此装置的简便性。

　　（2）临床采用0.014英寸的澳丝弯制，因弓丝的性能，矫正过程中矫治力更为轻柔、持久，故矫正效果更为直观，见效快。

　　（3）"芝麻官"矫治器外观小巧、圆滑；更加突显了其稳定性及舒适性，患儿及家长易接受，满意度高。

　　（4）临床上操作程序简易，局部矫正结束时及时拆除"芝麻官"矫治器，常规采用舌侧麻花丝固定即可。

第三节　上颌中切牙外翻伴宽大间隙矫治案例

患者初诊情况　　　　　　　　　　　　　　　　　　　　　　　　　　（2023年8月18日）

　　患者，女孩，7岁。替牙初期，11、21间隙6mm，上颌2颗中切牙近中冠舌向/远中冠唇向扭转伴前牙反𬌗。常规拍摄患者就诊面像、𬌗像、X线头颅定位侧位片及X线口腔全景片（图8-3-1～图8-3-12）。X线检查见缺失12、22，13、23、33、43未萌，唇系带附着正常。

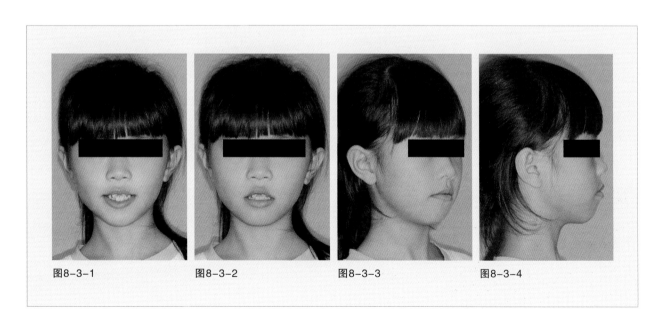

图8-3-1　　　　　　图8-3-2　　　　　　图8-3-3　　　　　　图8-3-4

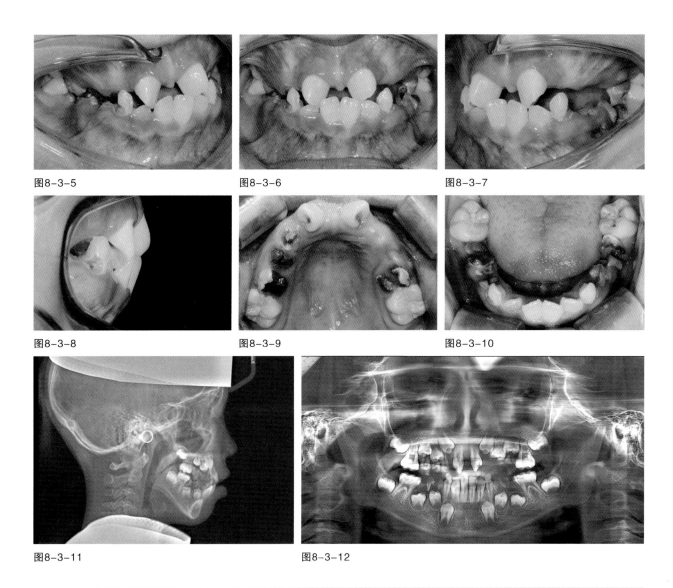

图8-3-5　　　　　　　　　　　图8-3-6　　　　　　　　　　　图8-3-7

图8-3-8　　　　　　　　　　　图8-3-9　　　　　　　　　　　图8-3-10

图8-3-11　　　　　　　　　　　　　　　　图8-3-12

矫治过程-1　　　　　　　　　　　　　　　　　　　　（2023年8月18日）

接诊后，设计"芝麻官"Ⅳ型矫治，其使用0.016英寸澳丝弯制，11、21粘接金属托槽，结扎加力，关闭间隙并改善扭转，因反𬌗不影响目前的矫治，暂不加后牙𬌗垫（图8-3-13～图8-3-15）。

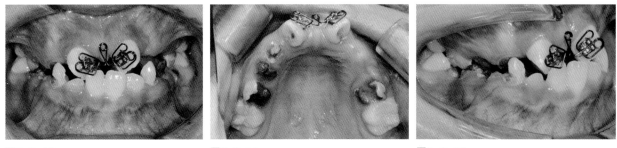

图8-3-13　　　　　　　　　　　图8-3-14　　　　　　　　　　　图8-3-15

矫治过程-2　　　　　　　　　　　　　　　　　　　　（2023年8月25日）

　　11、21间隙与扭转明显改善，但反𬌗有所加重，清理口腔卫生，调整"芝麻官"Ⅳ型矫治器，结扎固定，再观察（图8-3-16，图8-3-17）。

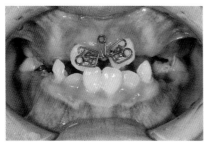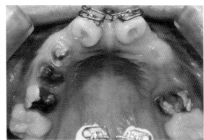

图8-3-16　　　　　　　　　　　　　　图8-3-17

矫治过程-3　　　　　　　　　　　　　　　　　　　　（2023年9月9日）

　　11、21间隙只有2~3mm，但反𬌗未解除，36、46加𬌗垫，同时调整"芝麻官"Ⅳ型矫治器与清理牙面卫生，结扎加力（图8-3-18，图8-3-19）。

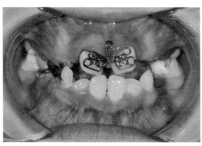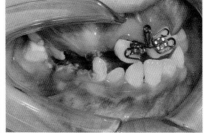

图8-3-18　　　　　　　　　　　　　　图8-3-19

矫治过程-4　　　　　　　　　　　　　　　　　　　　（2023年9月23日）

　　11、21只存在1.5mm间隙，反𬌗也解除，11、21、31、41呈切对切关系，11、21还存在轻度扭转，舌侧窝深，有龋齿（图8-3-20~图8-3-23）。

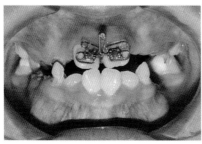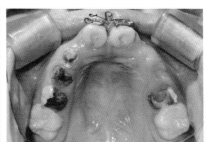

图8-3-20　　　　　　　　　　　　　　图8-3-21

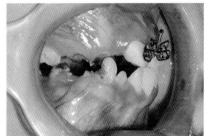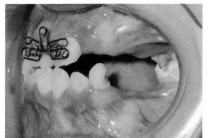

图8-3-22   图8-3-23

矫治过程-5   （2023年10月21日）

11、21已关闭间隙，扭转解除，使用0.016英寸节段澳丝调整小角度纳入托槽结扎固定，实施口内保持（图8-3-24~图8-3-29）。

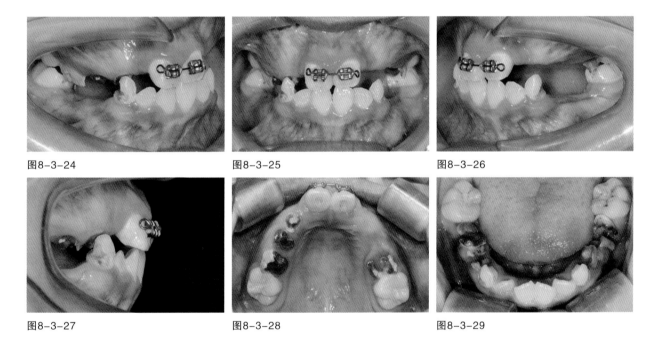

图8-3-24   图8-3-25   图8-3-26

图8-3-27   图8-3-28   图8-3-29

常规拍摄X线头颅定位侧位片及X线口腔全景片（图8-3-30，图8-3-31）。

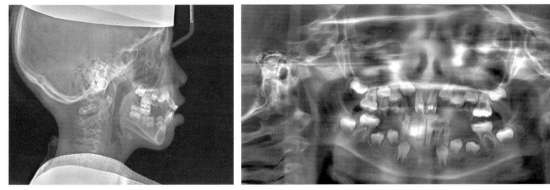

图8-3-30   图8-3-31

矫治过程-6　　　　　　　　　　　　　　　　　　　　　　　　**（2023年11月18日）**

复诊检查及临床处置： 11、21矫治效果稳定，采用舌侧麻花丝固定保持，拆除唇侧托槽，矫治结束。常规拍摄患者处置后的面像及殆像（图8-3-32～图8-3-41）。

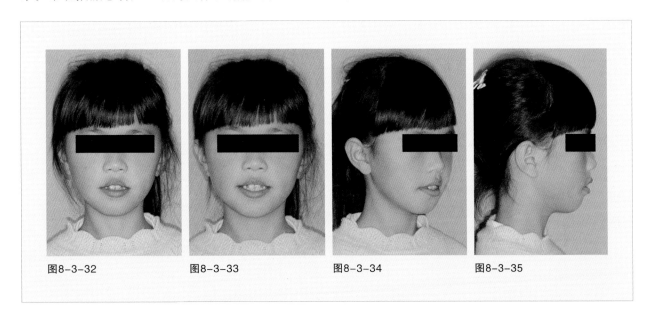

图8-3-32　　　　　　　图8-3-33　　　　　　　图8-3-34　　　　　　　图8-3-35

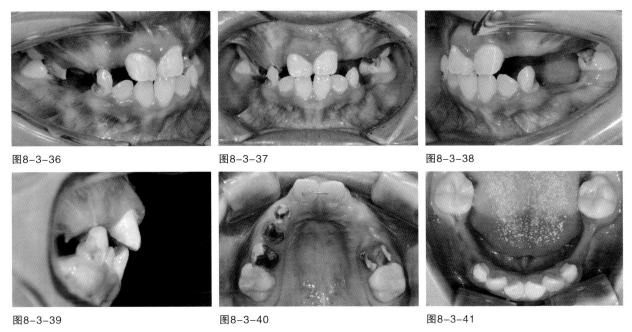

图8-3-36　　　　　　　　　图8-3-37　　　　　　　　　图8-3-38

图8-3-39　　　　　　　　　图8-3-40　　　　　　　　　图8-3-41

矫治体会

患者上颌2颗中切牙间隙有6mm，成外翻蝶状扭转，以常规思维方式处理的技术有"2×4"矫治技术、应用三联别针簧矫治器、隐形矫治技术等，这些矫治装置治疗时间长、置放口内异物感强，患者比较难配合，部分矫治方法还易扎伤口腔黏膜。

"芝麻官"矫治器能够有效、快速地关闭上颌中切牙间隙的同时，调整扭转、异物感小、矫治力轻柔，易被患者接受，整个矫治过程患者没有很难受或有不能吃东西的反应，疗程也只有3个月左右，极大地缩短了矫治疗程并获得了良好的效果，最后使用舌侧固定保持，效果稳定易清洁。患者及家长对矫治装置及矫治效果的满意和认可，也使我们临床医生更有信心解决更多的儿童牙科早期矫治的临床问题。

第四节　上颌恒中切牙内翻伴间隙矫治案例

患者初诊情况　　　　　　　　　　　　　　　　　　　　（2023年2月13日）

这是一位11-21内翻合并间隙过大的替牙期男孩，初诊年龄7岁。常规拍摄患者初诊时的面像、𬌗像、X线头颅定位侧位片及X线口腔全景片（图8-4-1～图8-4-12）。

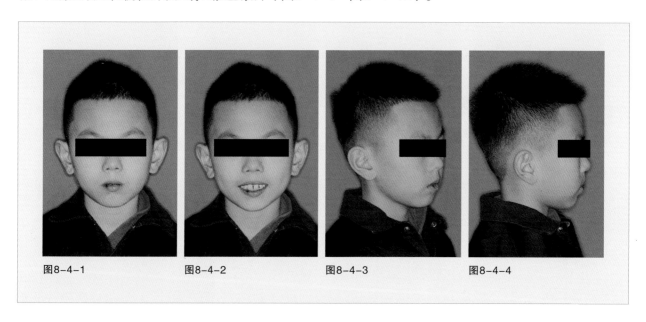

图8-4-1　　　　　　　图8-4-2　　　　　　　图8-4-3　　　　　　　图8-4-4

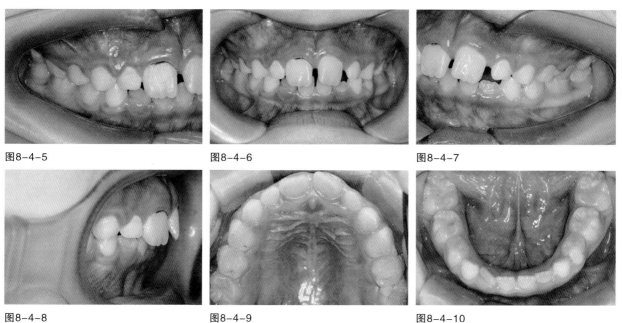

图8-4-5　　　　　　　　　　　图8-4-6　　　　　　　　　　　图8-4-7

图8-4-8　　　　　　　　　　　图8-4-9　　　　　　　　　　　图8-4-10

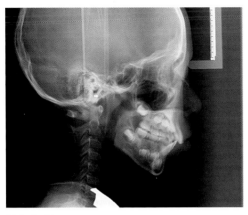

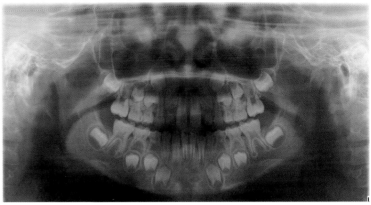

图8-4-11　　　　　　　　　　　　　图8-4-12

患儿家长代诉：牙齿有缝隙，影响美观，要求正畸治疗。

检查：①口外检查：面部左右基本对称，开唇露齿，上唇短缩。侧貌凸面型。②口内检查：替牙列：16、26、36、46萌出，11、21远中舌向扭转，11、21间隙约2mm，下前牙散在间隙，吐舌吞咽，口呼吸不良习惯，前牙深覆𬌗。③X线片检查：11、21牙根形成2/3，根尖呈漏斗状。

矫治设计：上颌固定式舌栅栏，破除舌不良习惯，11、21粘接直丝弓金属托槽。首先，应用新型"芝麻官"Ⅱ型矫治器将11-21扭转牙排齐。然后更换"芝麻官"Ⅳ型矫治器关闭缝隙，最后使用"芝麻官"Ⅰ型矫治器进行精细调整。

矫治过程-1	（2023年3月19日）

该患者于2023年3月5日佩戴上颌舌栏矫治器，2周后复诊，矫治器稳定，无不适。本次复诊，我们在11、21粘接直丝弓金属托槽，用0.014英寸澳丝弯制"芝麻官"Ⅱ型矫治器组合曲装配结扎固定于上述切牙上，纠正11-21扭转（图8-4-13~图8-4-18）。

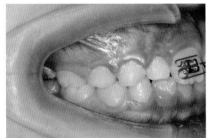

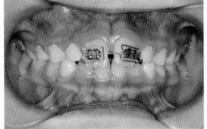

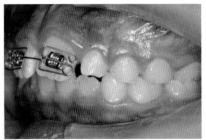

图8-4-13　　　　　　　　　　图8-4-14　　　　　　　　　　图8-4-15

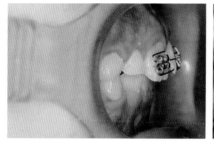
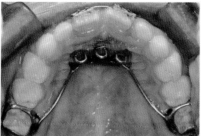
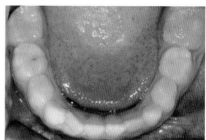

图8-4-16　　　　　　　　　　图8-4-17　　　　　　　　　　图8-4-18

矫治过程-2　　　　　　　　　　　　　　　　　　　　　　　　　　（2023年4月1日）

　　复诊检查：2周后复诊检查，见患者"芝麻官"矫治器固位稳定，无不适，11-21基本扭正，其牙位排列与前牙弓弧度相吻合。

　　临床处置：使用0.014英寸澳丝弯制"芝麻官"Ⅳ型矫治器，装配纳入11-21托槽结扎固定，中间垂直闭隙曲呈闭合加力状态。通过闭隙曲的回弹力关闭11-21之间间隙。常规拍摄患者处置后的𬌗像（图8-4-19～图8-4-24）。

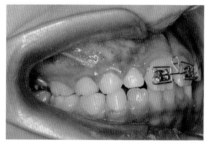
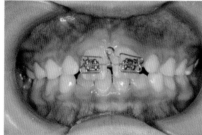
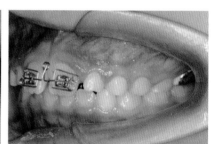

图8-4-19　　　　　　　　　　图8-4-20　　　　　　　　　　图8-4-21

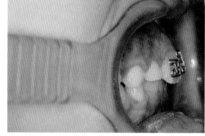
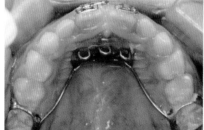
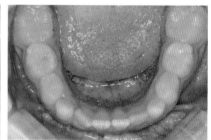

图8-4-22　　　　　　　　　　图8-4-23　　　　　　　　　　图8-4-24

矫治过程-3　　　　　　　　　　　　　　　　　　　　　　　　　　（2023年4月8日）

　　复诊检查：1周后复诊，11、21间隙基本关闭，但11、21略不整齐，患者无不适。

　　临床处置：继续使用"芝麻官"Ⅳ型矫治器，采用光固化树脂给垂直关闭曲加力（图8-4-25～图8-4-27）。

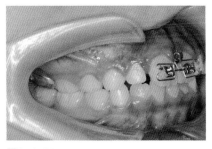
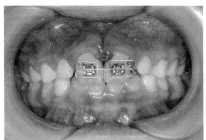
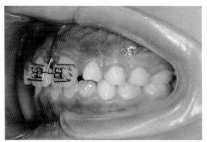

图8-4-25　　　　　　　　　　图8-4-26　　　　　　　　　　图8-4-27

矫治过程-4　　　　　　　　　　　　　　　　　　　　　　（2023年4月15日）

　　复诊检查：间隔1周复诊，检查见11-21间隙已经关闭，获得良好效果。

　　临床处置：更换0.016英寸澳丝弯制的"芝麻官"Ⅰ型矫治器，继续排齐11-21牙位。常规拍摄患者处置后的殆像（图8-4-28~图8-4-33）。

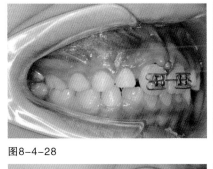
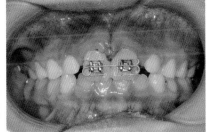
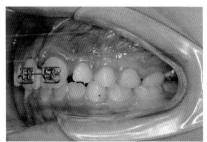

图8-4-28　　　　　　　　　　图8-4-29　　　　　　　　　　图8-4-30

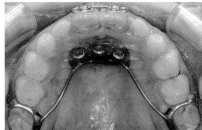
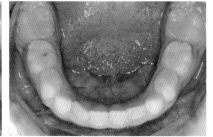

图8-4-31　　　　　　　　　　图8-4-32　　　　　　　　　　图8-4-33

矫治过程-5　　　　　　　　　　　　　　　　　　　　　　（2023年5月27日）

　　复诊检查及临床处置：11-21间隙关闭，排列整齐，采用0.017英寸×0.025英寸片段不锈钢方丝纳入托槽结扎，维持矫治效果。常规拍摄患者处置后的殆像（图8-4-34~图8-4-39）。

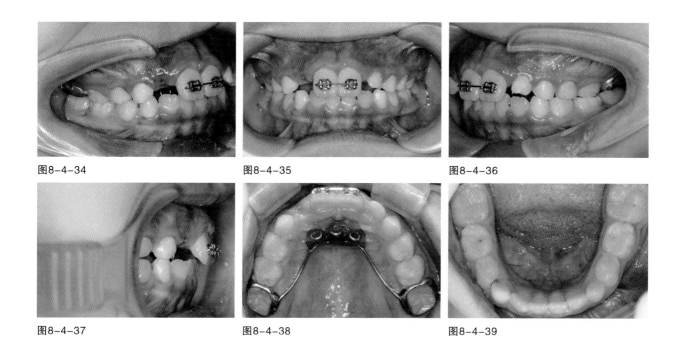

图8-4-34   图8-4-35   图8-4-36

图8-4-37   图8-4-38   图8-4-39

矫治过程-6   （2023年8月19日）

　　复诊检查及临床处置：检查见11、21排列整齐，片段弓固位良好，矫治效果稳定，达到预期矫治目标，舌侧粘接麻花丝固定保持器，拆除唇侧托槽，抛光处理11、21牙冠唇面，结束矫治。常规拍摄患者处置后的面像、殆像、X线头颅定位侧位片及X线口腔全景片（图8-4-40～图8-4-51）。

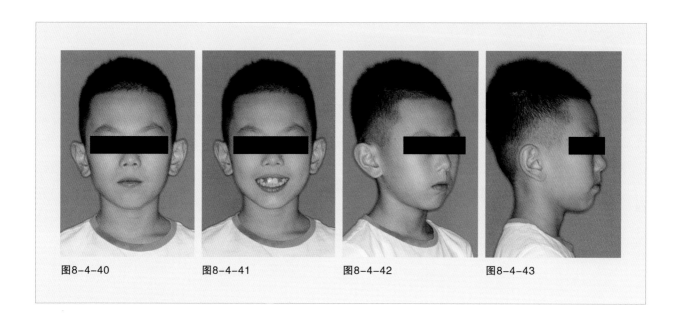

图8-4-40   图8-4-41   图8-4-42   图8-4-43

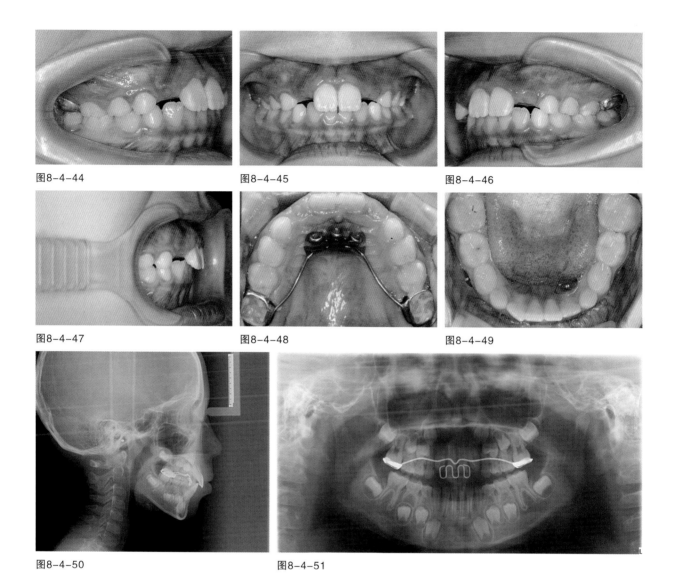

图8-4-44   图8-4-45   图8-4-46

图8-4-47   图8-4-48   图8-4-49

图8-4-50   图8-4-51

矫治体会

该患者上颌中切牙内翻畸形，有不良伸舌习惯，我们给他量身定制设计了上颌固定式舌栅栏矫治器，破除舌不良习惯。同时，联合应用"芝麻官"矫治器矫治中切牙内翻以及调整牙间隙，经过5个月正畸治疗，获得良好矫治效果。

新型"芝麻官"矫治器在治疗替牙期上颌中切牙内翻、外翻、反𬌗以及间隙过大方面有独到之处。"芝麻官"矫治器包含4种类型，分别针对不同的恒中切牙错𬌗畸形。4种类型矫治器各具特色，可根据临床需要、患者恒切牙错位情况结合使用，也可单独使用。使用该矫治器只需粘接上颌2颗牙齿托槽，便可将错位切牙排齐，该矫治器由澳丝或者不锈钢圆丝弯制，2颗中切牙互为支抗，依靠正畸弓丝弹性，发挥矫治力。矫治效果快速，其制作简便、舒适、易清洁，患儿易配合，便于开展。

第9章

儿童恒中切牙宽大间隙正畸案例解析

CASE REPORTS TREATMENT OF CENTRAL INCISORS WITH OVERSIZE SPACE IN CHILDREN

第一节 多生牙导致上颌中切牙宽大间隙正畸案例

　　该患者是一位7岁替牙期男孩，半年前曾在我院儿牙科就诊，发现11、21之间存在一颗多生牙，导致11、21之间间隙过大，拔除多生牙半年后，11、21之间间隙仍然未闭合，故转诊至正畸科治疗。

　　检查：①口内检查：16、26、31、36、41、42、46已萌出，52、73早失，11、21之间间隙约4.5mm，11向远中移位，21位置基本正常，前牙重度深覆𬌗，下前牙咬于上腭黏膜。②X线检查：常规拍摄患者初诊时的面像、𬌗像、X线片、牙间隙测量照片及X线口腔全景片（图9-1-1～图9-1-13）。X线片显示：11牙冠远中倾斜，阻碍了12萌出通道。11、21牙根形成2/3，根尖呈漏斗状。

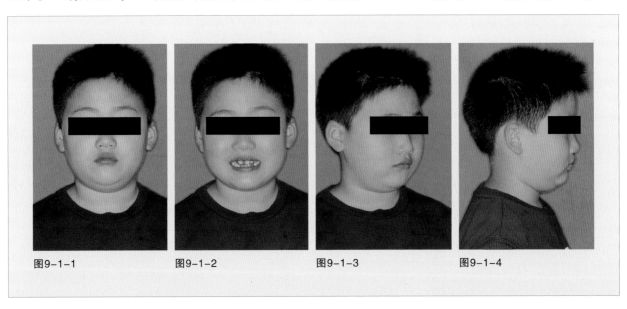

图9-1-1　　　　　图9-1-2　　　　　图9-1-3　　　　　图9-1-4

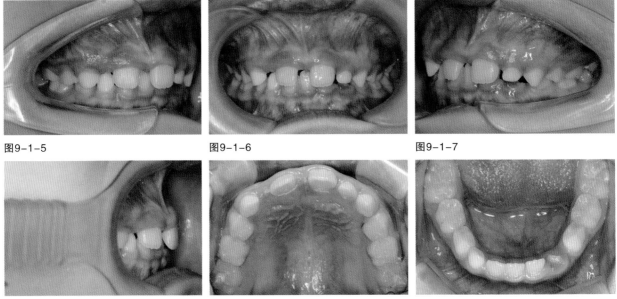

图9-1-5　　　　　　　　图9-1-6　　　　　　　　图9-1-7

图9-1-8　　　　　　　　图9-1-9　　　　　　　　图9-1-10

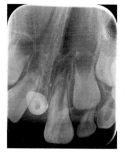
图9-1-11

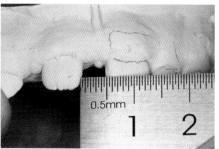
图9-1-12

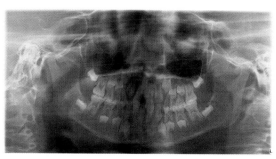
图9-1-13

　　矫治设计：上颌制作个性化固定式平导装置，并且用0.8mm不锈钢丝弯制支架放置在21近中和62远中，与腭侧平导树脂基托连接固定。从而维持21位置不变，让11向近中移动，关闭间隙。然后，在11、21上粘接直丝弓托槽，用0.014英寸澳丝弯制"芝麻官"Ⅳ型矫治器，通过弓丝弹性发挥矫治力，使间隙关闭。

矫治过程-1　　　　　　　　　　　　　　　　　　　　　　　（2023年4月30日）

　　装配带有支架的个性化平导装置，粘接固定，11粘接长牵引钩，橡皮链拉在牵引钩与支架上（图9-1-14～图9-1-19）。

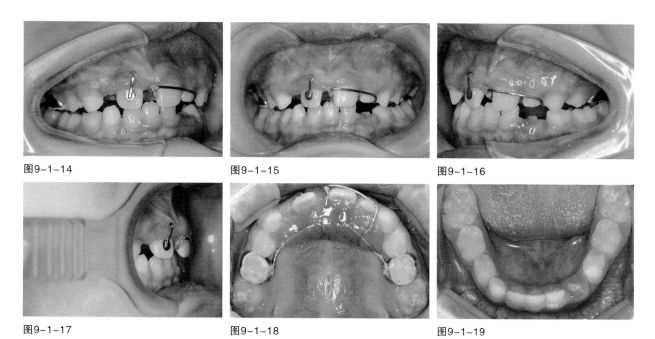

图9-1-14　　　　　　　　　　　图9-1-15　　　　　　　　　　　图9-1-16

图9-1-17　　　　　　　　　　　图9-1-18　　　　　　　　　　　图9-1-19

矫治过程-2　装配"芝麻官"Ⅳ型矫治器　　　　　　　　（2023年5月4日）

　　1周后复诊，11、21间隙无明显变化，在11、21粘接2个金属托槽，用0.014英寸澳丝弯制带有闭隙曲的个性化片段弓（"芝麻官"Ⅳ型矫治器）。21为支抗，因支架在21近中，可以防止21向近中移动（图9-1-20～图9-1-25）。

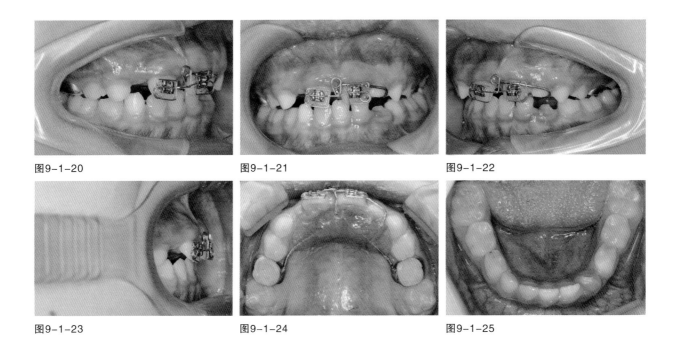

图9-1-20　　　　　　　　图9-1-21　　　　　　　　图9-1-22

图9-1-23　　　　　　　　图9-1-24　　　　　　　　图9-1-25

矫治过程-3　　　　　　　　　　　　　　　　　　　　　（2023年5月14日）

　　复诊检查：2周后复诊，11、21间隙已减小，21位置保持良好，无自觉疼痛，叩诊无明显反应，无明显松动但牙移动明显；X线片显示被矫治牙根部及牙周组织无病理改变。

　　临床处置：本次复诊我们重新弯制了"芝麻官"Ⅳ型矫治器，进一步加力，继续关闭间隙（图9-1-26～图9-1-31）。

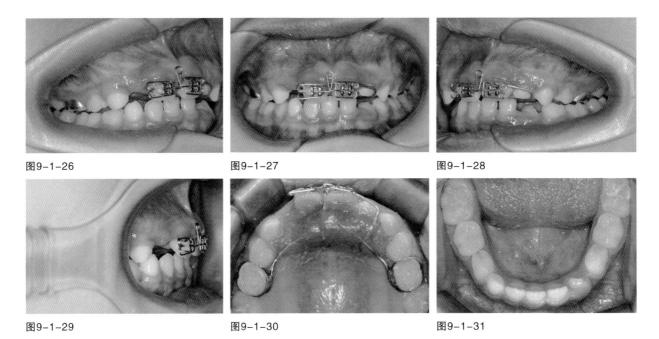

图9-1-26　　　　　　　　图9-1-27　　　　　　　　图9-1-28

图9-1-29　　　　　　　　图9-1-30　　　　　　　　图9-1-31

矫治过程-4　　　　　　　　　　　　　　　　　　　　　　　　　　（2023年6月4日）

　　复诊检查及临床处置：间隔3周后复诊，11、21间隙剩余约1mm，因不锈钢丝支架阻挡，间隙不能继续关闭，本次复诊，将11、21之间不锈钢丝支架剪断，保留远中部分，并且将其弯制成牵引圈形状，将21与牵引圈结扎固定，防止其近中移动。因11略扭转，故在腭侧基托粘接牵引扣，将橡皮链与11远中拉紧，纠正11扭转，"芝麻官"Ⅳ型矫治器继续加力，关闭11、21间隙（图9-1-32～图9-1-37）。

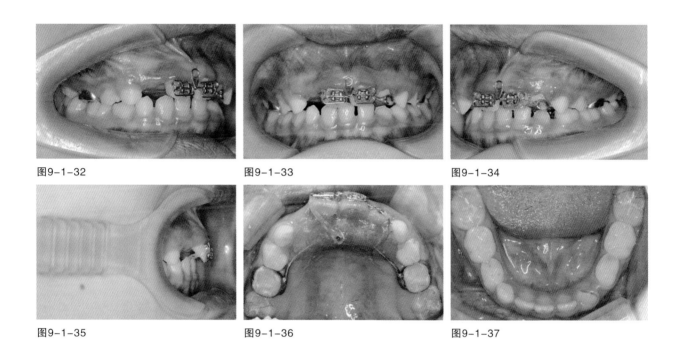

图9-1-32　　　　　　　　　　　图9-1-33　　　　　　　　　　　图9-1-34

图9-1-35　　　　　　　　　　　图9-1-36　　　　　　　　　　　图9-1-37

矫治过程-5　　　　　　　　　　　　　　　　　　　　　　　　　（2023年6月10日）

　　复诊检查及临床处置：11、21间隙已经关闭，使用0.017英寸×0.025英寸节段不锈钢方丝，量身定制调整好弓形，纳入11、21托槽结扎固定，21托槽继续与Nance托唇侧牵引圈结扎，维持矫治效果。常规拍摄患者殆像及X线口腔全景片（图9-1-38～图9-1-44）。

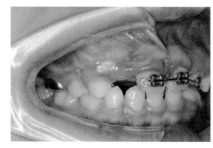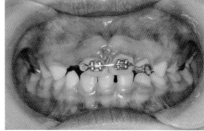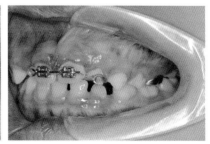

图9-1-38　　　　　　　　　　　图9-1-39　　　　　　　　　　　图9-1-40

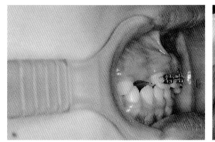
图9-1-41

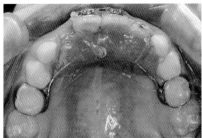
图9-1-42

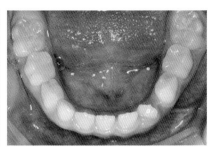
图9-1-43

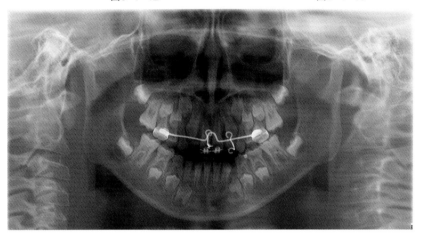
图9-1-44

矫治过程-6 （2023年7月23日）

复诊检查及临床处置： 11、21经使用0.017英寸×0.025英寸片段不锈钢方丝结扎固定保持，效果稳定，达到预期矫治目标。粘接舌侧麻花丝固定保持器，拆除唇侧托槽，抛光处理，结束正畸治疗。

常规拍摄患者本次就诊处理面像及殆像（图9-1-45～图9-1-54）。

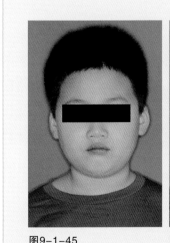
图9-1-45

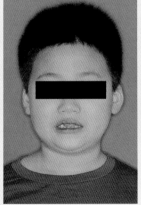
图9-1-46

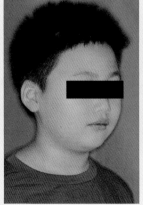
图9-1-47

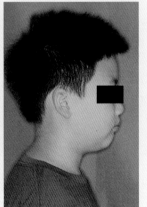
图9-1-48

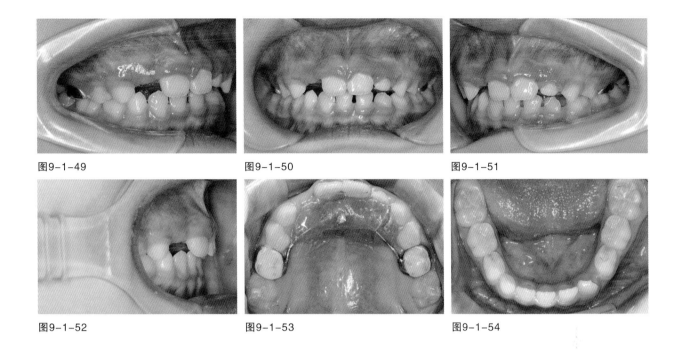

图9-1-49　　　　　　　　　图9-1-50　　　　　　　　　图9-1-51

图9-1-52　　　　　　　　　图9-1-53　　　　　　　　　图9-1-54

矫治体会

上颌中切牙间隙过大，其矫治方法有活动矫治或固定矫治。而新型"芝麻官"Ⅳ型矫治器，配合使用带有支架的改良平导矫治上颌中切牙间隙过大（拔除多生齿），最大的优点就是在定向移动牙齿时，让该移动的牙齿移动，不该移动的牙齿不移动。并能正确地控制不需要移动牙齿的位置。与传统的活动矫治相比具有速度快、疗效好、能正确地控制牙位等优点。而与传统"2×4"矫治技术相比，其制作简便、椅旁操作时间短、易清洁、舒适不易脱落、儿童易配合等。

第二节　上唇系带附丽过低导致中切牙间隙案例

患者初诊情况　　　　　　　　　　　　　　　　　　　　　　（2022年6月27日）

该患者是一位上前牙不齐，间隙过大的替牙期男孩，初诊年龄8岁。患儿家长代诉：牙齿有缝隙，影响美观，要求正畸治疗。常规拍摄患者初诊时面像、𬌗像、X线头颅定位侧位片及X线口腔全景片（图9-2-1～图9-2-12）。

检查：①口外检查：正面观面部左右基本对称，侧貌凸面型，下颌轻度后缩。②口内检查：替牙列，11、16、21、26、31、32、36、41、42、46萌出，11、21间隙约3mm，11、21轻度远中倾斜，前牙Ⅲ°深覆𬌗下前牙咬于上腭黏膜，中线不齐，下颌中线左偏3mm，唇系带肥大导致上颌中切牙之间宽牙缝。患儿家长代诉患儿有咬手指不良习惯。③X线检查：11、21牙根形成2/3，根尖呈漏斗状。

诊断：安氏Ⅱ类，11、21间隙（唇系带肥大所致）。

矫治设计：Ⅰ期矫治，在上颌制作个性化固定式平导矫治器，建立前牙正常覆𬌗，并且用0.8mm不锈钢丝弯制支架放置于11、21远中，与腭侧平导树脂基托连接固定，11、21舌侧粘接舌侧扣挂橡皮

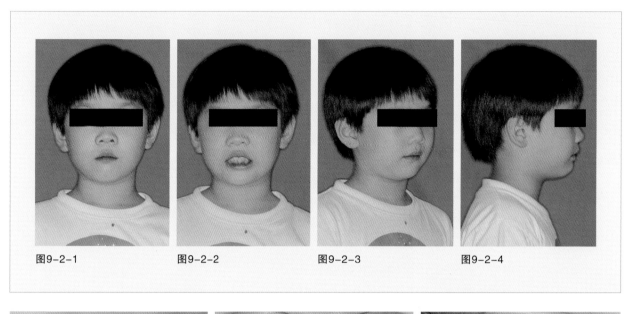

图9-2-1　　　　　图9-2-2　　　　　图9-2-3　　　　　图9-2-4

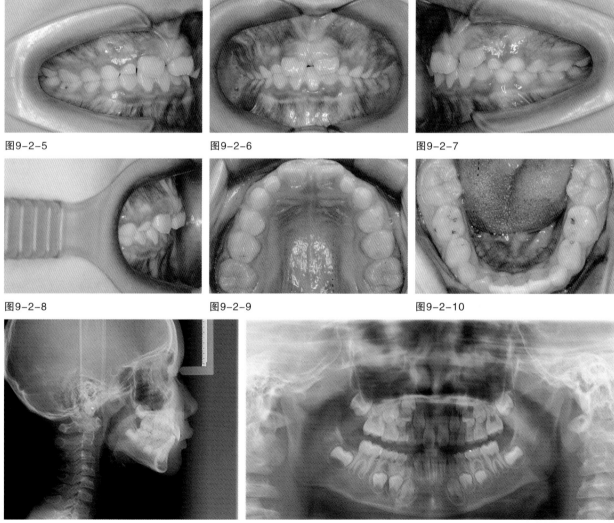

图9-2-5　　　　　　　　图9-2-6　　　　　　　　图9-2-7

图9-2-8　　　　　　　　图9-2-9　　　　　　　　图9-2-10

图9-2-11　　　　　　　　图9-2-12

链关闭11、21牙间隙，不锈钢丝支架可以防止11、21间隙关闭过程中出现扭转，11、21牙间隙关闭后行唇系带修整术。

矫治过程-1　　　　　　　　　　　　　　　　　　　　　　　　　　　　　　（2022年7月4日）

　　临床处置：上颌佩戴一道杠固定式平导支架，11、21粘接舌侧扣挂橡皮链关闭牙间隙。常规拍摄患者处置后的面像、𬌗像（图9-2-13~图9-2-22）。一道杠固定式平导支架如图9-2-23和图9-2-24所示。

　　备注：关于正畸装置一道杠固定式平导支架的临床应用内容，更详细的介绍，推荐读者翻阅《实用儿童正畸特色技术图谱》。

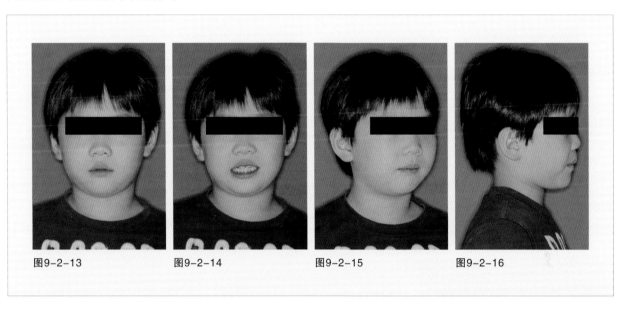

图9-2-13　　　　　　　图9-2-14　　　　　　　图9-2-15　　　　　　　图9-2-16

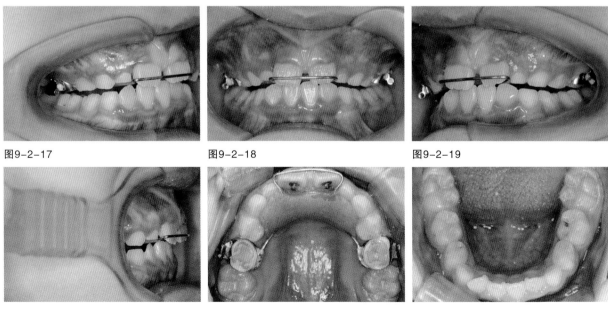

图9-2-17　　　　　　　　　图9-2-18　　　　　　　　　图9-2-19

图9-2-20　　　　　　　　　图9-2-21　　　　　　　　　图9-2-22

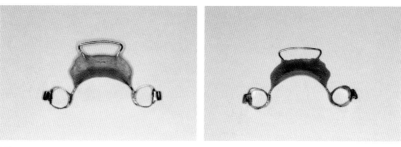

图9-2-23   图9-2-24

矫治过程-2   （2022年7月11日）

　　复诊检查：1周后，11、21间隙已关闭，口腔卫生情况差，牙龈乳头红肿。

　　临床处置：拆除11-21舌侧扣，自凝树脂充填固定。常规拍摄患者处置后的𬌗像（图9-2-25～图9-2-33）。

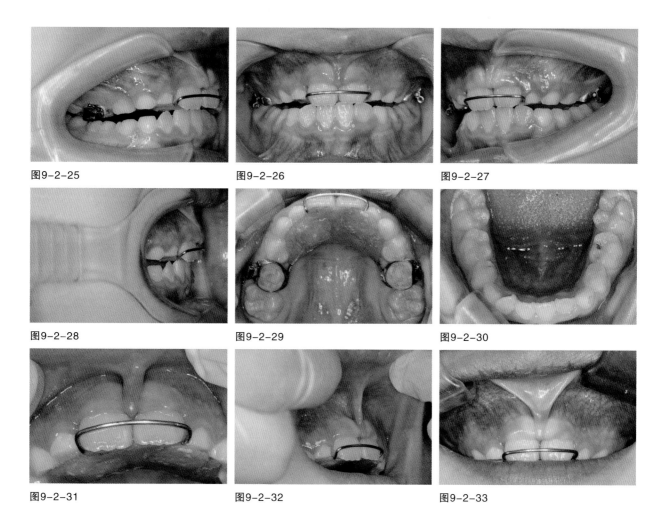

图9-2-25   图9-2-26   图9-2-27

图9-2-28   图9-2-29   图9-2-30

图9-2-31   图9-2-32   图9-2-33

矫治过程-3 （2022年8月28日）

复诊检查：矫治器脱落丢失，11、21牙间隙1mm。

临床处置：11、21粘接托槽，放置0.017英寸×0.025英寸不锈钢方丝片段弓固定，11、21橡皮链连扎关闭间隙，嘱做唇系带延长术。常规拍摄患者处置后的殆像（图9-2-34～图9-2-39）。

备注：2023年4月29日复诊检查：11、21间隙关闭，前牙深覆殆，上颌唇系带附着过低。上颌重新取模制作固定式平导矫治器。

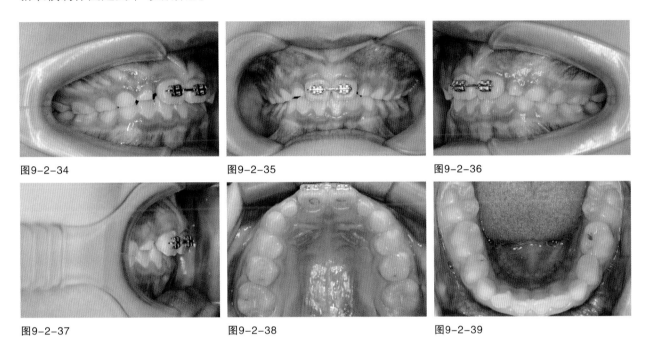

图9-2-34 图9-2-35 图9-2-36

图9-2-37 图9-2-38 图9-2-39

矫治过程-4 （2023年6月3日）

复诊检查：11、21牙间隙，前牙咬合深，上颌唇系带附着低。

临床处置：上颌粘接固定式平导矫治器，11、12、21、22粘接托槽，使用0.016英寸澳丝弯制"芝麻官"Ⅰ型矫治器组合曲，11、21橡皮链连扎关闭间隙，调整牙弓弧度。常规拍摄患者处置后的殆像（图9-2-40～图9-2-45）。

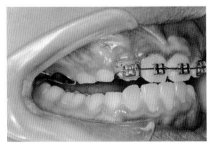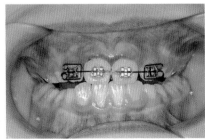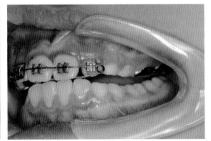

图9-2-40 图9-2-41 图9-2-42

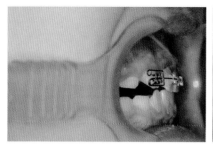

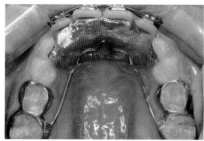

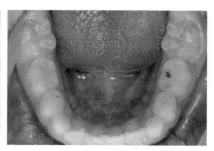

图9-2-43 图9-2-44 图9-2-45

矫治过程-5 （2023年8月18日）

临床处置：上颌使用0.016英寸澳丝弯制"芝麻官"Ⅰ型矫治器组合曲，11、21连扎固定，常规拍摄患者处置后的面像、𬌗像（图9-2-46～图9-2-51）。局麻下实施上颌唇系带延长术，缝合5针，压迫止血（图9-2-52～图9-2-54）。

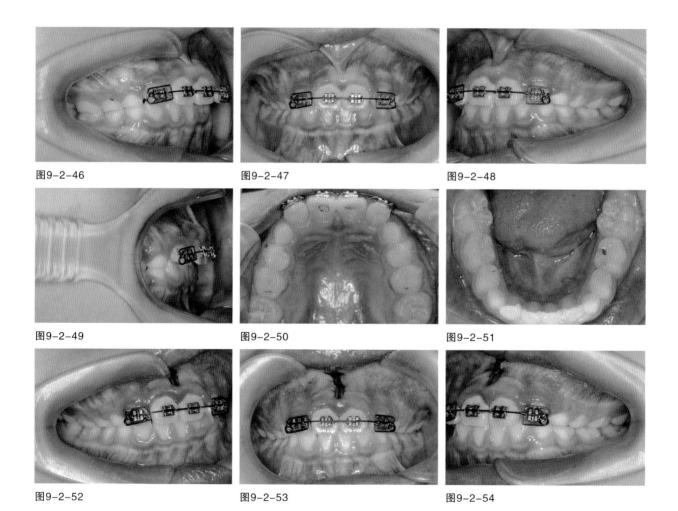

图9-2-46 图9-2-47 图9-2-48

图9-2-49 图9-2-50 图9-2-51

图9-2-52 图9-2-53 图9-2-54

矫治过程-6　　　　　　　　　　　　　　　　　　　　　　　　（2023年8月25日）

　　为了构建恢复正常的前牙弓弧度，升级版"芝麻官"矫治器从4个托槽变成6个托槽的片段弓矫治器。

　　复诊检查：1周后，上颌前牙已排齐，21-22间隙已关闭。

　　临床处置：53、63粘接托槽，上颌应用0.016英寸澳丝弯制"芝麻官"Ⅰ型矫治器组合曲，结扎固定，调整前牙弓弧度。常规拍摄患者处置后的殆像（图9-2-55~图9-2-60）。

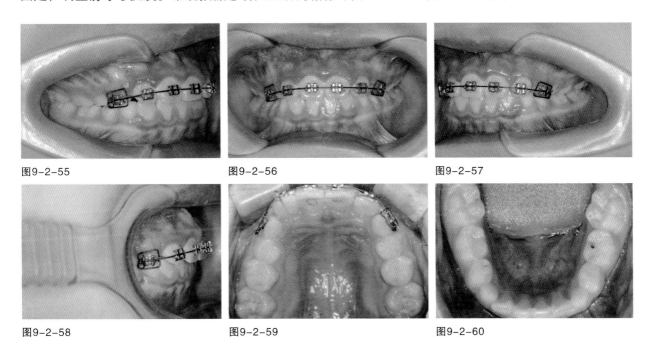

图9-2-55　　　　　　　　　　　图9-2-56　　　　　　　　　　　图9-2-57

图9-2-58　　　　　　　　　　　图9-2-59　　　　　　　　　　　图9-2-60

矫治过程-7　　　　　　　　　　　　　　　　　　　　　　　　（2023年9月10日）

　　临床处置：上颌唇系带拆线，调整上颌的弓丝弧度，重新结扎固定。常规拍摄患者临床处置后的殆像（图9-2-61~图9-2-66）。

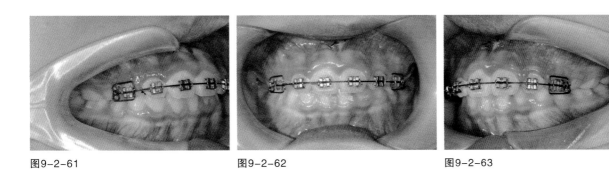

图9-2-61　　　　　　　　　　　图9-2-62　　　　　　　　　　　图9-2-63

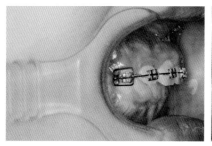

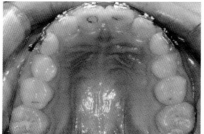

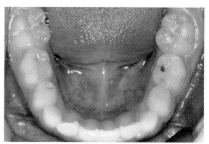

图9-2-64   图9-2-65   图9-2-66

矫治过程-8   （2023年10月15日）

　　复诊检查及临床处置：上颌前牙排齐，21-22间隙关闭。6牙升级版"芝麻官"矫治器固位稳定，达到预期矫治目标。21-22舌侧粘接麻花丝固定保持器，拆除唇侧托槽，结束矫治。常规拍摄患者处置后的面像、殆像及X线口腔全景片（图9-2-67～图9-2-77）。

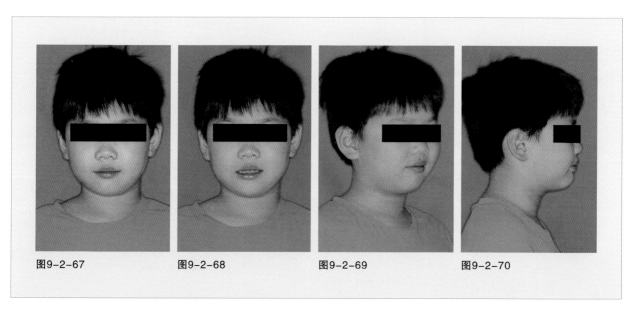

图9-2-67   图9-2-68   图9-2-69   图9-2-70

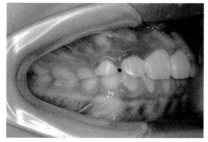

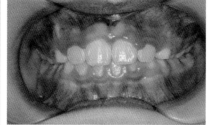

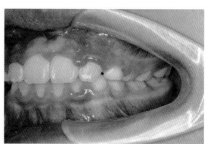

图9-2-71   图9-2-72   图9-2-73

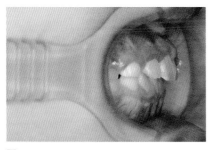
图9-2-74

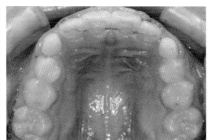
图9-2-75

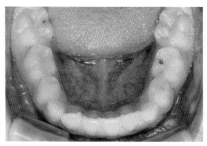
图9-2-76

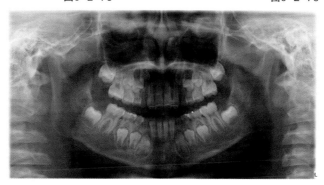
图9-2-77

矫治体会

　　上颌中切牙间隙的矫治方法有活动矫治器或固定矫治器，患儿前期治疗采用了个性化固定式平导矫治器，配合使用0.8mm不锈钢丝弯制支架放置11、21远中，最大的优点就是牙齿关闭间隙过程中，抵消掉11、21关闭牙间隙时所导致牙冠倾斜的反向力。后期又加入"芝麻官"Ⅰ型矫治器组合曲，该装置与传统的活动矫治器相比，口里没有大的塑料基托板，不影响孩子吃饭与发音，不需要患儿配合，具有矫治速度快、疗效好、能正确地控制牙位等优点。而与"2×4"矫治技术相比，其制作与装配简单，椅旁操作时间短、易清洁、舒适、不易脱落、儿童更易于接受。

第10章

儿童上颌切牙高低不齐矫治案例解析

CASE REPORTS TREATMENT
OF IRRGULAR PERMANENT
CENTRAL INCISORS IN
CHILDREN

第一节　上颌中切牙萌出高低不齐矫治案例

患者，女孩，初诊年龄7岁。患儿家长代诉：上前牙不齐，影响美观，要求正畸治疗，无全身系统性疾病及家族遗传史。常规拍摄患者初诊时的面像、殆像、X线头颅定位侧位片及X线口腔全景片（图10-1-1～图10-1-12）。

检查：①口外检查：正面观面部左右基本对称，侧貌直面型。②口内检查：替牙期，安氏Ⅱ类，前牙Ⅲ°深覆殆、深覆盖，11-21高低不齐，11唇向低位，下颌牙弓略狭窄，下前牙拥挤不齐。③X线检查：11、21牙根形成2/3，根尖呈漏斗状。

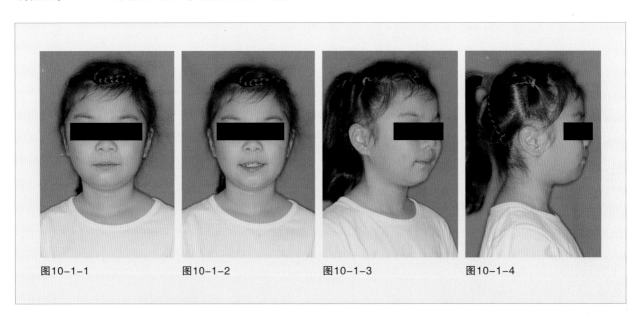

图10-1-1　　　　　　图10-1-2　　　　　　图10-1-3　　　　　　图10-1-4

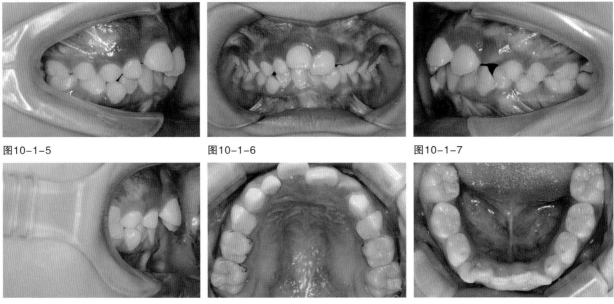

图10-1-5　　　　　　　　　图10-1-6　　　　　　　　　图10-1-7

图10-1-8　　　　　　　　　图10-1-9　　　　　　　　　图10-1-10

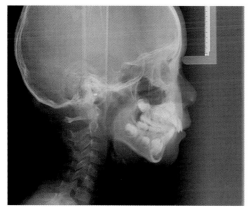

图10-1-11

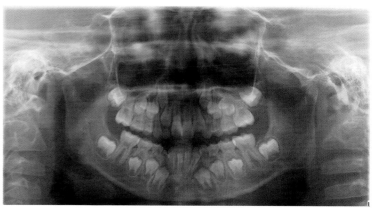

图10-1-12

诊断：安氏Ⅱ类1分类，11-21高低不齐，下前牙拥挤不齐。

矫治设计：11、21使用"芝麻官"矫治器，纠正11唇向低位，后期视下颌替牙情况再调整下前牙不齐问题。

矫治过程-1 （2023年9月9日）

临床处置：在11、21粘接直丝弓金属托槽，用0.014英寸澳丝弯置"芝麻官"Ⅲ型矫治器，装配排齐11、21。常规拍摄患者处置后的殆像（图10-1-13～图10-1-18）。

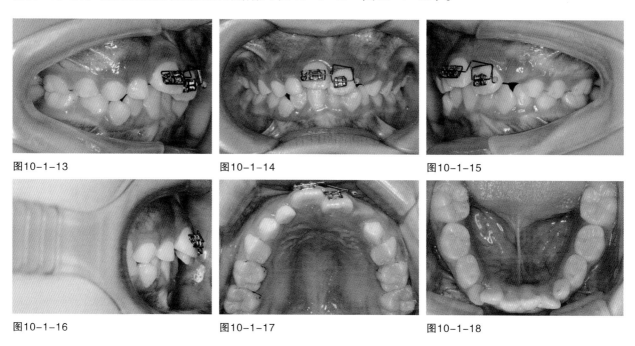

图10-1-13　　　　　图10-1-14　　　　　图10-1-15

图10-1-16　　　　　图10-1-17　　　　　图10-1-18

矫治过程-2 （2023年9月16日）

复诊检查：1周后复诊，11-21高低不平、唇舌向错位状况获得纠正。家长较为满意，患儿无不适。常规拍摄患者复诊时的殆像（图10-1-19～图10-1-24）。

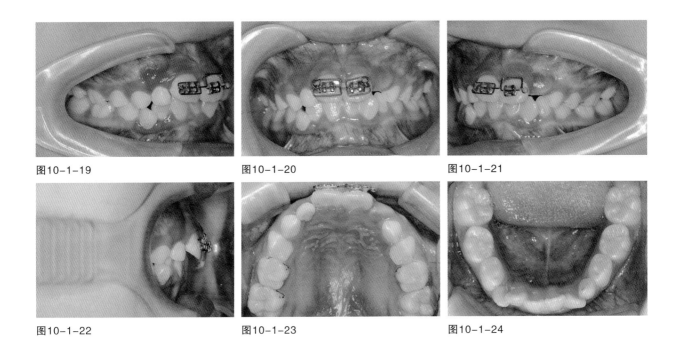

图10-1-19　　　　　　　　图10-1-20　　　　　　　　图10-1-21

图10-1-22　　　　　　　　图10-1-23　　　　　　　　图10-1-24

　　临床处置：更换0.016英寸澳丝弯制的"芝麻官"Ⅱ型矫治器，进一步排齐牙列。常规拍摄患者处置后的𬌗像（图10-1-25～图10-1-30）。

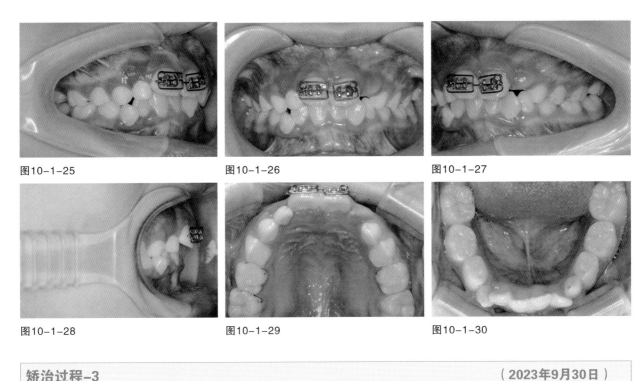

图10-1-25　　　　　　　　图10-1-26　　　　　　　　图10-1-27

图10-1-28　　　　　　　　图10-1-29　　　　　　　　图10-1-30

矫治过程-3	（2023年9月30日）

　　复诊检查：间隔2周复诊，11、21排列整齐，前牙弓弧度良好。

　　临床处置：拆除固定矫治器，抛光牙面，于11、21舌侧粘接麻花丝固定保持。常规拍摄患者处置后的面像、𬌗像及X线口腔全景片（图10-1-31～图10-1-41）。

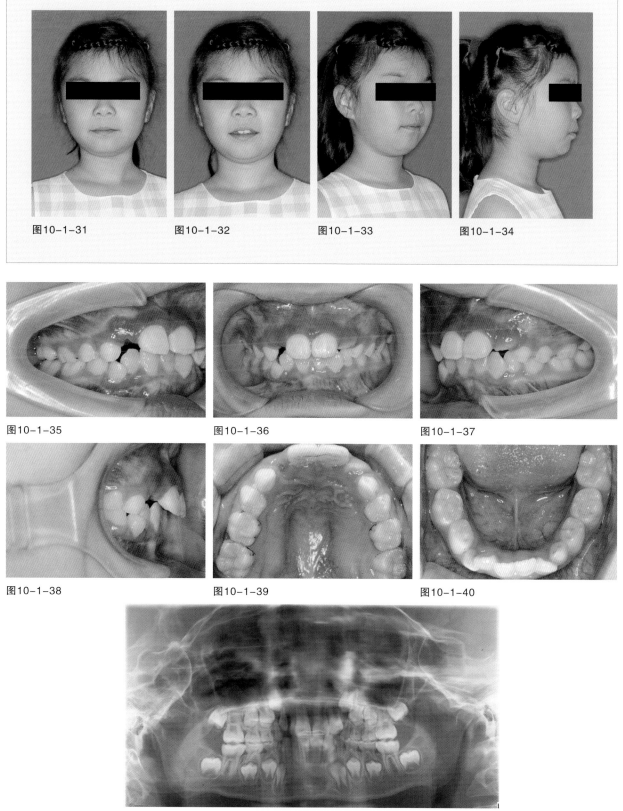

图10-1-31　　　　　　　图10-1-32　　　　　　　图10-1-33　　　　　　　图10-1-34

图10-1-35　　　　　　　图10-1-36　　　　　　　图10-1-37

图10-1-38　　　　　　　图10-1-39　　　　　　　图10-1-40

图10-1-41

矫治体会

在儿童替牙期上中切牙高低不齐、内翻、外翻、牙间隙较为常见，本案例应用"芝麻官"矫治器治疗技术，获得了立竿见影的效果。而与传统的"2×4"矫治技术相比效率高、舒适、易清洁、不易脱落，全程未出现任何不适感，得到患儿家长的一致好评与认可。

第二节　上颌侧切牙与中切牙高低不齐矫治案例

患者初诊情况　　　　　　　　　　　　　　　　　　　　　　　　（2023年6月10日）

患者，男孩，11岁。家长代诉：患儿上颌牙列不齐，生长较慢。无全身系统性疾病史及家族遗传史。常规拍摄患者初诊时的面像、𬌗像及X线口腔全景片（图10-2-1～图10-2-12）。

检查：①口内检查：替牙列期，12、22牙冠萌出高度不足且远中倾斜、唇倾。余留牙齿无明显异常。该患儿1年前因上中切牙扭转在我院使用三联别针簧治疗。②X线检查：12、22牙冠整体远中倾斜，23牙胚位置异常造成22萌出受阻。53脱落，63松动Ⅱ°，且与22重叠1/3。③头颅侧位片检查：上下颌骨无明显异常。

诊断：上颌侧切牙与中切牙高低不齐（12、22萌出受阻）。

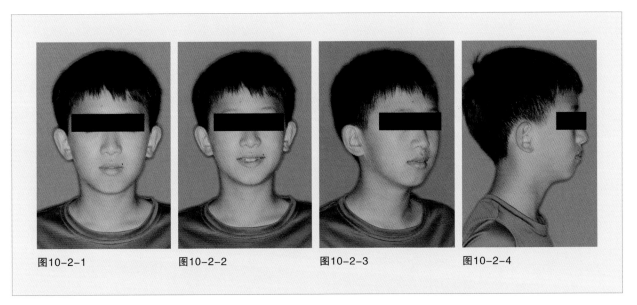

图10-2-1　　　　　　　图10-2-2　　　　　　　图10-2-3　　　　　　　图10-2-4

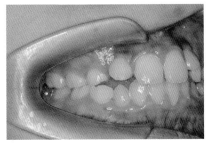
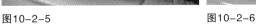
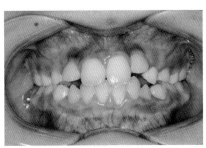
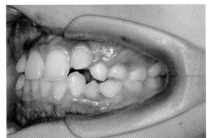

图10-2-5　　　　　　　　　　图10-2-6　　　　　　　　　　图10-2-7

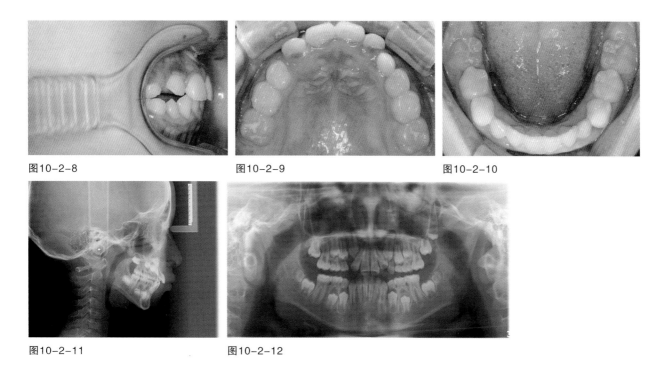

图10-2-8　　　　　　　　　　图10-2-9　　　　　　　　　　图10-2-10

图10-2-11　　　　　　　　　　图10-2-12

　　矫治设计：应用4牙"芝麻官"Ⅲ型矫治器组合曲矫治技术，调整上颌侧切牙与中切牙高低不齐，促进13、23牙胚正常萌出。

矫治过程-1	（2023年6月10日）

　　临床处置：12、11、21、22粘接直丝弓金属托槽，使用0.016英寸澳丝弯制4牙"芝麻官"Ⅲ型矫治器组合曲，殆向调整12、22萌出高度（图10-2-13～图10-2-18）。常规拍摄X线口腔全景片（图10-2-19）。

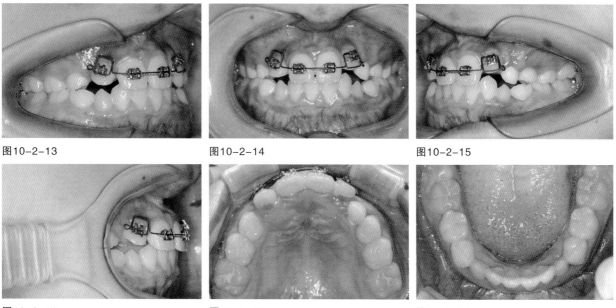

图10-2-13　　　　　　　　　　图10-2-14　　　　　　　　　　图10-2-15

图10-2-16　　　　　　　　　　图10-2-17　　　　　　　　　　图10-2-18

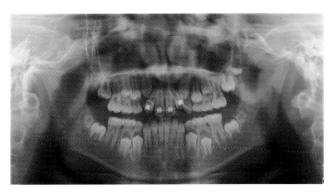

图10-2-19

| 矫治过程-2 | （2023年6月17日） |

　　临床处置：调整"芝麻官"矫治器弓形结扎排牙，拔除63乳牙，为22提供殆向移动空间。常规拍摄患者处置后的殆像及X线口腔全景片（图10-2-20～图10-2-26）。

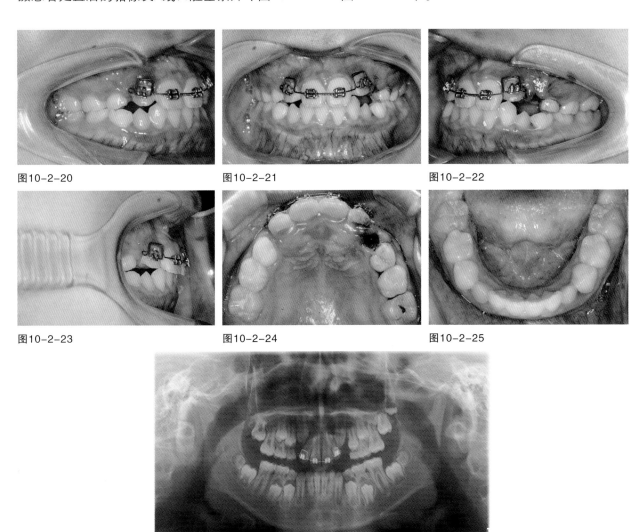

| 图10-2-20 | 图10-2-21 | 图10-2-22 |

图10-2-23　　　　　图10-2-24　　　　　图10-2-25

图10-2-26

矫治过程-3　　　　　　　　　　　　　　　　　　　　　　　　　　　（2023年7月15日）

　　复诊检查及临床处置：12、22已经稍稍朝骀向移动，"芝麻官"矫治器匣形曲直立刮嘴唇，调整"芝麻官"矫治器两端匣形曲的弓丝角度，重新结扎固定排牙。常规拍摄患者处置后的骀像（图10-2-27~图10-2-32）。

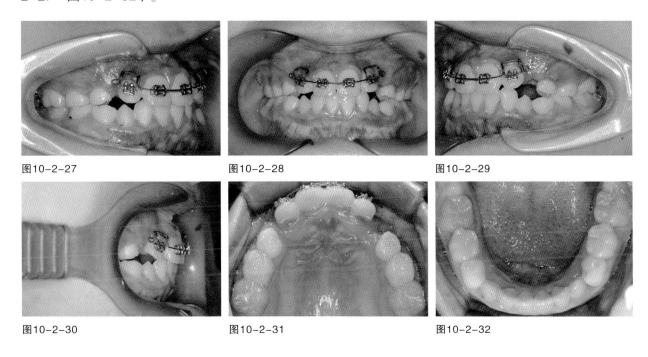

图10-2-27　　　　　　　　　　　　　　图10-2-28　　　　　　　　　　　　　　图10-2-29

图10-2-30　　　　　　　　　　　　　　图10-2-31　　　　　　　　　　　　　　图10-2-32

矫治过程-4　　　　　　　　　　　　　　　　　　　　　　　　　　　（2023年8月25日）

　　复诊检查及临床处置：12、22明显骀向移动，但其牙轴偏远中倾斜。55、65粘接直丝弓托槽，使用0.016英寸澳丝弯制6牙"芝麻官"Ⅲ型矫治器组合曲。纳入托槽槽沟结扎固定排齐牙列。常规拍摄患者处置后的骀像及X线口腔全景片（图10-2-33~图10-2-39）。

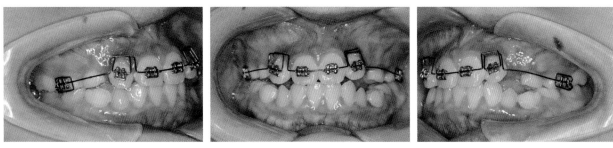

图10-2-33　　　　　　　　　　　　　　图10-2-34　　　　　　　　　　　　　　图10-2-35

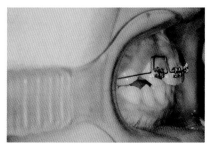
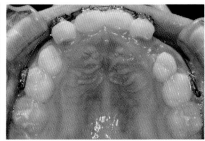
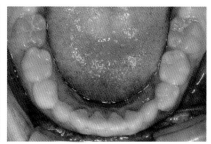

图10-2-36　　　　　　　　　　图10-2-37　　　　　　　　　　图10-2-38

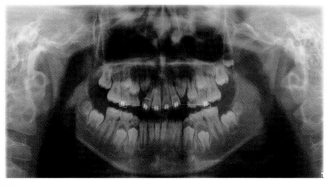

图10-2-39

矫治过程-5　　　　　　　　　　　　　　　　　　　　　（2023年9月23日）

　　复诊检查及临床处置：检查见12伸长，超过11牙冠切缘，调整"芝麻官"矫治器组合曲匣形曲的高度，压低12，重新结扎排齐牙列。常规拍摄患者处置后的貌像（图10-2-40～图10-2-45）。

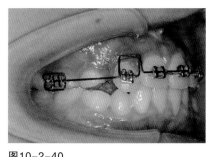
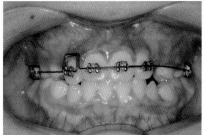
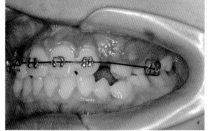

图10-2-40　　　　　　　　　　图10-2-41　　　　　　　　　　图10-2-42

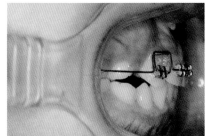
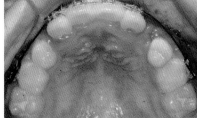
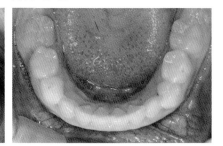

图10-2-43　　　　　　　　　　图10-2-44　　　　　　　　　　图10-2-45

矫治过程-6 （2023年10月15日）

　　复诊检查及临床处置：经前处置后，12牙冠高度恢复正常，继续使用"芝麻官"矫治器组合曲调整12牙位。常规拍摄患者处置后的殆像及X线口腔全景片（图10-2-46～图10-2-52）。X线口腔全景片显示12、22牙根挤压状况松解。

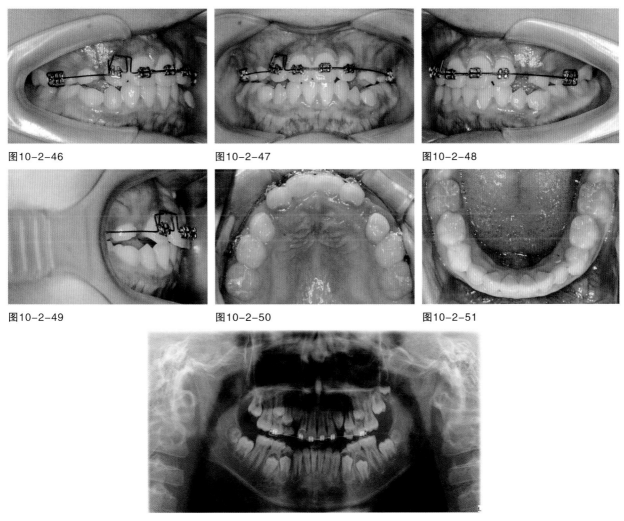

图10-2-46　　　　　　　　　　　图10-2-47　　　　　　　　　　　图10-2-48

图10-2-49　　　　　　　　　　　图10-2-50　　　　　　　　　　　图10-2-51

图10-2-52

矫治过程-7 （2023年11月4日）

　　复诊检查：X线口腔全景片显示，12、22牙轴调正，13、23牙胚位置正常，无阻挡，达到治疗目标。

　　临床处置：拆除托槽，12-22舌侧放置麻花丝固定保持。常规拍摄患者处置后的面像、殆像、X线头颅定位侧位片及X线口腔全景片（图10-2-53～图10-2-64）。

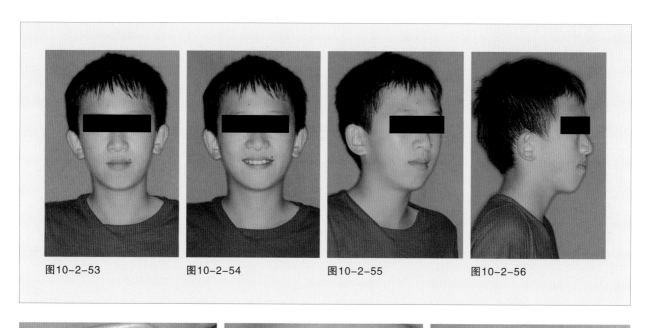

图10-2-53　　　　　图10-2-54　　　　　图10-2-55　　　　　图10-2-56

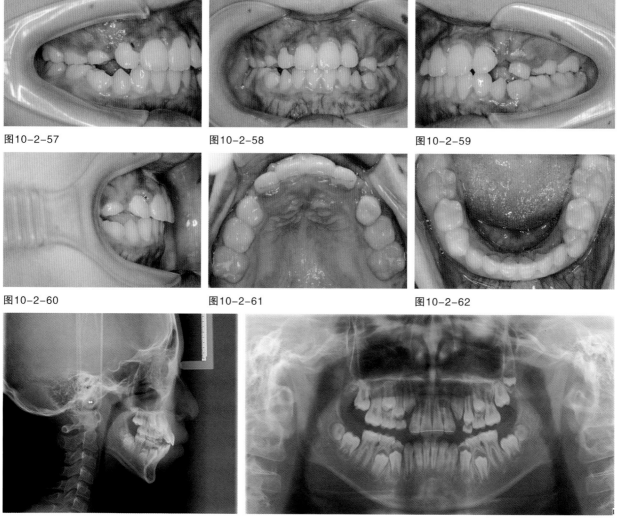

图10-2-57　　　　　　　　图10-2-58　　　　　　　　图10-2-59

图10-2-60　　　　　　　　图10-2-61　　　　　　　　图10-2-62

图10-2-63　　　　　　　　图10-2-64

矫治过程-8　　　　　　　　　　　　　　　　　　　　　　　　　　　（2023年11月19日）

复诊检查及临床处置：11、12、21、22切牙排列整齐，覆𬌗、覆盖正常，上颌4颗切牙粘接舌侧麻花丝固位稳定。常规拍摄患者处置后的面像及𬌗像（图10-2-65~图10-2-74）。

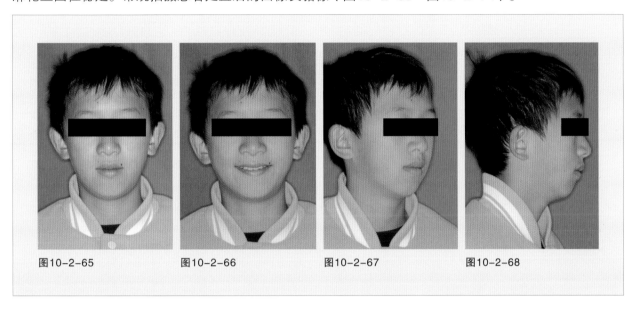

图10-2-65　　　　　　　　图10-2-66　　　　　　　　图10-2-67　　　　　　　　图10-2-68

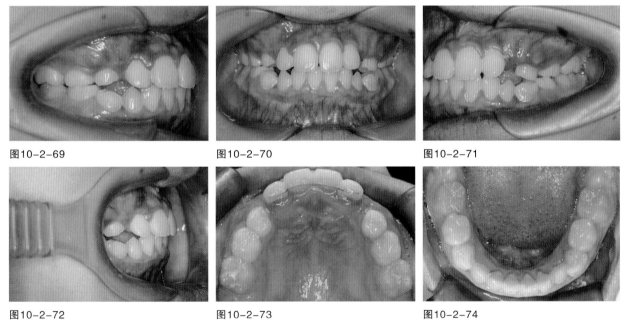

图10-2-69　　　　　　　　　　　　图10-2-70　　　　　　　　　　　　图10-2-71

图10-2-72　　　　　　　　　　　　图10-2-73　　　　　　　　　　　　图10-2-74

矫治体会

　　相关研究表明，儿童的牙齿在萌出过程中有可能发生不同程度的障碍，牙齿萌出障碍会影响患儿的牙齿发育及美观，治疗也较为复杂，越早发现，其治疗方法越简单，效果越好。上颌尖牙与其他牙齿比较，容易出现埋伏和萌出异常，或萌出方向异常。若不及时治疗，则可能造成邻牙牙根吸收、牙列不齐等。本案例采用"芝麻官"Ⅲ型矫治器组合曲治疗，其"匣形曲"的应用既可以调整牙轴倾斜，又可以调整牙冠的高低不齐，矫治效果显而易见。随着12、22牙冠的调整，13、23牙胚位置也恢复正常，萌出通道更为通畅。

第11章

儿童牙列拥挤矫治案例解析

CASE REPORTS TREATMENT
OF CROWDED PERMANENT
CENTRAL INCISORS IN
CHILDREN

第一节　替牙期牙列拥挤矫治案例-1

　　这是一例替牙期牙列不齐案例，女孩，就诊年龄7岁。患者家长代诉：牙齿不齐，侧切牙倾斜，影响美观，要求早期正畸治疗。常规拍摄患者初诊时的面像、𬌗像、X线头颅定位侧位片及X线口腔全景片（图11-1-1～图11-1-12）。

　　检查：①口外检查：正面观面部左右稍不对称，面部右侧较左侧稍丰满，侧面观直面型，下颌稍后缩，颏唇沟稍深。②口内检查：混合牙列，16、26、36、46萌出，11、12近中扭转不齐，右侧

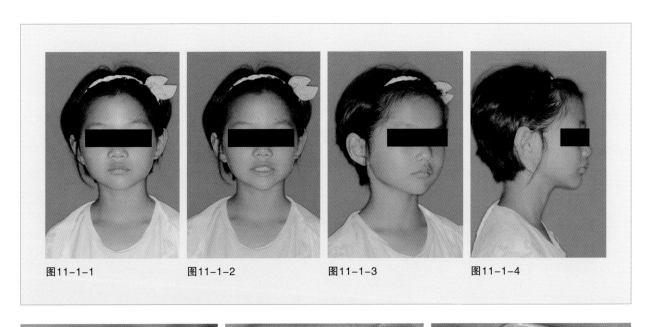

图11-1-1　　　　　　　图11-1-2　　　　　　　图11-1-3　　　　　　　图11-1-4

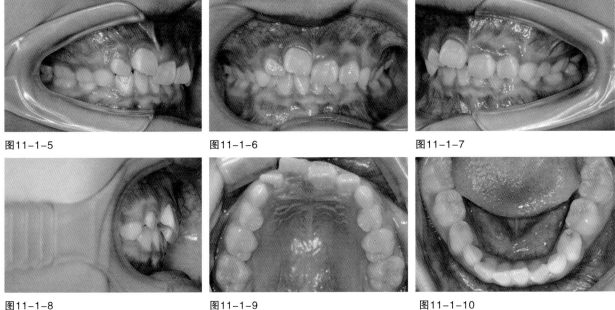

图11-1-5　　　　　　　　　图11-1-6　　　　　　　　　图11-1-7

图11-1-8　　　　　　　　　图11-1-9　　　　　　　　　图11-1-10

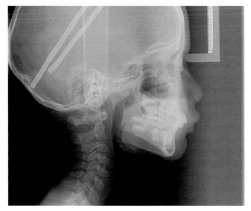
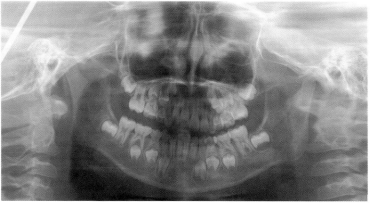

图11-1-11　　　　　　　　　　图11-1-12

磨牙远中关系，左侧磨牙中性关系，口腔卫生尚可。③X线检查：X线口腔全景片显示11、12、21、22、31、32、41、42牙根发育基本完成。16、26、36、46发育正常，其余恒牙牙胚无缺失。

诊断： 安氏Ⅱ类1分类亚类错𬌗畸形，牙列拥挤。

矫治设计： 采用"芝麻官"矫治器排齐上颌拥挤牙列。

矫治过程-1	（2023年5月27日）

临床处置： 11、21粘接方丝弓金属托槽，使用0.016英寸澳丝弯制"芝麻官"Ⅱ型矫治器，将其纳入11、21托槽结扎固定，装配2牙"芝麻官"Ⅱ型矫治器。常规拍摄患者处置后的𬌗像（图11-1-13～图11-1-18）。

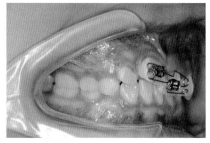
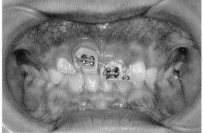
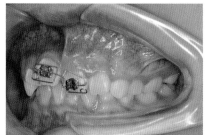

图11-1-13　　　　　　　　　图11-1-14　　　　　　　　　图11-1-15

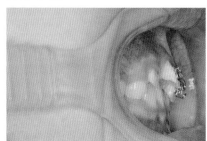
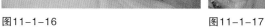
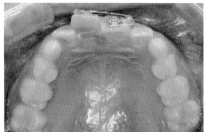
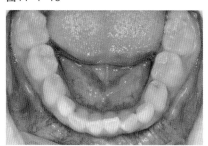

图11-1-16　　　　　　　　　图11-1-17　　　　　　　　　图11-1-18

矫治过程-2 （2023年6月2日）

患者1周后复诊，检查见矫治器固位良好，无不适。11唇倾明显改善，11、21明显排齐。本次复诊上前牙"芝麻官"Ⅱ型矫治器稍调整后入槽结扎固定继续排齐。常规拍摄患者处置后的𬌗像（图11-1-19～图11-1-24）。

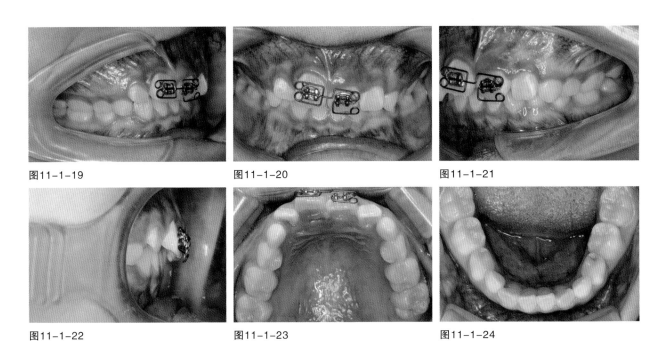

图11-1-19　　　　　　　　图11-1-20　　　　　　　　图11-1-21

图11-1-22　　　　　　　　图11-1-23　　　　　　　　图11-1-24

矫治过程-3 （2023年6月8日）

间隔1周后复诊，患儿无不适，11、21基本排齐。本次复诊12、22粘接金属托槽，使用0.016英寸澳丝重新弯制4牙"芝麻官"Ⅲ型及Ⅱ型矫治器组合曲（升级版"芝麻官"矫治器）继续排齐上前牙，改善前牙不齐。常规拍摄患者处置后的𬌗像（图11-1-25～图11-1-30）及"芝麻官"矫治器组合曲实物照片（图11-1-31，图11-1-32）。

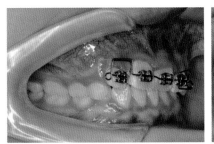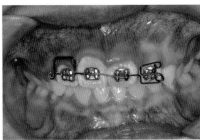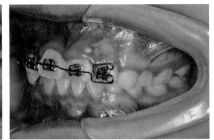

图11-1-25　　　　　　　　图11-1-26　　　　　　　　图11-1-27

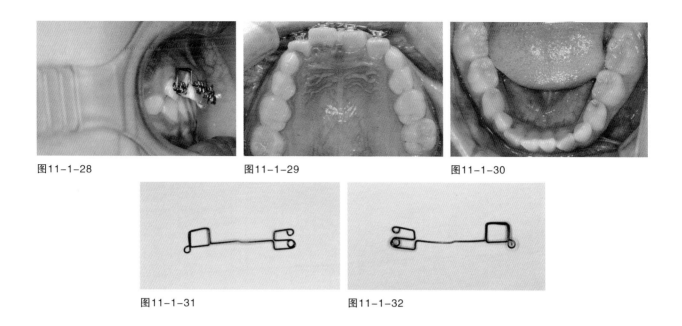

图11-1-28　　　　　　　　图11-1-29　　　　　　　　图11-1-30

图11-1-31　　　　　　　　图11-1-32

矫治过程-4　　　　　　　　　　　　　　　　　　　　　　　　　　（2023年6月17日）

　　复诊检查：患者间隔9天后复诊，矫治器固位良好，患儿无不适，11、12、21、22明显进一步排齐。本次复诊使用0.016英寸澳丝弯制4牙"芝麻官"Ⅰ型矫治器组合曲，安放结扎入4个切牙托槽继续进一步排齐。

　　常规拍摄患者本次处置后的𬌗像（图11-1-33～图11-1-38）。

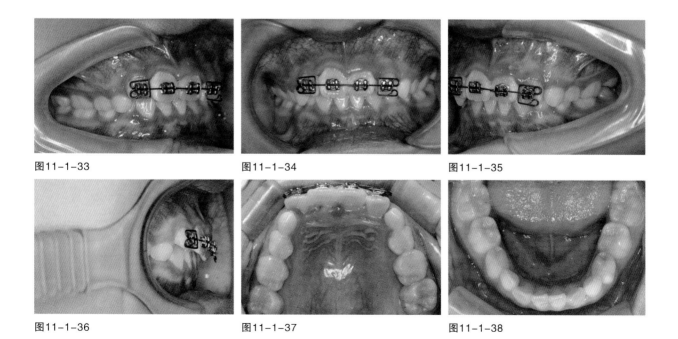

图11-1-33　　　　　　　　图11-1-34　　　　　　　　图11-1-35

图11-1-36　　　　　　　　图11-1-37　　　　　　　　图11-1-38

矫治过程-5　　　　　　　　　　　　　　　　　　　　　　　　　（2023年6月30日）

　　复诊检查：间隔2周后复诊，患儿无不适，11、12、21、22进一步排齐，12牙冠高度稍欠佳（略微偏殆方）。

　　临床处置：本次复诊使用0.016英寸澳丝重新弯制4牙"芝麻官"Ⅲ型与Ⅰ型矫治器组合曲继续调整上前牙。常规拍摄患者处置后的殆像（图11-1-39～图11-1-44）。

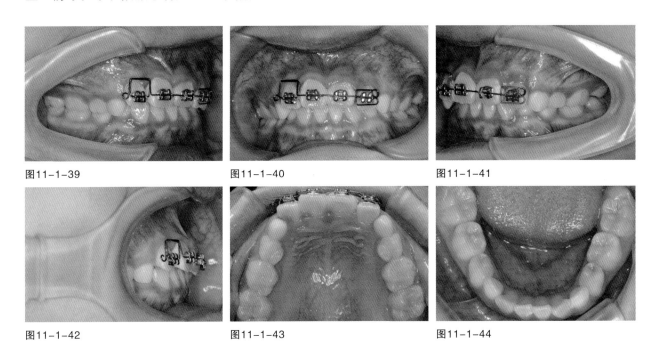

图11-1-39　　　　　　　　　　　图11-1-40　　　　　　　　　　　图11-1-41

图11-1-42　　　　　　　　　　　图11-1-43　　　　　　　　　　　图11-1-44

矫治过程-6　　　　　　　　　　　　　　　　　　　　　　　　　（2023年7月15日）

　　复诊检查：间隔2周后复诊，矫治器无异常，上前牙排齐改善，上前牙区牙弓形态稍欠佳。

　　临床处置：本次复诊53、63粘接金属托槽，使用0.016英寸澳丝弯制6牙"芝麻官"Ⅱ型与Ⅰ型矫治器组合曲，53-63入槽结扎固定，继续排齐上前牙及调整牙弓形态，弓丝双侧小圈曲处橡皮链保护防止弓丝变形。常规拍摄患者处置后的殆像（图11-1-45～图11-1-50）。

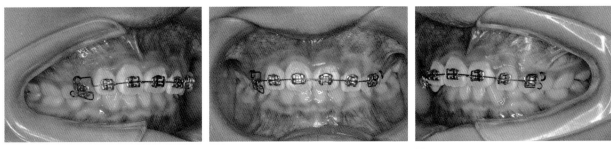

图11-1-45　　　　　　　　　　　图11-1-46　　　　　　　　　　　图11-1-47

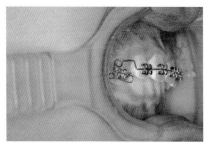 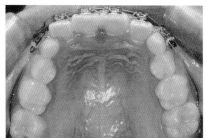 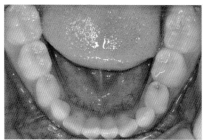

图11-1-48　　　　　　　　图11-1-49　　　　　　　　图11-1-50

矫治过程-7　　　　　　　　　　　　　　　　　　　　（2023年7月23日）

　　复诊检查：患者1周后复诊，患儿无不适，上前牙基本排齐，牙弓形态改善。

　　临床处置：本次复诊调整原4牙"芝麻官"矫治器组合曲继续结扎固定排牙。常规拍摄患者处置后的殆像（图11-1-51～图11-1-56）。

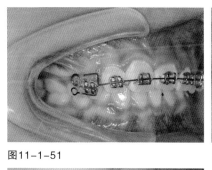 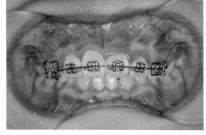 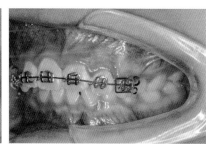

图11-1-51　　　　　　　　图11-1-52　　　　　　　　图11-1-53

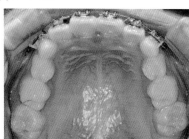 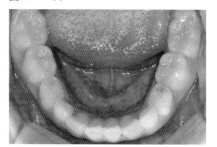

图11-1-54　　　　　　　　图11-1-55　　　　　　　　图11-1-56

矫治过程-8　　　　　　　　　　　　　　　　　　　　（2023年7月30日）

　　复诊检查及临床处置：患者1周后复诊，无明显异常。本次复诊调整原"芝麻官"矫治器组合曲弓形、结扎固定继续调整前牙弓形态。常规拍摄患者处置后的殆像（图11-1-57～图11-1-62）。

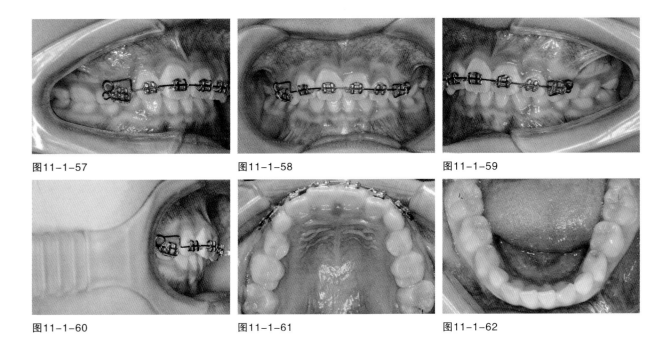

图11-1-57　　　　　　　　　图11-1-58　　　　　　　　　图11-1-59

图11-1-60　　　　　　　　　图11-1-61　　　　　　　　　图11-1-62

矫治过程-9　　　　　　　　　　　　　　　　　　　　　　（2023年8月12日）

　　复诊检查：间隔2周后复诊，患儿无不适，牙弓形态良好，上前牙完全排齐，前牙覆𬌗、覆盖改善，下颌后缩改善。

　　临床处置：本次复诊使用0.017英寸×0.025英寸节段不锈钢方丝进行阶段性保持。常规拍摄患者处置后的𬌗像（图11-1-63～图11-1-68）。

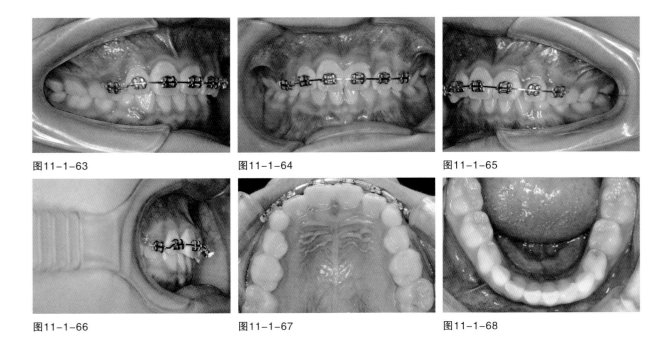

图11-1-63　　　　　　　　　图11-1-64　　　　　　　　　图11-1-65

图11-1-66　　　　　　　　　图11-1-67　　　　　　　　　图11-1-68

矫治过程-10　　　　　　　　　　　　　　　　　　　　（2023年9月23日）

　　复诊检查及临床处置：检查发现上颌4颗切牙间有散在间隙，使用原方丝片段弓套上橡皮链关闭散隙。常规拍摄患者处置后的𬌗像（图11-1-69～图11-1-74）。

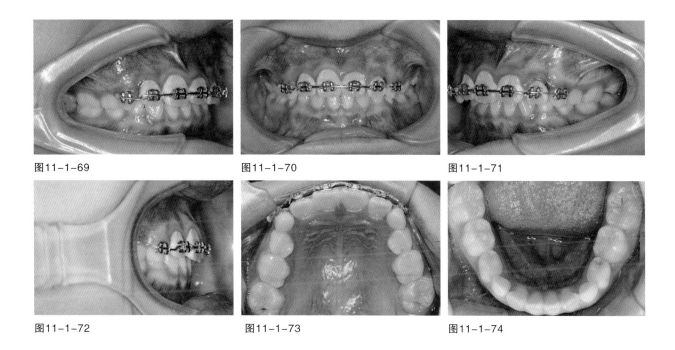

图11-1-69　　　　　　　　　　　图11-1-70　　　　　　　　　　　图11-1-71

图11-1-72　　　　　　　　　　　图11-1-73　　　　　　　　　　　图11-1-74

矫治过程-11　　　　　　　　　　　　　　　　　　　　（2023年10月21日）

　　保持1个月后复诊检查，牙齿排列整齐，达到预期目标。拆除上颌牙列唇侧托槽，12-22舌侧粘接麻花丝保持，继续观察替牙情况。常规拍摄患者处置后面像及𬌗像（图11-1-75～图11-1-84）。

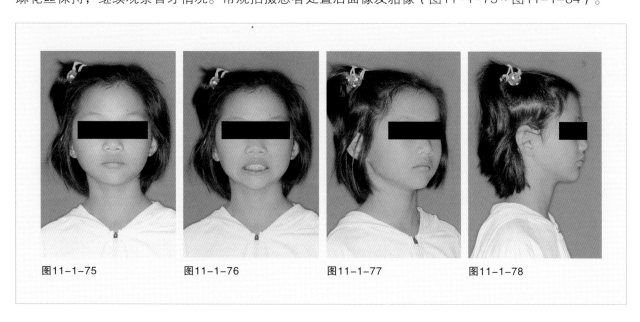

图11-1-75　　　　　　　　　图11-1-76　　　　　　　　　图11-1-77　　　　　　　　　图11-1-78

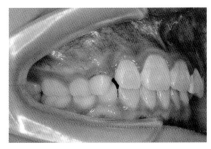
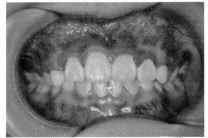
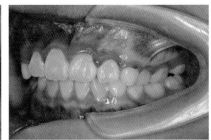

图11-1-79　　　　　　　　　图11-1-80　　　　　　　　　图11-1-81

图11-1-82　　　　　　　　　图11-1-83　　　　　　　　　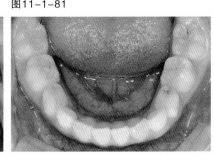

图11-1-84

矫治体会

此病例我们使用升级版"芝麻官"矫治器组合曲，从2颗上颌前牙调整陆续增加到4颗上颌前牙，再增加到6颗上颌牙齿前牙弓形的调整。整个治疗过程实施细丝轻力的矫治原则，使得最终的效果令人满意。

升级版"芝麻官"矫治器的矫治设计基本代替了"2×4"矫治技术，也避免了试磨牙带环、粘接磨牙带环以后牙为支抗排齐前牙，并且跨度大、弓丝容易脱落不适等一些突发情况，也避免了佩戴一些活动基托式矫治器带来的异物感，使用此矫治器患儿整个过程舒适度增加、家长认可度增加，矫治高效。

"芝麻官"矫治器对于替牙期患者的前牙牙列拥挤，利用相邻乳牙的片切减径（或邻面去釉）可以获得一定程度的可用间隙。采用的是固定矫治器，相对活动矫治器而言，更能得到良好的矫治效果，不需要患者太多的配合以及依从性，并取得很好的临床效果。

第二节　替牙期牙列拥挤矫治案例-2

患者初诊情况　　　　　　　　　　　　　　　　　　　　　　　　　　（2023年7月14日）

患者，9岁，患者家长以"前牙不齐"为代诉前来就诊，无全身疾病史及家族遗传史。常规拍摄患者初诊时的面像、𬌗像、X线头颅定位侧位片及X线口腔全景片（图11-2-1～图11-2-12）。

检查：①口内检查：替牙期，21唇向倾斜，上下前牙拥挤、不齐，前牙深覆𬌗、深覆盖Ⅲ°，口腔卫生不良，口内多颗乳牙龋坏。②口外检查：显示微凸面型，开唇露齿。

诊断：替牙期牙列拥挤。

矫治设计：升级版"芝麻官"组合曲矫治技术，53、63近中少量片切提供间隙，排齐上前牙，上

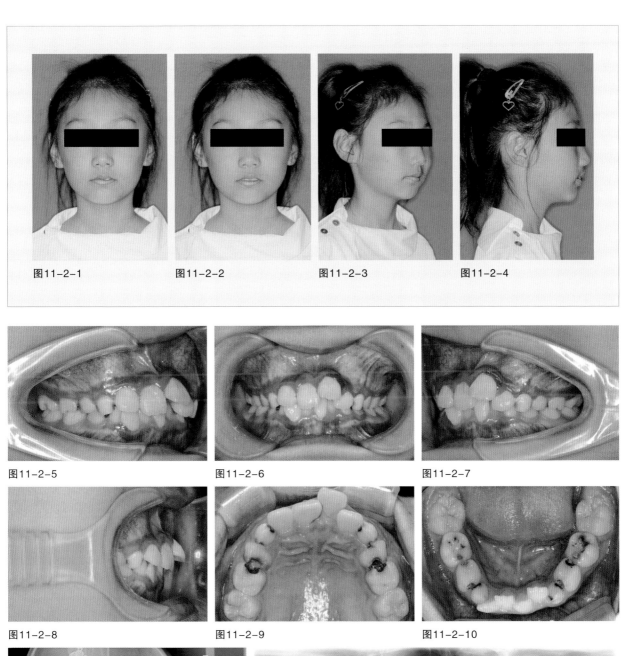

图11-2-1　　　　　　图11-2-2　　　　　　图11-2-3　　　　　　图11-2-4

图11-2-5　　　　　　　　图11-2-6　　　　　　　　图11-2-7

图11-2-8　　　　　　　　图11-2-9　　　　　　　　图11-2-10

图11-2-11　　　　　　　　图11-2-12

颌固定式平导矫治器，调整前牙深覆𬌗。

　　临床处置：该患者16、26试磨牙带环，取模，制作固定式平导矫治器。12-22粘接直丝弓金属自锁托槽，0.014英寸澳丝弯制4牙升级版"芝麻官"矫治器组合曲，在53、63邻面去釉减径，提供前牙排齐间隙，转诊口腔内科治疗龋齿。常规拍摄患者处置后的𬌗像（图11-2-13～图11-2-18）。

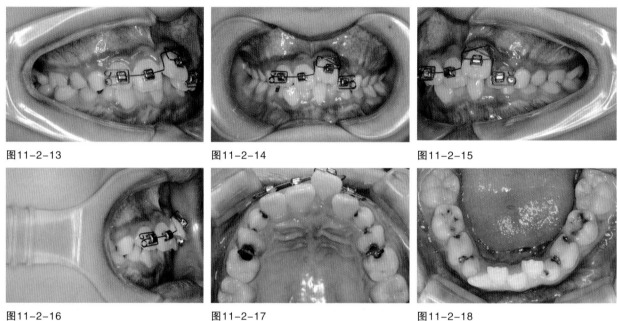

图11-2-13　　　　　　　　　　图11-2-14　　　　　　　　　　图11-2-15

图11-2-16　　　　　　　　　　图11-2-17　　　　　　　　　　图11-2-18

　　复诊检查：2023年7月20日为患者上颌装配固定式平导矫治器，本次复诊上前牙较前有所排齐，患者无不适。

　　临床处置：使用0.014英寸澳丝弯制附有匣形曲4牙升级版"芝麻官"矫治器，并装配结扎排齐牙列。常规拍摄患者处置后的𬌗像（图11-2-19～图11-2-24）。

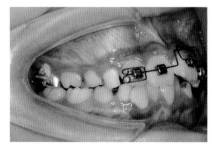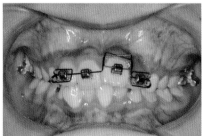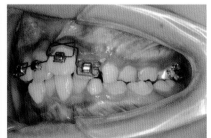

图11-2-19　　　　　　　　　　图11-2-20　　　　　　　　　　图11-2-21

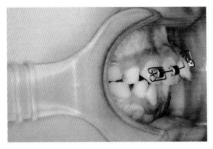
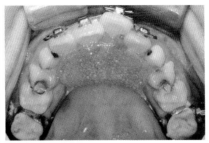
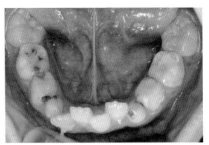

图11-2-22　　　　　　　　　　图11-2-23　　　　　　　　　　图11-2-24

矫治过程-3　　　　　　　　　　　　　　　　　　　　　　（2023年7月30日）

　　复诊检查及临床处置：上前牙排齐有效，拆除原弓丝，粘接53、63金属托槽，用0.016英寸澳丝重新设计弯制附有带圈垂直曲加力单位和11近中设置欧米伽曲的6牙升级版"芝麻官"矫治器组合曲，装配上前牙继续排齐牙列。常规拍摄患者处置后的殆像（图11-2-25～图11-2-30）。

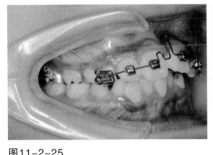
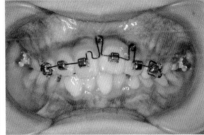
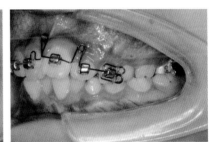

图11-2-25　　　　　　　　　　图11-2-26　　　　　　　　　　图11-2-27

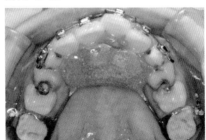
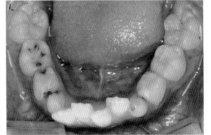

图11-2-28　　　　　　　　　　图11-2-29　　　　　　　　　　图11-2-30

矫治过程-4　　　　　　　　　　　　　　　　　　　　　　（2023年8月14日）

　　复诊检查及临床处置：上前牙排齐效果明显，使用0.014英寸澳丝弯制6牙"芝麻官"Ⅰ型矫治器组合曲，装配牙列。常规拍摄患者处置后的殆像（图11-2-31～图11-2-36）。

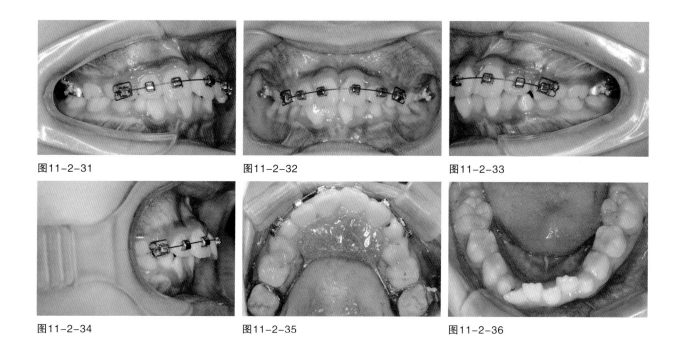

图11-2-31 图11-2-32 图11-2-33

图11-2-34 图11-2-35 图11-2-36

矫治过程-5 （2023年8月30日）

临床处置：用0.016英寸澳丝弯制6牙"芝麻官"Ⅳ型矫治器组合曲装配上颌前牙，进一步排齐牙列，并且在53、63近中邻面去釉减径0.3mm。常规拍摄患者处置后的𬌗像、X线头颅定位侧位片及X线口腔全景片（图11-2-37～图11-2-44）。

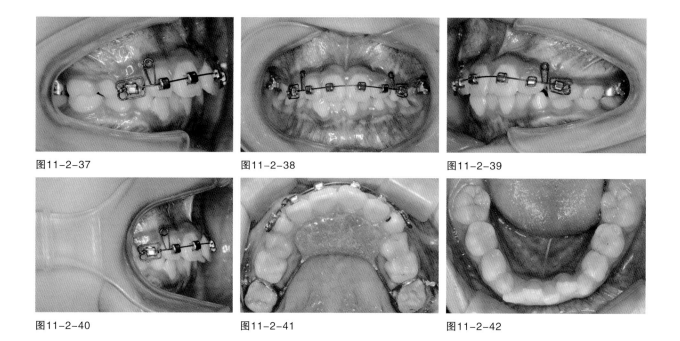

图11-2-37 图11-2-38 图11-2-39

图11-2-40 图11-2-41 图11-2-42

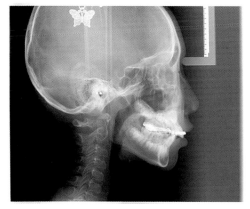

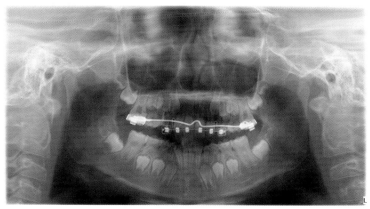

图11-2-43　　　　　　　　　　图11-2-44

矫治过程-6　　　　　　　　　　　　　　　　　　　　（2023年9月10日）

　　临床处置：在6牙"芝麻官"Ⅳ型矫治器组合曲11-21之间弯制了一个倒置的V形曲，给关闭曲加力，继续排齐牙列。常规拍摄患者处置后的殆像（图11-2-45～图11-2-50）。

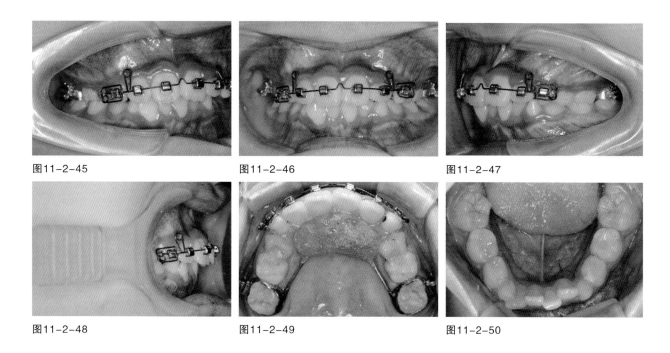

图11-2-45　　　　　　　　　　图11-2-46　　　　　　　　　　图11-2-47

图11-2-48　　　　　　　　　　图11-2-49　　　　　　　　　　图11-2-50

矫治过程-7　　　　　　　　　　　　　　　　　　　　（2023年9月24日）

　　临床处置：用0.016英寸澳丝弯制6牙"芝麻官"Ⅰ型矫治器组合曲，装配上前牙继续排齐牙列。常规拍摄患者处置后的殆像（图11-2-51～图11-2-56）。

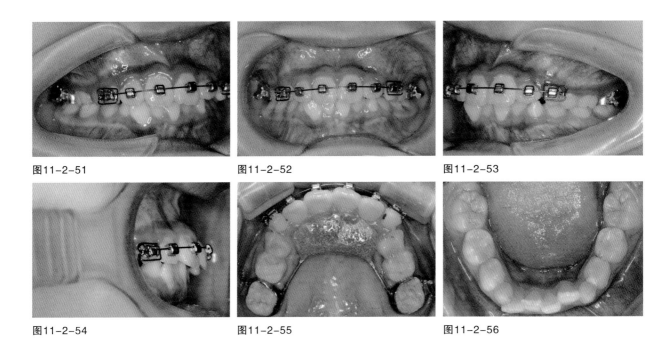

图11-2-51　　　　　　　　　　图11-2-52　　　　　　　　　　图11-2-53

图11-2-54　　　　　　　　　　图11-2-55　　　　　　　　　　图11-2-56

矫治过程-8　　　　　　　　　　　　　　　　　　　　　　（2023年10月3日）

　　临床处置：上前牙基本排齐，家长要求排齐下颌不齐牙列。本次复诊，粘接下颌74、31、32、41、42、84直丝弓金属自锁托槽，并且73、83邻面去釉提供排齐间隙，使用0.014英寸澳丝弯制4颗下切牙附有多个垂直曲加力单位的6牙升级版"芝麻官"矫治器组合曲，装配下颌牙弓、排齐下牙列。常规拍摄患者处置后的殆像（图11-2-57～图11-2-62）。

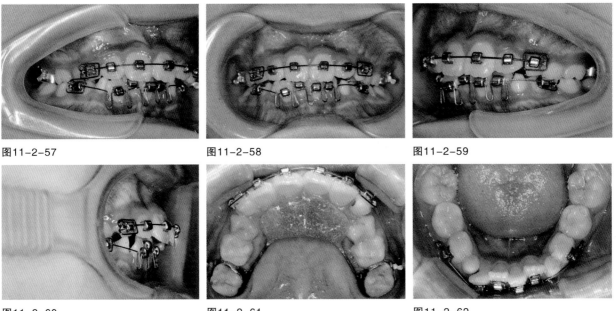

图11-2-57　　　　　　　　　　图11-2-58　　　　　　　　　　图11-2-59

图11-2-60　　　　　　　　　　图11-2-61　　　　　　　　　　图11-2-62

矫治过程-9　　　　　　　　　　　　　　　　　　　　　　　　　　　　　　　（2023年10月8日）

　　临床处置： 重新设计弯制附有41匣形曲的6牙"芝麻官"矫治器组合曲，以利继续排齐牙列。73、83邻面去釉，提供间隙。常规拍摄患者处置后的𬌗像（图11-2-63～图11-2-68）。

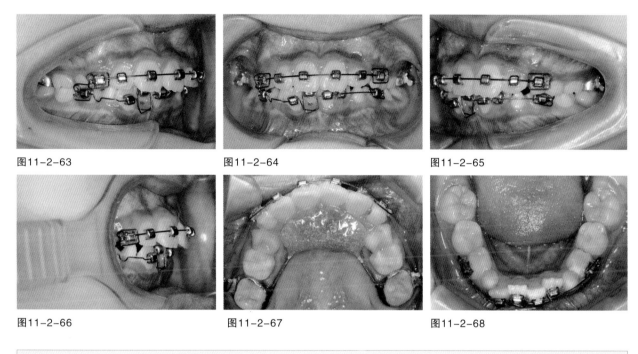

图11-2-63　　　　　　　　　　　图11-2-64　　　　　　　　　　　图11-2-65

图11-2-66　　　　　　　　　　　图11-2-67　　　　　　　　　　　图11-2-68

矫治过程-10　　　　　　　　　　　　　　　　　　　　　　　　　　　　　（2023年10月15日）

　　临床处置： 使用0.014英寸澳丝弯制32附有匣形曲的6牙升级版"芝麻官"矫治器组合曲，装配下颌牙弓、排齐下牙列。常规拍摄患者处置后的𬌗像（图11-2-69～图11-2-74）。

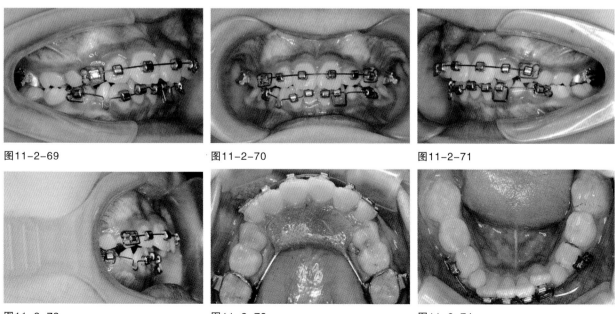

图11-2-69　　　　　　　　　　　图11-2-70　　　　　　　　　　　图11-2-71

图11-2-72　　　　　　　　　　　图11-2-73　　　　　　　　　　　图11-2-74

矫治过程-11   （2023年10月29日）

　　临床处置： 85粘接金属托槽，使用0.014英寸澳丝弯制42附有匣形曲的7牙升级版"芝麻官"矫治器组合曲，装配下颌牙弓、排齐下牙列。常规拍摄患者处置后的殆像（图11-2-75~图11-2-80）。

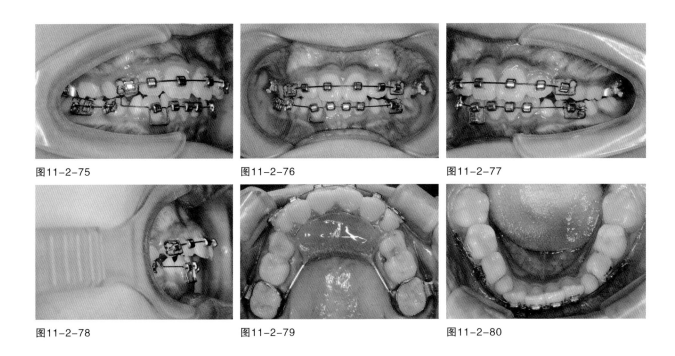

图11-2-75　　　　　　　　　图11-2-76　　　　　　　　　图11-2-77

图11-2-78　　　　　　　　　图11-2-79　　　　　　　　　图11-2-80

矫治过程-12   （2023年11月4日）

　　临床处置： 75粘接金属托槽，使用0.014英寸澳丝弯制8牙升级版"芝麻官"矫治器组合曲，装配下颌牙弓、排齐下牙列。常规拍摄患者处置后的殆像（图11-2-81~图11-2-86）。

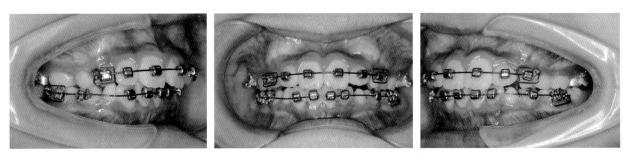

图11-2-81　　　　　　　　　图11-2-82　　　　　　　　　图11-2-83

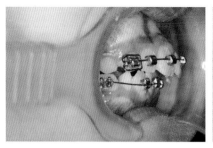
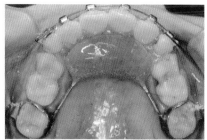
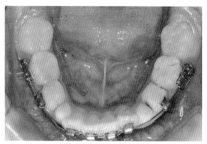

图11-2-84　　　　　　　　　　　图11-2-85　　　　　　　　　　　图11-2-86

矫治过程-13　　　　　　　　　　　　　　　　　　　　（2023年11月19日）

　　临床处置：73粘接金属托槽，使用0.014英寸澳丝弯制9牙升级版"芝麻官"矫治器组合曲，在32处设置匣形曲，装配下颌牙弓、排齐下牙列。常规拍摄患者处置后的𬌗像（图11-2-87～图11-2-92）。

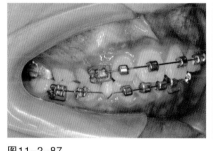
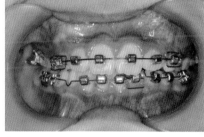
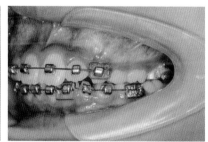

图11-2-87　　　　　　　　　　　图11-2-88　　　　　　　　　　　图11-2-89

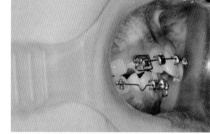
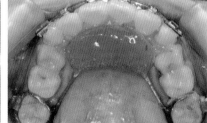
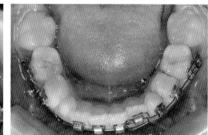

图11-2-90　　　　　　　　　　　图11-2-91　　　　　　　　　　　图11-2-92

矫治过程-14　　　　　　　　　　　　　　　　　　　　（2023年12月10日）

　　临床处置：该患者矫治达到儿童早期矫治预期目标，上下拥挤牙列经采用升级版"芝麻官"矫治器组曲技术排齐，磨牙中性关系，结束治疗。常规拍摄患者处置后的面像、𬌗像、X线头颅定位侧位片及X线口腔全景片（图11-2-93～图11-2-104）。

　　今拆除金属托槽矫治器，上下切牙组舌侧分别采用光固化技术粘接编织麻花丝，固定保持。

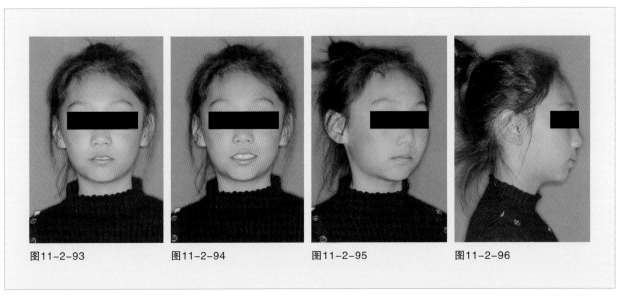

图11-2-93 图11-2-94 图11-2-95 图11-2-96

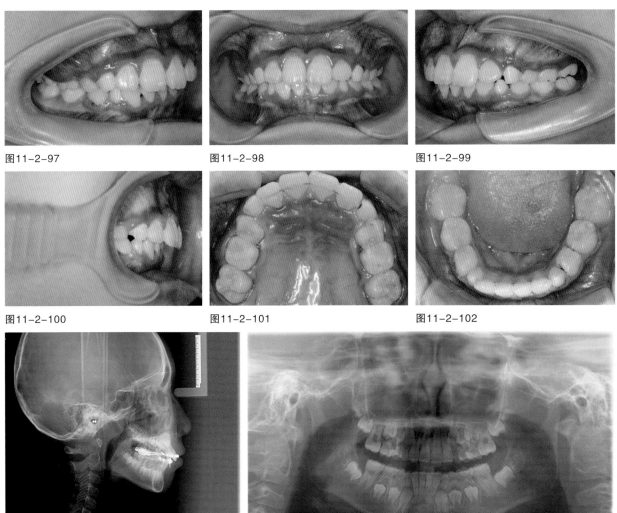

图11-2-97 图11-2-98 图11-2-99

图11-2-100 图11-2-101 图11-2-102

图11-2-103 图11-2-104

矫治体会

替牙期牙列拥挤的矫治需要分析其形成原因、拥挤程度、替牙情况、颌面部的生长发育状态等来确定矫治计划，本案例应用升级版"芝麻官"组合曲矫治技术，是矫治替牙期局部牙列拥挤的一种简单、易行的方法。临床中具体根据牙齿拥挤错位情况可灵活弯制各种组合曲，装配矫治器，调整操作简单，作用力持久，不太影响患者的外观、咀嚼、发音等功能，不干扰口颌系统的发育、疗程短、疗效肯定。

矫治替牙期牙列拥挤，可以解除局部牙列拥挤，为恒牙萌出提供合适的间隙，消除错位牙所引起的咬合干扰，有利于颌骨的正常生长发育，改善面型。

第三节　首例儿童球托"芝麻官"矫治器早期矫治案例

患者初诊情况　　　　　　　　　　　　　　　　　　　　　　　　　　　　　（2024年2月3日）

这是一例替牙期牙列不齐案例。女孩，10岁。患者家属代诉：牙齿不齐，影响美观，要求行早期矫治。常规拍摄患者初诊时的面像、𬌗像、X线头颅定位侧位片、口腔全景片及头影测量分析照片（图11-3-1～图11-3-14）。

检查：①口外检查：正面面部左右稍不对称，侧面观直面型，颏部发育良好、稍右偏，上中线与面中线对齐。②口内检查：混合牙列期，16、26、36、46萌出，11唇倾错位，与41覆盖距离5mm，12近中舌向扭转，21舌侧位，其近中缘与11交叉重叠1/5，31、41唇侧位，32、42舌侧位，呈现前后向错位排列；33萌出牙冠2/3，43萌出牙冠1/3；64、74、75预存冠，右侧磨牙远中尖对尖关系，左侧磨牙中性关系，口腔卫生尚可。③X线检查：11、12、21、22、31、32、41、42牙根发育基本完成，16、26、36、46发育正常，其余恒牙牙胚无缺失。未见多生牙，双侧髁突形态不对称，双侧升支长度不一致，全口牙槽骨高度正常。

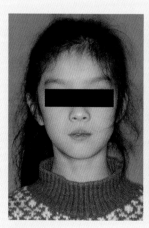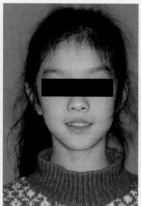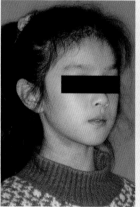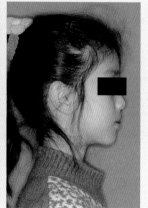

图11-3-1　　　　　　　　图11-3-2　　　　　　　　图11-3-3　　　　　　　　图11-3-4

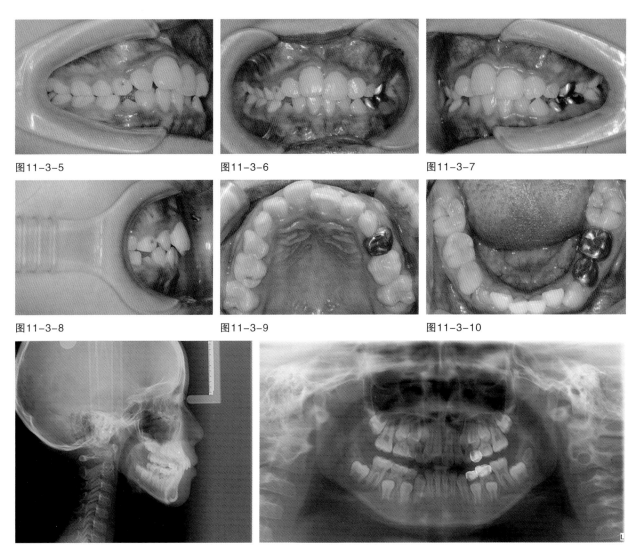

图11-3-5 图11-3-6 图11-3-7

图11-3-8 图11-3-9 图11-3-10

图11-3-11 图11-3-12

图11-3-13

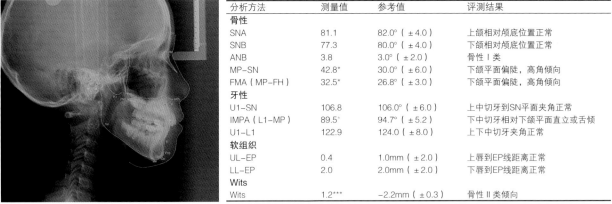

分析方法	测量值	参考值	评测结果
骨性			
SNA	81.1	82.0°（±4.0）	上颌相对颅底位置正常
SNB	77.3	80.0°（±4.0）	下颌相对颅底位置正常
ANB	3.8	3.0°（±2.0）	骨性 I 类
MP-SN	42.8*	30.0°（±6.0）	下颌平面偏陡，高角倾向
FMA（MP-FH）	32.5*	26.8°（±3.0）	下颌平面偏陡，高角倾向
牙性			
U1-SN	106.8	106.0°（±6.0）	上中切牙到SN平面夹角正常
IMPA（L1-MP）	89.5°	94.7°（±5.2）	下中切牙相对下颌平面直立或舌倾
U1-L1	122.9	124.0°（±8.0）	上下切牙夹角正常
软组织			
UL-EP	0.4	1.0mm（±2.0）	上唇到EP线距离正常
LL-EP	2.0	2.0mm（±2.0）	下唇到EP线距离正常
Wits			
Wits	1.2***	-2.2mm（±0.3）	骨性 II 类倾向

图11-3-14

诊断：①安氏Ⅱ类1分类错殆畸形。②垂直骨面型高角。③替牙期牙列拥挤。

矫治设计：使用球托升级版"芝麻官"矫治器组合曲排齐上前牙拥挤牙列。

矫治过程-1 （2024年2月3日）

复诊检查及临床处置：11、12、21、22采用光固化技术粘接球托，使用0.014英寸澳丝弯制升级版4牙"芝麻官"组合曲纳入球托，排齐牙列（图11-3-15～图11-3-20）。

备注：患者吃中午饭时，感觉上颌装配Nance托后，不能适应。在家长要求下，拆除了Nance托装置。

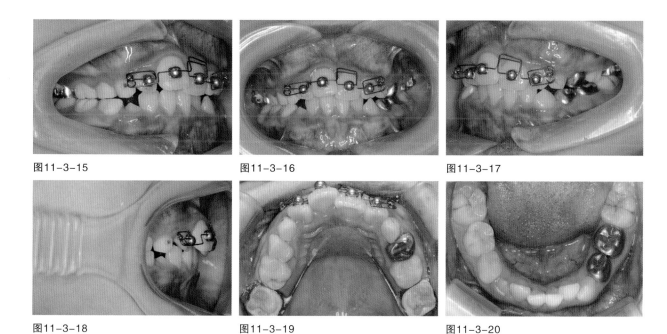

图11-3-15　　　　　　　　图11-3-16　　　　　　　　图11-3-17

图11-3-18　　　　　　　　图11-3-19　　　　　　　　图11-3-20

矫治过程-2 （2024年2月24日）

复诊检查：间隔3周后复诊，检查见球托"芝麻官"矫治器固位良好，患者无不适反应。11、12、21、22牙列拥挤已经初步排齐（图11-3-21～图11-3-26）。

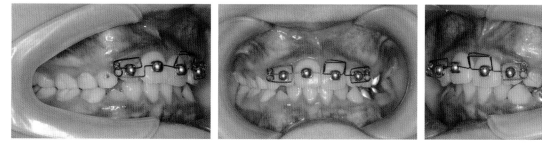

图11-3-21　　　　　　　　图11-3-22　　　　　　　　图11-3-23

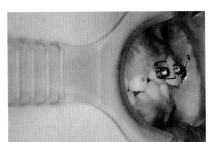
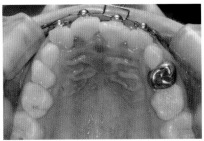
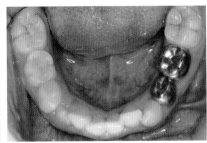

图11-3-24　　　　　　　　　　　图11-3-25　　　　　　　　　　　图11-3-26

临床处置：本次复诊54粘接球形托槽，采用0.014英寸澳丝弯制5牙升级版"芝麻官"矫治器组合曲，纳入球形自锁托槽固定继续排齐牙列（图11-3-27～图11-3-32）。拟定下次下颌粘接固定式舌弓维持牙弓长度。

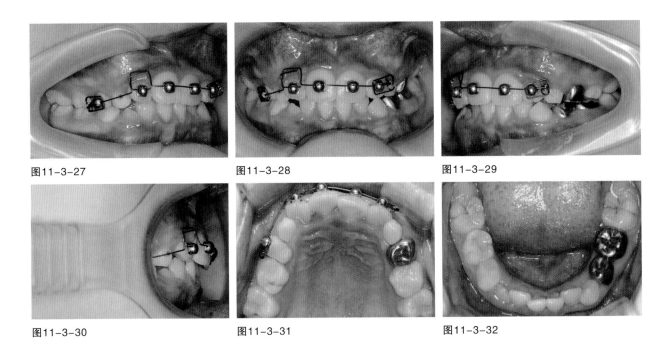

图11-3-27　　　　　　　　　　　图11-3-28　　　　　　　　　　　图11-3-29

图11-3-30　　　　　　　　　　　图11-3-31　　　　　　　　　　　图11-3-32

矫治过程-3　　　　　　　　　　　　　　　　　　　　　　　　　（2024年3月17日）

复诊检查：间隔3周后复诊，患者饮食咀嚼正常，口腔卫生良好，无不适反应。11、12、21、22基本排齐，经采用5牙升级版"芝麻官"矫治组合曲治疗后，上前牙区的牙弓获得良好形态（图11-3-33～图11-3-38）。

临床处置：上颌使用0.016英寸澳丝弯制5牙升级版"芝麻官"Ⅰ型矫治器组合曲，纳入牙列球托托槽，继续排齐牙列。下颌牙弓按矫治计划装配固定式舌弓（图11-3-39～图11-3-44）。

常规拍摄患者处置后的X线头颅定位侧位片及口腔全景片（图11-3-45，图11-3-46）。

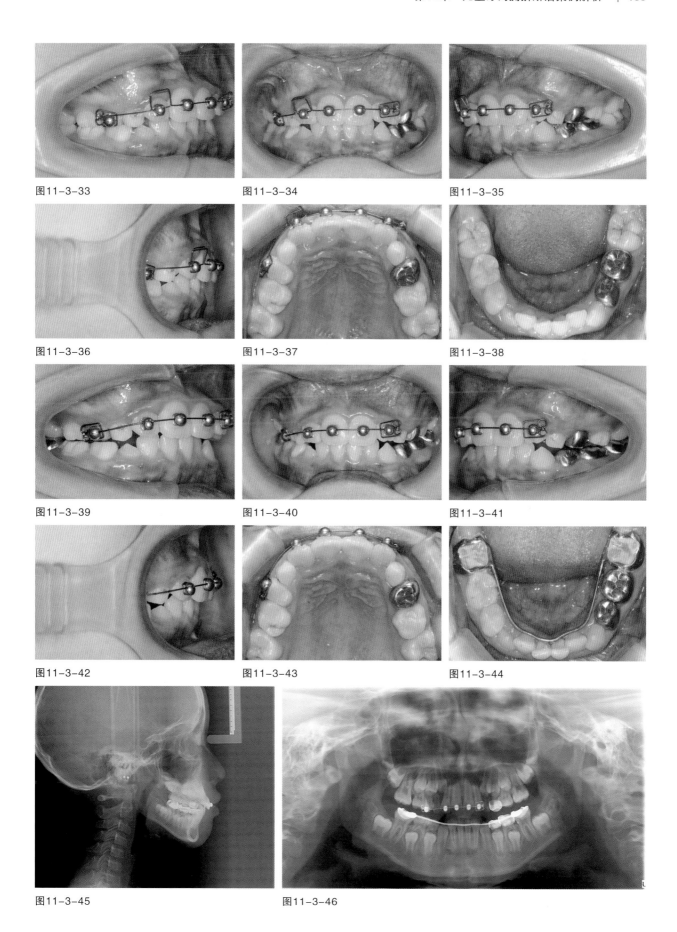

图11-3-33

图11-3-34

图11-3-35

图11-3-36

图11-3-37

图11-3-38

图11-3-39

图11-3-40

图11-3-41

图11-3-42

图11-3-43

图11-3-44

图11-3-45

图11-3-46

矫治过程-4   （2024年4月4日）

　　复诊检查：间隔18天后复诊，患者1周前发现，有个门牙托槽的盖板松脱，口腔卫生良好，其他无不适反应。21球托盖板滑脱，牙齿略微有点近中舌向扭转，其余3颗切牙基本呈排齐状况，上前牙区的牙弓形态良好。

　　临床处置：关闭21球托盖板，并用0.20mm结扎丝辅助结扎固位。

　　常规拍摄患者处置后的面像及𬌗像（图11-3-47～图11-3-56）。

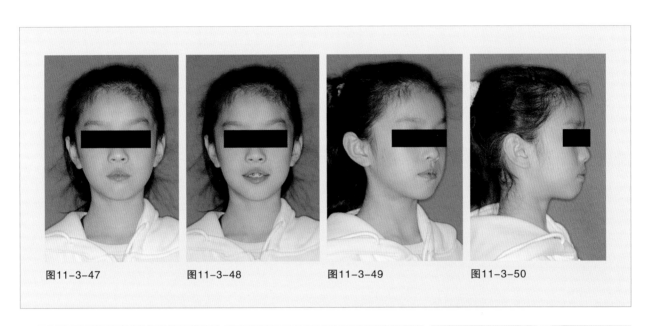

图11-3-47　　　　　图11-3-48　　　　　图11-3-49　　　　　图11-3-50

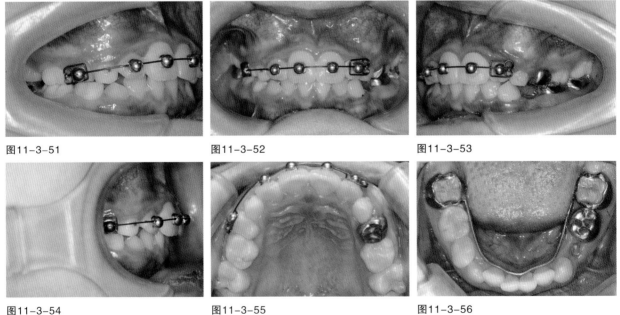

图11-3-51　　　　　　　　　图11-3-52　　　　　　　　　图11-3-53

图11-3-54　　　　　　　　　图11-3-55　　　　　　　　　图11-3-56

矫治体会

这是中国首例球托（欧欧医疗提供）与升级版"芝麻官"矫治器组合曲矫治儿童替牙期牙列拥挤案例。

在牙齿替换中，牙列拥挤对美观有一定影响，很多儿童因为牙齿拥挤不愿与人交往，或者在笑的时候用手捂住嘴，不愿意让别人看到拥挤的牙齿，导致部分儿童出现社交恐惧。尤其上颌个别切牙前突唇侧错位，容易遭遇意外撞击，导致牙齿隐裂甚至牙外伤折断情况发生。应该及早进行矫治。

"芝麻官"矫治器对儿童早期矫治牙列拥挤是一个不错的选择。一般来说使用0.014英寸澳丝弯制功能曲，如垂直曲加力单位或匣形曲，两端多用"芝麻官"Ⅰ型矫治器与其他功能曲组合而成。

儿童早期矫治患者采用"芝麻官"与球托联合应用，是一种体现细丝轻力矫治原则的优化组合。球托形态圆润不磨嘴，不会造成口腔溃疡，粘接牢固不易脱落，而且也不容易挂食物，儿童选用球托是一种舒适化矫治。球托矫治器与"芝麻官"矫治器配套应用，对于儿童替牙期错𬌗畸形的患者来说更舒适，整个治疗过程"行云流水"，矫治几天就有看得见的效果，给患者及家长带来希望。

球托与"芝麻官"矫治器组合曲的结合是一种片段弓固定矫治器，对于需要接受正畸治疗的替牙期患者来说，固定的矫治器更能得到良好的矫治效果，它24小时持续发挥作用，不需要患者太多的配合。对于临床医生来说则更能深刻体会到正畸的魅力和取得良好矫治效果的愉悦心情。

第12章

"芝麻官"矫治器与武氏反殆矫治器联合矫治案例

CASE REPORTS TREATED
COMBINED "ZHIMA GUAN"
APPLIANCES WITH WU'S
APPLIANCES

第一节　替牙期前牙反殆矫治案例-1

　　男孩，就诊年龄11岁。患儿家长代诉：牙齿不齐，"地包天"，影响咀嚼和美观，要求正畸治疗。常规拍摄患者初诊时的面像、殆像、X线头颅定位侧位片、X线口腔全景片及头影测量分析照片（图12-1-1~图12-1-14）。

　　检查：①口外检查：正面观面部左右稍不对称，面部左侧较右侧稍丰满，面中部稍平，侧面观直面型。②口内检查：混合牙列，16、26、36、46萌出，12与42、21、22与31、32反殆，双侧磨牙近中关系，12、21、22舌倾，12舌侧位，64乳牙滞留，53 Ⅱ°松动，口腔卫生不佳。③X线检查：X

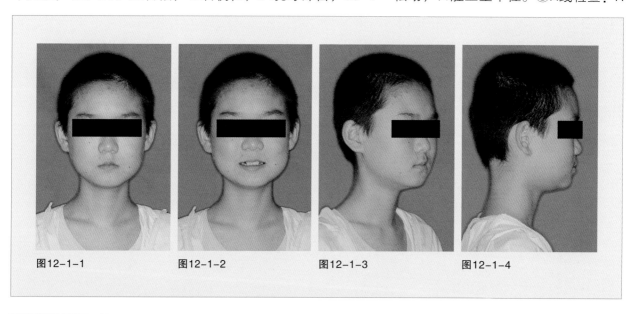

图12-1-1　　　　　　　图12-1-2　　　　　　　图12-1-3　　　　　　　图12-1-4

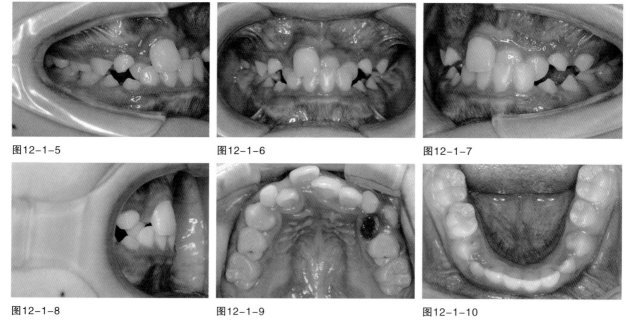

图12-1-5　　　　　　　　　　图12-1-6　　　　　　　　　　图12-1-7

图12-1-8　　　　　　　　　　图12-1-9　　　　　　　　　　图12-1-10

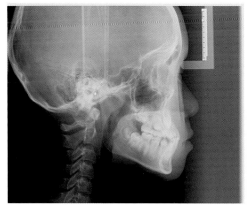

图12-1-11

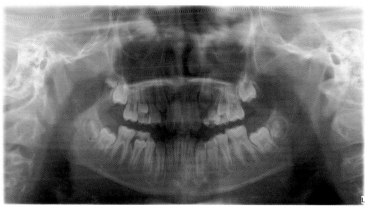

图12-1-12

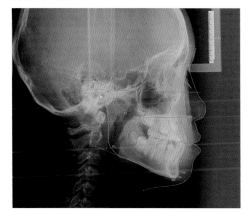

图12-1-13

分析方法	测量值	参考值	评测结果
骨性			
SNA	77.7*	82.0°（±4.0）	上颌后缩
SNB	77.3	80.0°（±4.0）	下颌相对颅底位置正常
ANB	0.4*	3.0°（±2.0）	骨性Ⅲ类倾向
MP-SN	30.9	30.0°（±6.0）	下颌平面偏平（SN）正常
FMA（MP-FH）	20.2	26.8°（±3.0）	下颌平面偏平，低角倾向
GoGn-SN	31.8**	32.0°（±4.0）	下颌平面角正常
牙性			
U1-SN	104.2	106.0°（±6.0）	上中切牙到SN平面夹角正常
IMPA（L1-MP）	100.3°	94.7°（±5.2）	下中切牙相对下颌平面唇倾
U1-L1	124.6	124.0°（±8.0）	上下中切牙夹角正常
软组织			
UL-EP	0.9	1.0mm（±2.0）	上唇到EP线距离正常
LL-EP	4.1°	2.0mm（±2.0）	下唇前突（EP）
Wits			
Wits	-2.9**	-2.2mm（±0.3）	骨性Ⅲ类倾向

图12-1-14

线口腔全景片显示11、12、21、22、31、32、41、42牙根发育基本完成。16、26、36、46发育正常，其余恒牙牙胚无缺失，13、23萌出空间稍不足。头颅侧位片显示上颌骨发育稍不足。

诊断：替牙期安氏Ⅲ类错殆，牙列拥挤。

矫治过程-1　　　　　　　　　　　　　　　　　　　　　　（2023年6月9日）

临床处置：上颌粘接4钩Nance托，下颌粘接武氏反殆Ⅰ型矫治器装置，75、85富士Ⅱ玻璃离子水门汀垫高解除前牙反殆锁结，双侧挂1/4英寸橡皮链实施Ⅲ类颌间牵引。常规拍摄患者处置后的殆像（图12-1-15~图12-1-20）。

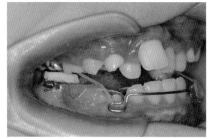

图12-1-15

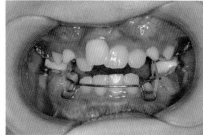

图12-1-16

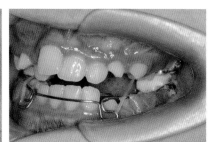

图12-1-17

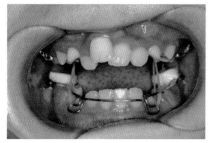
图12-1-18

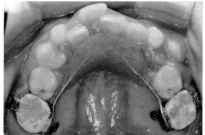
图12-1-19

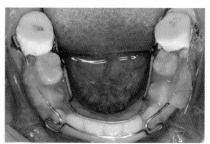
图12-1-20

矫治过程-2　　　　　　　　　　　　　　　　　　　　　　　　（2023年6月19日）

　　复诊检查： 1周后复诊，矫治器固位良好，无不适。前牙反殆部分改善，75、85垫高部分磨损。

　　临床处置： 本次复诊11、12、21、22粘接金属自锁托槽，0.016英寸澳丝弯制"芝麻官"矫治器组合曲入槽排齐上前牙，因12位于舌侧位，排齐需要足够间隙，故拔除53提供间隙，武氏反殆Ⅰ型矫治器继续佩戴，75、85殆垫解除前牙反殆锁结。常规拍摄患者处置后的殆像（图12-1-21～图12-1-26）。

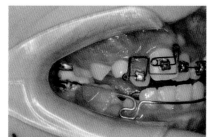
图12-1-21

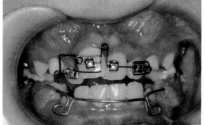
图12-1-22

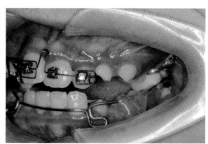
图12-1-23

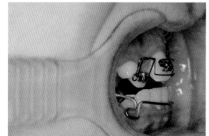
图12-1-24

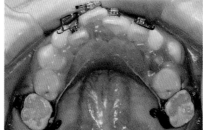
图12-1-25

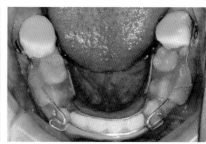
图12-1-26

矫治过程-3　　　　　　　　　　　　　　　　　　　　　　　　（2023年6月25日）

　　复诊检查： 1周后复诊，患儿无不适，11、12、21、22不齐进一步改善。

　　临床处置： 本次复诊使用0.016英寸澳丝弯制4牙"芝麻官"矫治器Ⅲ-Ⅰ型组合曲继续排齐上颌前牙，改善前牙反殆。常规拍摄患者处置后的殆像（图12-1-27～图12-1-32）。

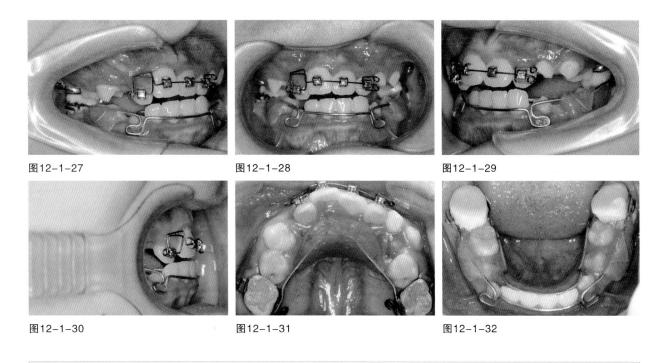

图12-1-27　　　　　　　　　图12-1-28　　　　　　　　　图12-1-29

图12-1-30　　　　　　　　　图12-1-31　　　　　　　　　图12-1-32

矫治过程-4　　　　　　　　　　　　　　　　　　　　　　　　　　　　　（2023年7月9日）

复诊检查：2周后复诊，矫治器固位良好，患儿无不适，11、12、21、22不齐明显改善，前牙反𬌗基本解除。

临床处置：本次复诊使用0.016英寸澳丝弯制4牙"芝麻官"矫治器Ⅱ-Ⅰ型组合曲进一步排齐牙列，75、85𬌗垫进一步降低，利于前牙正常覆𬌗的建立。常规拍摄患者处置后的𬌗像、X线头颅定位侧位片及X线口腔全景片（图12-1-33～图12-1-40）。

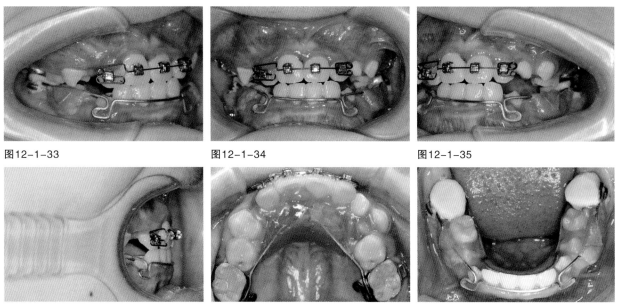

图12-1-33　　　　　　　　　图12-1-34　　　　　　　　　图12-1-35

图12-1-36　　　　　　　　　图12-1-37　　　　　　　　　图12-1-38

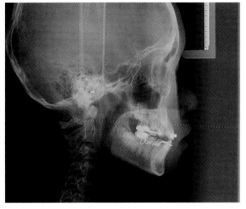 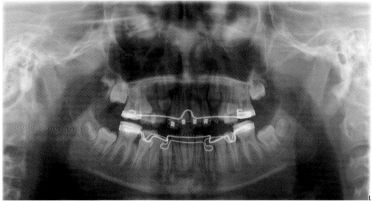

图12-1-39   图12-1-40

矫治过程-5   （2023年7月16日）

　　复诊检查：12、11、21、22排列整齐，建立覆𬌗、覆盖关系。

　　临床处置：使用0.018英寸澳丝片段弓纳入托槽结扎固定，维持矫治效果。本次复诊拆除下颌固定式舌弓装置。常规拍摄患者处置后的𬌗像（图12-1-41～图12-1-46）。

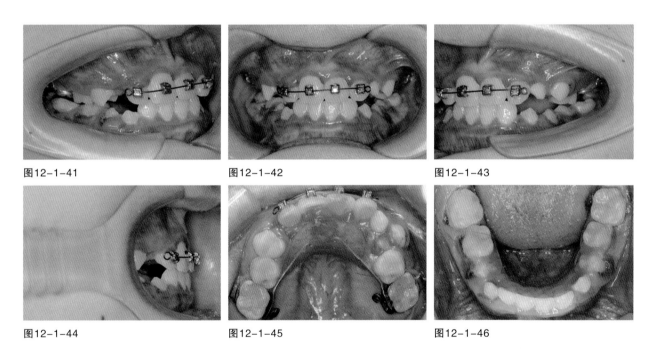

图12-1-41   图12-1-42   图12-1-43

图12-1-44   图12-1-45   图12-1-46

矫治过程-6   （2023年7月31日）

　　复诊检查：2周后复诊，患儿无不适，前牙反𬌗完全解除。

　　临床处置：11、12、21、22基本排齐。保留上颌四钩Nance托，去除75、85𬌗垫，11、12、21、22舌侧粘接麻花丝保持，继续观察替牙情况。常规拍摄患者处置后的面像及𬌗像（图12-1-47～图12-1-56）。

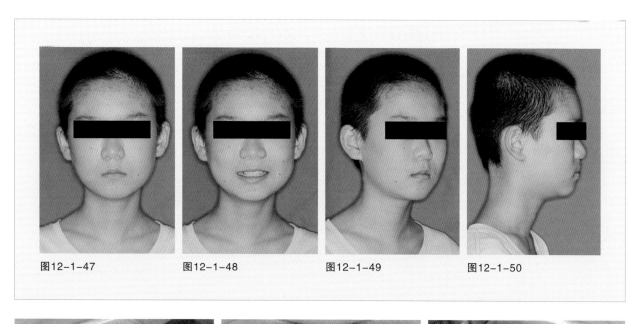

图12-1-47　　　　　　图12-1-48　　　　　　图12-1-49　　　　　　图12-1-50

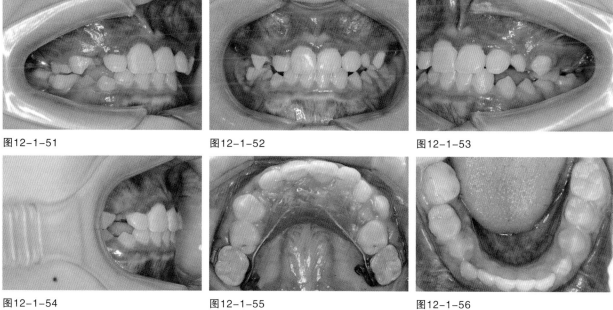

图12-1-51　　　　　　　　图12-1-52　　　　　　　　图12-1-53

图12-1-54　　　　　　　　图12-1-55　　　　　　　　图12-1-56

矫治体会

此病例先使用了武氏反殆矫治器，配置Ⅲ类颌间牵引治疗，因家长要求用最快并且简捷的方式解除前牙反殆问题，我们使用了升级版"芝麻官"矫治器组合曲，前牙区弯制了垂直开大曲辅助唇倾上前牙。在患者不是非常配合Ⅲ类颌间牵引的情况下很快解除了前牙反殆，家长非常开心，对我们的矫正技术赞不绝口，感觉孩子吃饭咀嚼更好了，并且整个矫正过程没有明显的不适感。对于前牙反殆，常用的方式有"2×4"矫治技术、前方牵引器、双曲舌簧活动矫治器等，我们设计使用了非常规并且新颖的一套"组合拳"矫治方式（武氏反殆矫治器与"芝麻官"矫治器联合矫治），高效率解决了患儿前牙反殆和牙列不齐问题。在矫治过程中因多颗牙存在不同错位的情况，将"芝麻官"矫治器的不同型号进行巧妙组合，应用升级版"芝麻官"矫治器各自型号功能曲的优点、充分地发挥出特有的矫治力将牙齿调整到正常的位置。升级版"芝麻官"矫治器组合曲实施正畸力量轻柔，移动牙齿控制性良好，力学应用合理，得到了患者家长的极高评价和认可。

第二节　替牙期前牙反合矫治案例-2

患者初诊情况	（2023年5月20日）

　　患者，10岁，男孩，家长以"地包天"为代诉求诊，无全身疾病及家族遗传史。常规拍摄患者初诊时的面像、𬌗像、X线头颅定位侧位片及X线口腔全景片（图12-2-1～图12-2-12）。

　　检查：①口内检查：为替牙列期，前牙中度反覆𬌗、反覆盖，12腭侧错位，上牙列轻度拥挤，下颌可后退至前牙切对切；双侧磨牙近中关系。②口外检查：侧貌略凹，下颌后退时侧貌改善。③X线头颅定位侧位片检查：显示上颌发育略不足，下颌发育略过度，轻度骨性Ⅲ类。

　　诊断：轻度骨性前牙反𬌗，混合性Ⅲ类错𬌗畸形。

　　矫治设计：①武氏反𬌗Ⅰ型矫治器；②拔除53，应用升级版"芝麻官"矫治器排齐12-22。

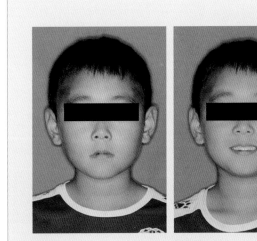 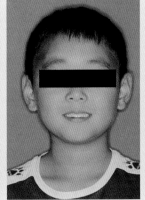 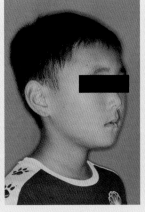 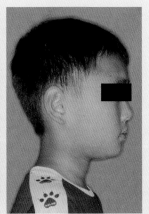

图12-2-1　　　　　　图12-2-2　　　　　　图12-2-3　　　　　　图12-2-4

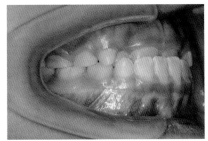 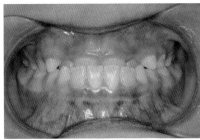 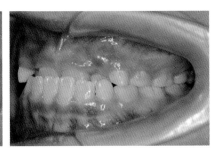

图12-2-5　　　　　　图12-2-6　　　　　　图12-2-7

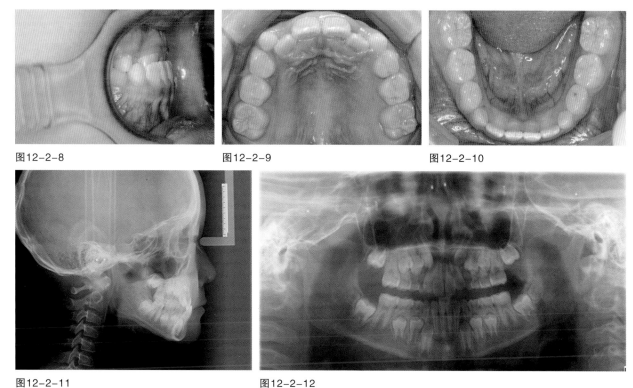

图12-2-8　　　　　　　　　　图12-2-9　　　　　　　　　　图12-2-10

图12-2-11　　　　　　　　　　图12-2-12

矫治过程-1　　　　　　　　　　　　　　　　　　　　　　（2023年6月3日）

　　临床处置：上下颌装配武氏反𬌗Ⅰ型矫治器，双侧36、46垫𬌗垫，打开前牙反𬌗锁结，双侧轻力复合Ⅲ类牵引。常规拍摄患者处置后的𬌗像（图12-2-13～图12-2-21）。

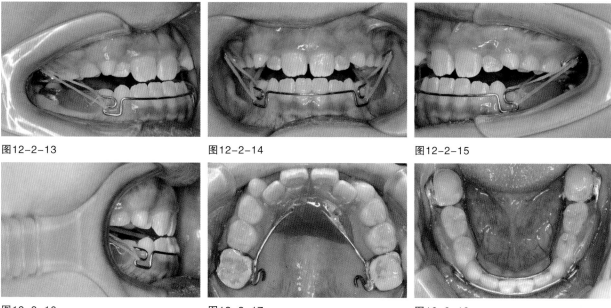

图12-2-13　　　　　　　　　　图12-2-14　　　　　　　　　　图12-2-15

图12-2-16　　　　　　　　　　图12-2-17　　　　　　　　　　图12-2-18

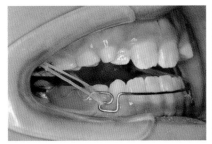
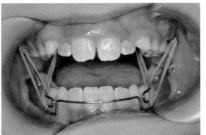
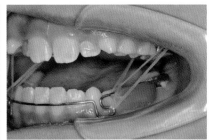

图12-2-19　　　　　　　　　　图12-2-20　　　　　　　　　　图12-2-21

矫治过程-2　　　　　　　　　　　　　　　　　　　　　　　　（2023年6月18日）

　　复诊检查及临床处置： 佩戴2周，患儿无不适，前牙反𬌗已有所改善，继续行复合Ⅲ类牵引。常规拍摄患者处置后的𬌗像（图12-2-22～图12-2-27）。

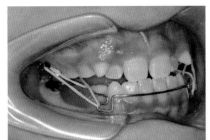
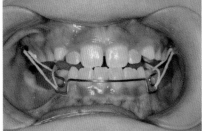
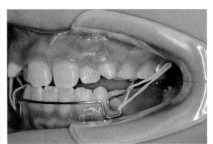

图12-2-22　　　　　　　　　　图12-2-23　　　　　　　　　　图12-2-24

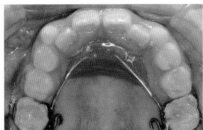
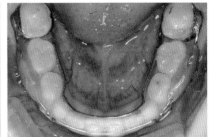

图12-2-25　　　　　　　　　　图12-2-26　　　　　　　　　　图12-2-27

矫治过程-3　　　　　　　　　　　　　　　　　　　　　　　　（2023年8月14日）

　　复诊检查： 治疗2个月，下颌矫治器损坏，舌弓断裂，已在外院拆除，前牙反𬌗已解除，覆𬌗、覆盖正常，但由于间隙不足，前牙排列不整齐，所以计划拔除53，进行上前牙排齐。常规拍摄患者检查时的𬌗像（图12-2-28～图12-2-33）。

　　临床处置： 转诊口腔外科拔除53后，调磨后牙𬌗垫，并且在上颌12-22粘接金属托槽，0.014英寸澳丝弯制升级版"芝麻官"矫治器排齐前牙，进一步调整前牙覆𬌗、覆盖关系。常规拍摄患者处置后的𬌗像（图12-2-34～图12-2-36）。

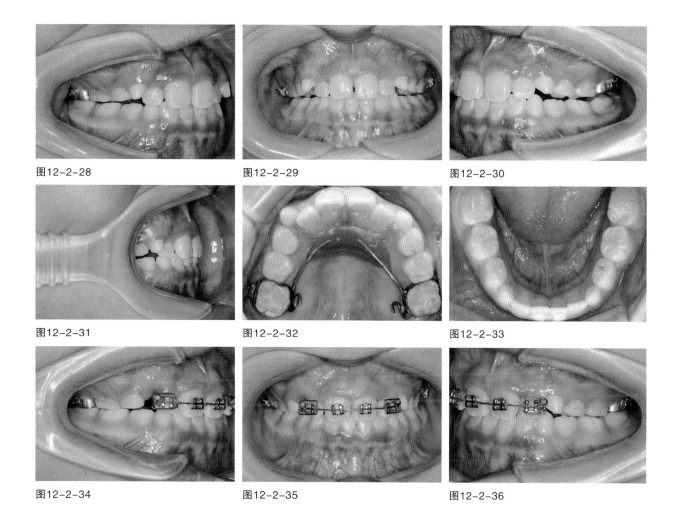

图12-2-28　　　　　　　　　　图12-2-29　　　　　　　　　　图12-2-30

图12-2-31　　　　　　　　　　图12-2-32　　　　　　　　　　图12-2-33

图12-2-34　　　　　　　　　　图12-2-35　　　　　　　　　　图12-2-36

矫治过程-4　　　　　　　　　　　　　　　　　　　　　　　　　　（2023年9月9日）

　　复诊检查：12-22排列整齐，间隙关闭，前牙覆殆、覆盖正常。

　　临床处置：拆除"芝麻官"矫治器，0.018英寸×0.025英寸节段不锈钢方丝维持，连续"8"字结扎固定。1个月后复诊，拟拆除固定矫治器，结束治疗。常规拍摄患者处置后的殆像（图12-2-37~图12-2-42）。

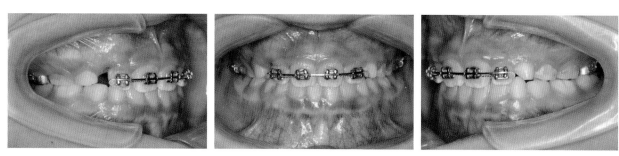

图12-2-37　　　　　　　　　　图12-2-38　　　　　　　　　　图12-2-39

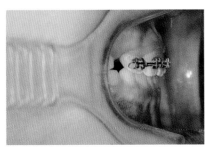
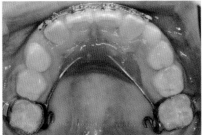
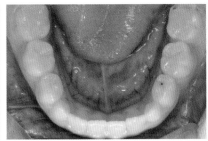

图12-2-40　　　　　　　　图12-2-41　　　　　　　　图12-2-42

矫治过程-5　　　　　　　　　　　　　　　　　　（2023年10月21日）

复诊检查：复查12-22排列整齐，节段不锈钢丝固位稳定。

临床处置：拆除唇侧托槽，采用唇侧麻花丝固定保持，结束矫治（图12-2-43～图12-2-45）。

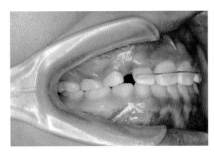
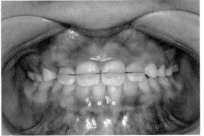
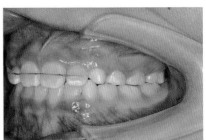

图12-2-43　　　　　　　　图12-2-44　　　　　　　　图12-2-45

矫治过程-6　　　　　　　　　　　　　　　　　　（2023年12月31日）

复诊检查：12-22唇侧麻花丝固位稳定，前牙覆𬌗、覆盖正常。

临床处置：拆除唇侧麻花丝固定保持器，常规拍摄患者处置后的面像及𬌗像（图12-2-46～图12-2-55）。

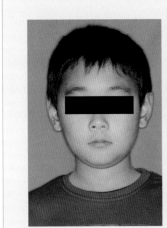
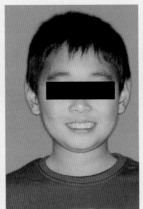
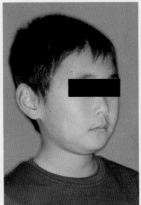
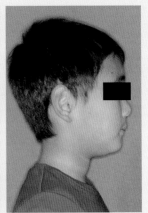

图12-2-46　　　　　　　图12-2-47　　　　　　　图12-2-48　　　　　　　图12-2-49

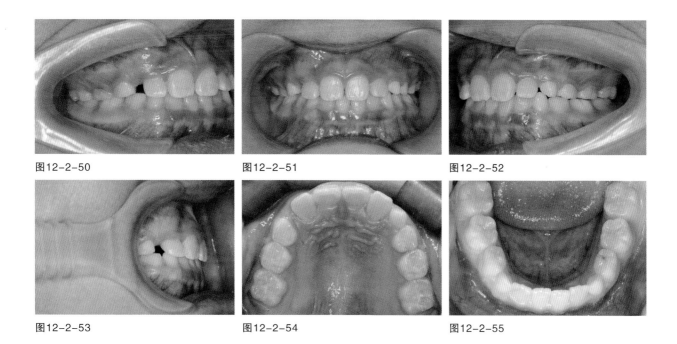

图12-2-50   图12-2-51   图12-2-52

图12-2-53   图12-2-54   图12-2-55

矫治体会

替牙期前牙反船在临床中较为常见，本案例前期应用武氏反船Ⅰ型矫治器，同时配合复合Ⅲ类颌间牵引，在牵引力的作用下，诱导上颌骨向前发育，使下颌向后移动，在2个月的时间内解除了前牙反船；非常高效。前牙反船得到纠正后联合使用升级版"芝麻官"矫治器，使上前牙快速排齐，整体治疗3个月，就获得了良好的矫治效果。患儿家长非常满意。"芝麻官"矫治器可以作为局部矫治器配合其他矫治器一起使用，大大提高了整体矫治效率，缩短疗程。

第三节 替牙期前牙反船矫治案例-3

患者初诊情况   （2023年8月15日）

患者，女孩，10岁，家长以"地包天"为代诉前来就诊，无全身疾病史及家族遗传史。常规拍摄患者初诊时面像、船像、X线头颅定位侧位片及X线口腔全景片（图12-3-1～图12-3-12）。

检查：①口内检查：替牙期，前牙重度反覆船、反覆盖，12腭向错位，上下牙列轻度拥挤，双侧磨牙为近中关系，下颌可后退至前牙切对切，口腔卫生较差，多颗龋坏牙。②口外检查：侧貌凹面型，下颌后退时侧貌改善。③X线检查：X线头颅定位侧位片显示上颌发育略不足，下颌发育略过度，轻度骨性Ⅲ类。

诊断：轻度骨性前牙反船，混合性Ⅲ类错船畸形，牙列拥挤。

矫治设计：武氏反船矫治器Ⅰ型，配合复合Ⅲ类牵引，促进上颌骨向前发育，并内收下颌，抑制下颌骨发育，前牙建立正常覆船、覆盖，矫治过程中上颌配合使用升级版"芝麻官"组合曲矫治技术，排齐上前牙。纠正上下牙列中线不齐。

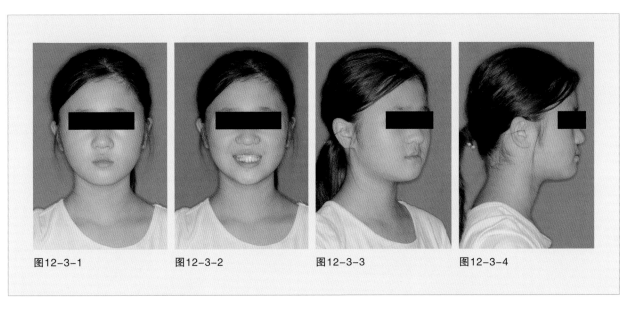

图12-3-1　　　　　图12-3-2　　　　　图12-3-3　　　　　图12-3-4

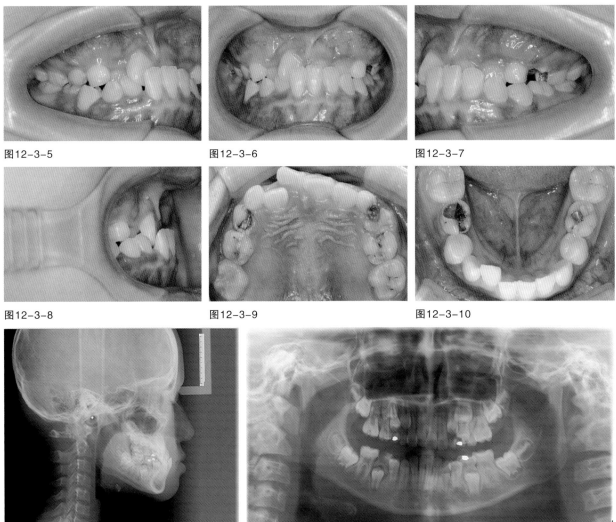

图12-3-5　　　　　　　　　图12-3-6　　　　　　　　　图12-3-7

图12-3-8　　　　　　　　　图12-3-9　　　　　　　　　图12-3-10

图12-3-11　　　　　　　　　图12-3-12

矫治过程-1　　　　　　　　　　　　　　　　　　　　　　　　　（2023年8月15日）

临床处置：装配武氏反骀Ⅰ型矫治器，36、46垫骀垫，打开前牙锁结。双侧实施复合Ⅲ类牵引。常规拍摄患者处置后的骀像（图12-3-13～图12-3-18）。

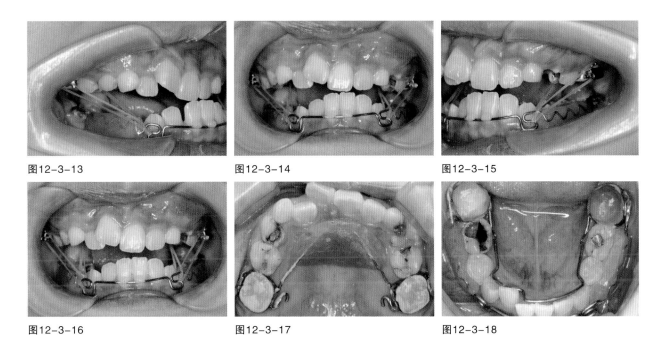

图12-3-13　　　　　　　　　　图12-3-14　　　　　　　　　　图12-3-15

图12-3-16　　　　　　　　　　图12-3-17　　　　　　　　　　图12-3-18

矫治过程-2　　　　　　　　　　　　　　　　　　　　　　　　　（2023年8月25日）

复诊检查：武氏反骀Ⅰ型矫治器复合Ⅲ类牵引有效，前牙已呈切对切。

临床处置：上颌55-22粘接直丝弓金属自锁托槽，用0.014英寸澳丝弯制升级版"芝麻官"矫治器组合曲，并转诊口腔外科拔除53（图12-3-19～图12-3-21）。

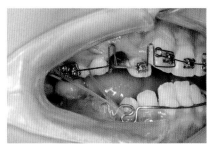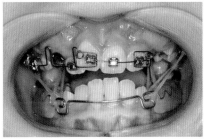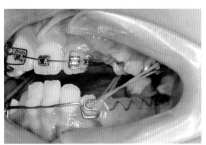

图12-3-19　　　　　　　　　　图12-3-20　　　　　　　　　　图12-3-21

矫治过程-3　　　　　　　　　　　　　　　　　　　　　　　　　（2023年9月1日）

临床处置：使用0.016英寸澳丝弯制5牙"芝麻官"矫治器组合曲结扎排牙，并且在55、12舌侧粘接舌侧扣，颊舌侧同时挂橡皮链，实施双轨移动使12远中移动。继续复合Ⅲ类颌间牵引。常规拍摄患者处置后的骀像（图12-3-22～图12-3-27）。

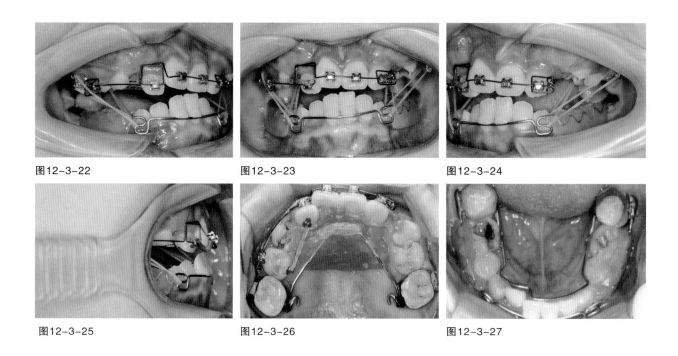

图12-3-22   图12-3-23   图12-3-24

图12-3-25   图12-3-26   图12-3-27

矫治过程-4   （2023年9月11日）

临床处置：12更换橡皮链继续远中移动，挂橡皮圈复合Ⅲ类颌间牵引。常规拍摄患者处置后的殆像（图12-3-28～图12-3-33）。

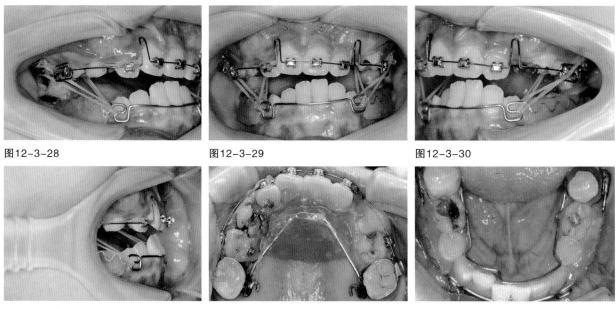

图12-3-28   图12-3-29   图12-3-30

图12-3-31   图12-3-32   图12-3-33

矫治过程-5　（2023年9月16日）

复诊检查： 11、21、22已经唇向移动，反殆状况获得纠正。

临床处置： 使用0.016英寸澳丝弯制6牙“芝麻官”Ⅰ型矫治器组合曲（11远中设置带圈垂直开大曲、22远中设置欧米伽曲），继续复合Ⅲ类牵引，调整殆垫高度。常规拍摄患者处置后的殆像（图12-3-34～图12-3-39）。

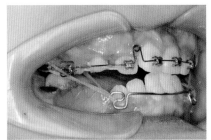

图12-3-34

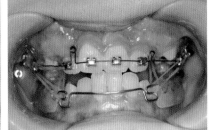

图12-3-35

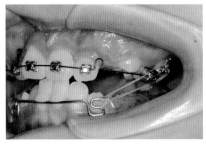

图12-3-36

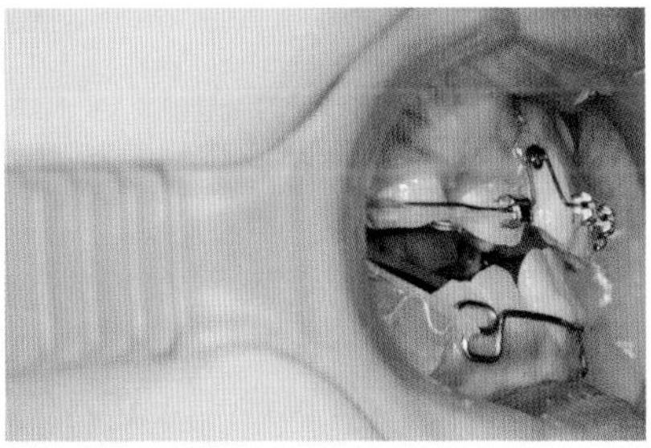

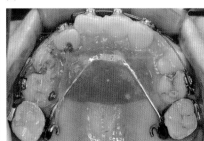

图12-3-37

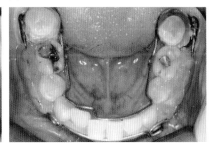

图12-3-38

图12-3-39

矫治过程-6　（2023年9月23日）

复诊检查及临床处置： 前牙已建立浅覆殆、浅覆盖关系，12与11重叠只有1/5，继续挂橡皮链牵引12向远中移动。更换0.016英寸澳丝弯制6牙“芝麻官”Ⅰ型矫治器组合曲（12远中设置带圈垂直曲、11远中设置垂直曲、21远中设置垂直曲），唇展上颌切牙、排齐牙列。

常规拍摄患者处置后的殆像（图12-3-40～图12-3-45）。

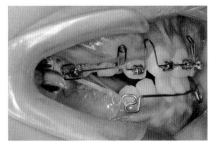

图12-3-40

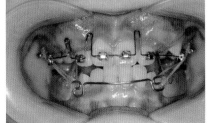

图12-3-41

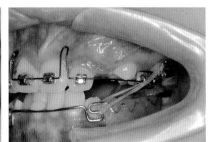

图12-3-42

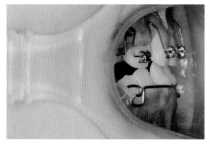
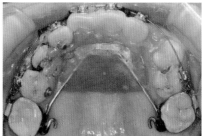
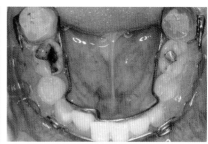

图12-3-43　　　　　　　　　　　图12-3-44　　　　　　　　　　　图12-3-45

矫治过程-7　　　　　　　　　　　　　　　　　　　　　　　　（2023年10月15日）

　　复诊检查及临床处置：21、11已经纠正反𬌗，建立浅覆𬌗，使用0.016英寸澳丝在12、22远中弯制垂直曲组成加力单位，紧抵16、26颊管设置停止曲，实施正畸力唇展上颌4颗切牙。武氏反𬌗矫治器继续挂1/4英寸橡皮圈Ⅲ类牵引。常规拍摄患者处置后的𬌗像（图12-3-46~图12-3-51）。

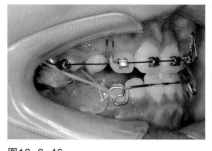
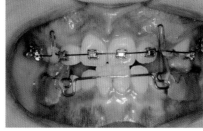
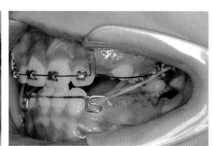

图12-3-46　　　　　　　　　　　图12-3-47　　　　　　　　　　　图12-3-48

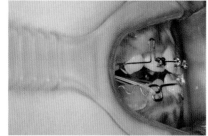
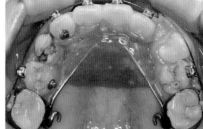
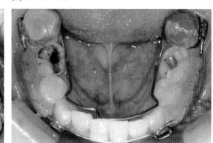

图12-3-49　　　　　　　　　　　图12-3-50　　　　　　　　　　　图12-3-51

矫治过程-8　　　　　　　　　　　　　　　　　　　　　　　　（2023年11月4日）

　　复诊检查及临床处置：11、21与对颌切牙有轻微接触碰撞，更换0.016英寸澳丝在11、21远中弯制垂直曲组成加力单位，紧抵16、26颊管设置停止曲，实施正畸力唇展上颌2颗中切牙。常规拍摄患者处置后的𬌗像（图12-3-52~图12-3-57）。

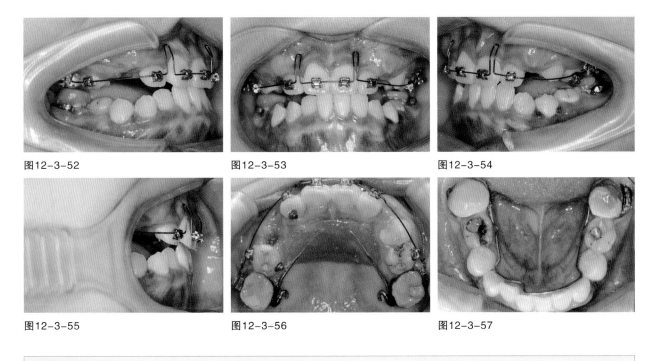

图12-3-52 图12-3-53 图12-3-54

图12-3-55 图12-3-56 图12-3-57

矫治过程-9 （2023年11月11日）

复诊检查：11、21已经唇展，与对颌切牙建立覆殆关系。上下牙列中线基本对齐。

临床处置：使用0.016英寸澳丝弯制4牙"芝麻官"Ⅰ型矫治器组合曲继续排齐牙列，稍稍打磨降低36、46磨牙殆垫高度。常规拍摄患者处置后殆像、X线头颅定位侧位片及X线口腔全景片（图12-3-58~图12-3-65）。

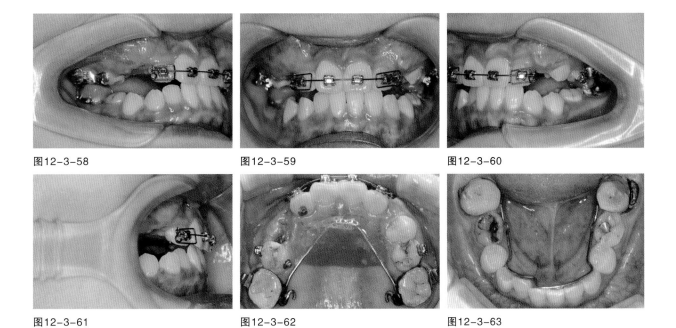

图12-3-58 图12-3-59 图12-3-60

图12-3-61 图12-3-62 图12-3-63

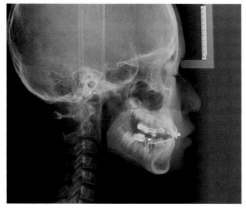
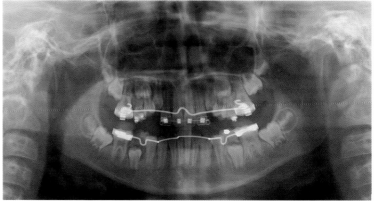

图12-3-64 | 图12-3-65

矫治过程-10　　　　　　　　　　　　　　　　　　　　　　　　（2023年11月18日）

　　复诊检查：上颌4颗切牙排列整齐，11、21、22与对颌切牙建立覆𬌗关系。

　　临床处置：继续使用原"芝麻官"矫治器组合曲排齐牙列，打磨降低36、46磨牙𬌗垫高度。常规拍摄患者处置后的𬌗像（图12-3-66～图12-3-71）。

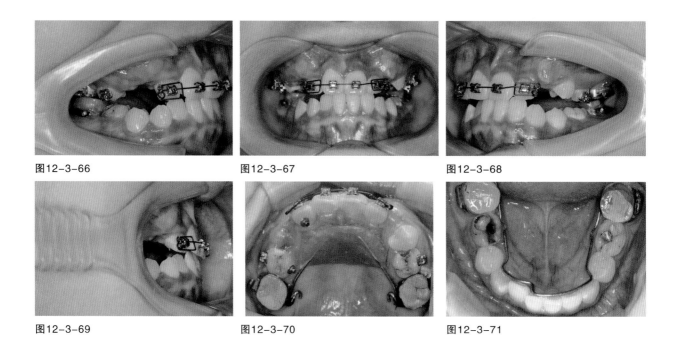

图12-3-66 | 图12-3-67 | 图12-3-68

图12-3-69 | 图12-3-70 | 图12-3-71

矫治过程-11　　　　　　　　　　　　　　　　　　　　　　　　（2024年1月12日）

　　复诊检查：该患者矫治达到预期目标，于2024年1月9日拆除矫治器，上颌4颗切牙采用舌侧粘接麻花丝固定保持。

　　临床处置：拔除85残冠。常规拍摄患者处置后的面像及𬌗像（图12-3-72～图12-3-81）。

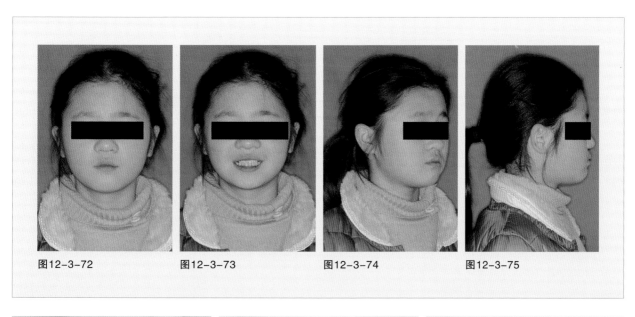

图12-3-72　　　　　　图12-3-73　　　　　　图12-3-74　　　　　　图12-3-75

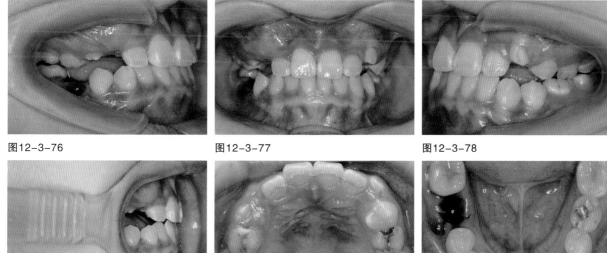

图12-3-76　　　　　　　　　图12-3-77　　　　　　　　　图12-3-78

图12-3-79　　　　　　　　　图12-3-80　　　　　　　　　图12-3-81

矫治体会

前牙反骀对口腔功能、颜面美观和心理健康有较严重影响，并且随患者年龄的增长，症状逐渐加重，必须尽早治疗。目前临床上多采用各类活动矫治器进行矫治，以双曲舌簧活动矫治器应用最多、最广，但由于活动矫治器对患者的依从性较高及替牙期特殊的牙骀特征，从而导致疗效不佳。

本案例应用武氏反骀矫治器配合使用新型"芝麻官"矫治器组合曲联合治疗，属于固定矫治器范畴。升级版"芝麻官"矫治器组合曲是一个多元化的力学系统，充分利用细丝轻力的原则，与各种曲搭配应用，增加了托槽间距和弓丝的弹性，精准和有效地控制牙齿移动，使矫治力的释放更持续、柔和。

替牙期前牙反骀多数是功能性或轻度骨性反骀，通过矫治能获得较好效果。若错过最佳矫治期（快速生长期前及快速生长期），演变成较为严重的骨性反骀，则只能通过牙齿的代偿移动或成年后正颌外科手术进行治疗。因此，前牙反骀应尽早矫治，阻断畸形进一步发展，使面型得到改善。

第13章

"芝麻官"矫治器与固定式平导矫治器联合矫治案例

CASE REPORTS TREATED
COMBINED "ZHIMA GUAN"
APPLIANCES WITH FIXED
GUIDE PLATE APPLIANCES

第一节　牙列拥挤12腭侧异位阻生矫治案例

　　患儿，9岁，男孩。家长代诉为1颗上颌门牙长在里面，无空间萌出。患儿体健，无全身疾病史及家族遗传史。常规拍摄患者初诊时的面像、殆像、X线头颅定位侧位片及X线口腔全景片（图13-1-1～图13-1-12）。

　　检查：①口内检查：替牙期，口腔卫生较差，多颗乳牙龋坏，12腭侧异位萌出，11、53之间间隙约1mm，无法提供12就位空间，12与对颌41、42构成反殆关系。11、21牙冠向右侧偏斜，上中线右

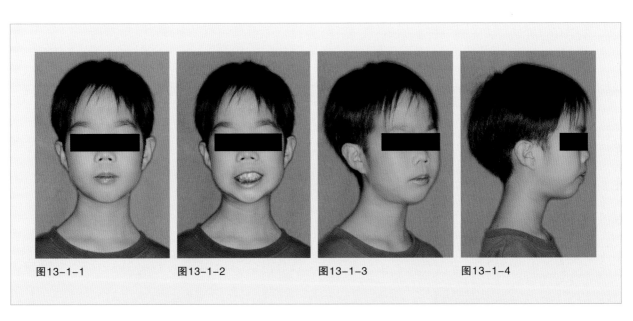

图13-1-1　　　　　　　　图13-1-2　　　　　　　　图13-1-3　　　　　　　　图13-1-4

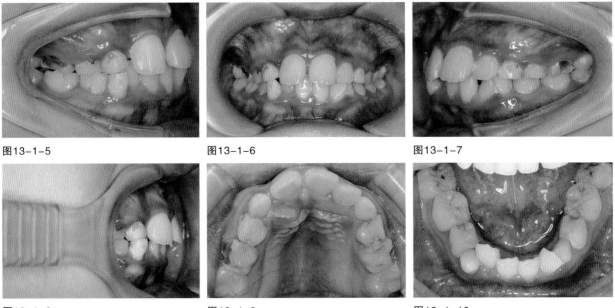

图13-1-5　　　　　　　　　　图13-1-6　　　　　　　　　　图13-1-7

图13-1-8　　　　　　　　　　图13-1-9　　　　　　　　　　图13-1-10

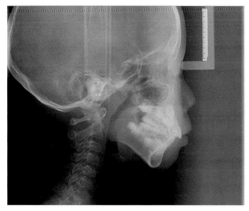

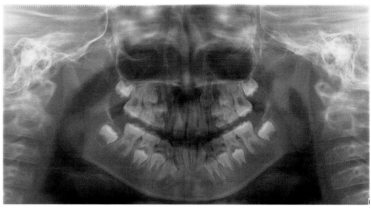

图13-1-11 图13-1-12

偏，下前牙存在拥挤，前牙中度深覆𬌗，双侧磨牙远中关系。②口外检查：面部左右基本对称，侧貌凸面型。③X线检查：替牙期，上下颌骨无明显异常，12异位与11影像重叠。

诊断：替牙期牙列拥挤，12腭侧异位萌出，个别牙反𬌗，深覆𬌗Ⅱ°。

矫治设计：在11、21、22上粘接直丝弓金属托槽，上颌制作改良式固定式平导托，用0.9mm不锈钢丝弯制支架，并在22远中设计牵引钩，牵引11、21向左侧移动，调整上中线和为12开展间隙。后期拔除53，为12提供空间，12粘接托槽，逐步唇向牵引其到正常牙列位置，矫治个别牙反𬌗状况。

矫治过程-1	（2023年7月16日）

复诊检查及临床处置：初次装配固定式平导矫治器，转诊口腔外科拔除53，为12排入正常牙列提供必要的空间（图13-1-13～图13-1-18）。

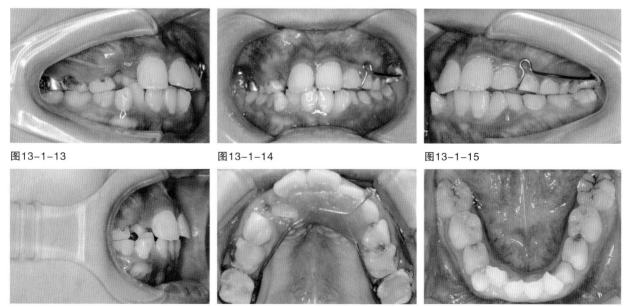

图13-1-13 图13-1-14 图13-1-15

图13-1-16 图13-1-17 图13-1-18

矫治过程-2   （2023年7月29日）

　　复诊检查及临床处置：在54、12、11、21、22粘接直丝弓金属自锁托槽，21托槽龈方粘接附件游离牵引钩，拴结扎丝至固定式平导支架近中U钩上，使用0.014英寸澳丝弯制4牙位升级版"芝麻官"矫治器组合曲，置放粘接托槽牙列，腭侧异位12挂橡皮链至54托槽上向远中唇侧牵引，11挂橡皮链至左侧牵引钩上，使11-22整体向牙弓左侧移动，36、46采用蓝胶树脂光固化技术制作磨牙𬌗垫，解除12反𬌗锁结。常规拍摄患者处置后的𬌗像（图13-1-19～图13-1-24）。

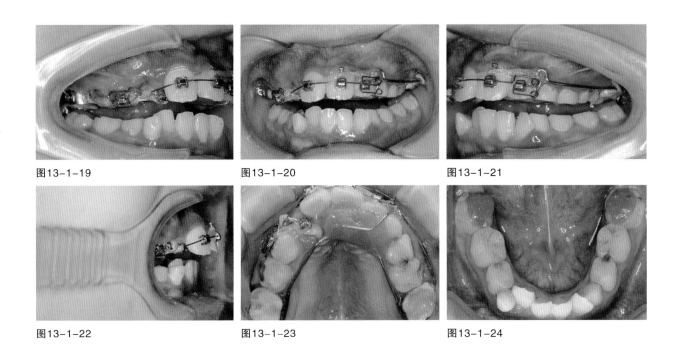

图13-1-19　　　　　　　　　　图13-1-20　　　　　　　　　　图13-1-21

图13-1-22　　　　　　　　　　图13-1-23　　　　　　　　　　图13-1-24

矫治过程-3   （2023年8月11日）

　　复诊检查：在11舌面采用光固化技术粘接舌侧扣。

　　临床处置：固定式平导矫治器22处塑胶上粘接金属舌扣，两者之间挂橡皮链，与唇侧11更换橡皮链实施双轨牵引远中引导牙列，12更换橡皮链继续远中唇向牵引。常规拍摄患者处置后的𬌗像（图13-1-25～图13-1-30）。

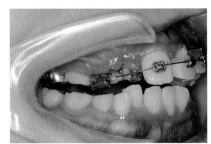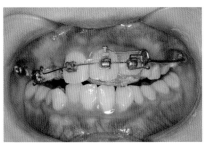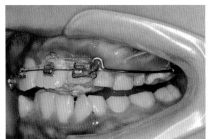

图13-1-25　　　　　　　　　　图13-1-26　　　　　　　　　　图13-1-27

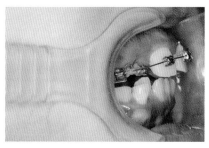

图13-1-28

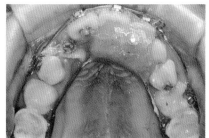

图13-1-29

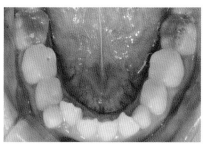

图13-1-30

矫治过程-4 （2023年8月18日）

复诊检查：复诊检查发现54 Ⅲ° 松动，患儿不适，故转诊口腔外科拔除54，常规拍摄X线口腔全景片（图13-1-37）。

临床处置：在55粘接金属托槽，使用0.016英寸澳丝重新弯制升级版"芝麻官"矫治器组合曲置放牙列。12更换橡皮链继续远中唇向牵引。常规拍摄患者处置后的𬌗像及X线口腔全景片（图13-1-31～图13-1-37）。

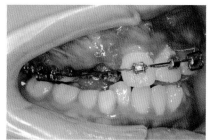

图13-1-31

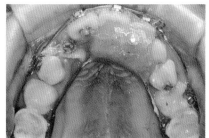

图13-1-32

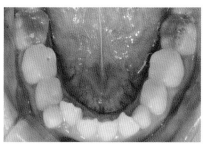

图13-1-33

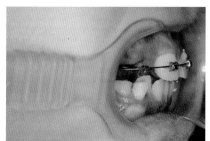

图13-1-34

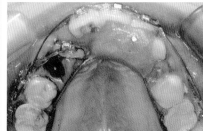

图13-1-35

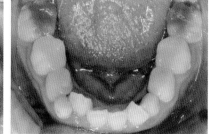

图13-1-36

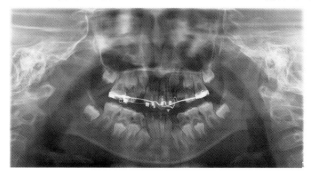

图13-1-37

矫治过程-5 （2023年8月31日）

复诊检查：经上处理12较前唇侧移动，其牙冠近中舌向扭转。

临床处置：12重新粘接托槽，放置0.012英寸镍钛丝排齐，并在12舌侧粘接舌侧扣，12舌侧扣牵引至11唇侧托槽，辅助纠正12扭转。

常规拍摄患者处置后的殆像（图13-1-38～图13-1-43）。

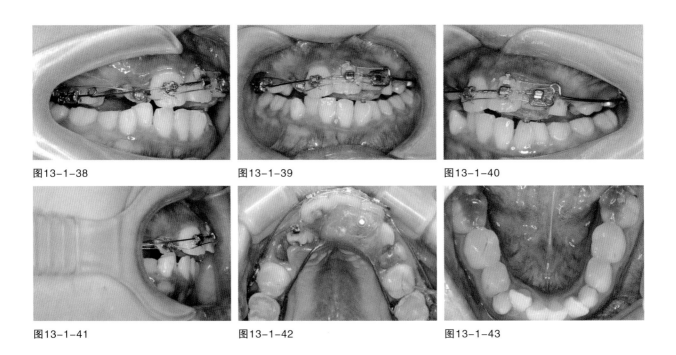

图13-1-38　　　　　　　　图13-1-39　　　　　　　　图13-1-40

图13-1-41　　　　　　　　图13-1-42　　　　　　　　图13-1-43

矫治过程-6 （2023年9月16日）

复诊检查：检查见12唇向移动到位，基本与前牙列排齐。

临床处置：65粘接托槽，拆除口内固定式平导支架装置，使用0.016英寸澳丝弯制6牙位"芝麻官"Ⅰ型矫治器组合曲置放牙列，调整上颌牙弓弧度。常规拍摄患者处置后的殆像（图13-1-44～图13-1-49）。

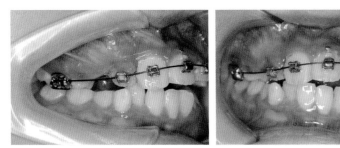

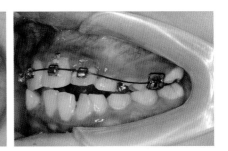

图13-1-44　　　　　　　　图13-1-45　　　　　　　　图13-1-46

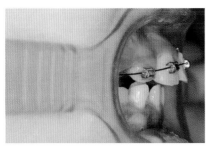
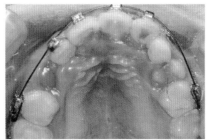
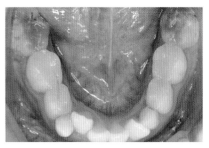

图13-1-47 图13-1-48 图13-1-49

矫治过程-7 （2023年10月28日）

复诊检查：该患者2023年10月14日复诊检查，上颌牙弓弧度良好，牙齿排列整齐，上前牙轻微散隙，采用橡皮链关闭间隙。本次复诊见上颌牙列散隙已关闭。

临床处置：12-22结扎丝连轧，维持，83牙尖少量调磨。常规拍摄患者处置后的𬌗像、X线头颅定位侧位片及X线口腔全景片（图13-1-50～图13-1-57）。

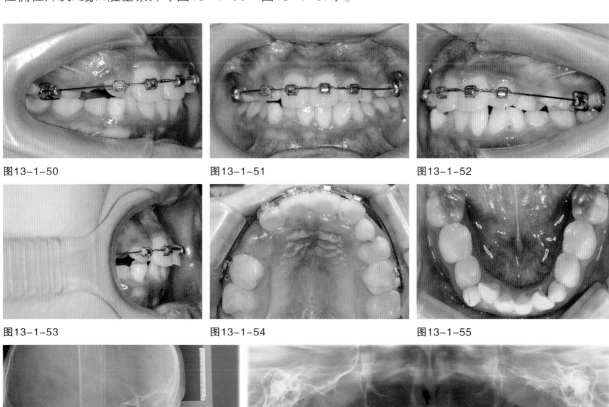

图13-1-50 图13-1-51 图13-1-52

图13-1-53 图13-1-54 图13-1-55

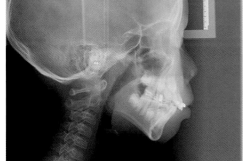

图13-1-56

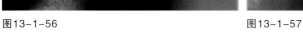

图13-1-57

矫治过程-8 （2023年11月11日）

　　复诊检查：经上处理上颌4颗切牙排列整齐，12舌侧异位侧切牙（个别牙反𬌗）回归牙列队伍，并呈现良好前牙弓形弧度。

　　临床处置：拆除升级版"芝麻官"组合曲，更换0.017英寸×0.025英寸不锈钢方丝片段弓结扎维持矫治效果。常规拍摄患者处置后的𬌗像（图13-1-58～图13-1-63）。

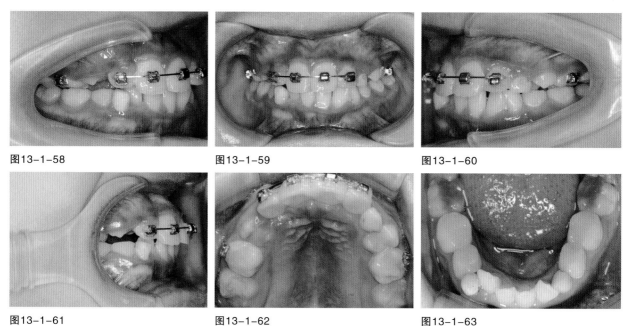

图13-1-58　　　　　　　　图13-1-59　　　　　　　　图13-1-60

图13-1-61　　　　　　　　图13-1-62　　　　　　　　图13-1-63

矫治过程-9 （2023年11月25日）

　　复诊检查：上颌4颗切牙排列整齐，达到替牙期儿童早期矫治预期目标。

　　临床处置：今天4颗切牙舌侧采用光固化技术制作麻花丝固定保持器，结束正畸治疗。常规拍摄患者处置后的面像及𬌗像（图13-1-64～图13-1-73）。

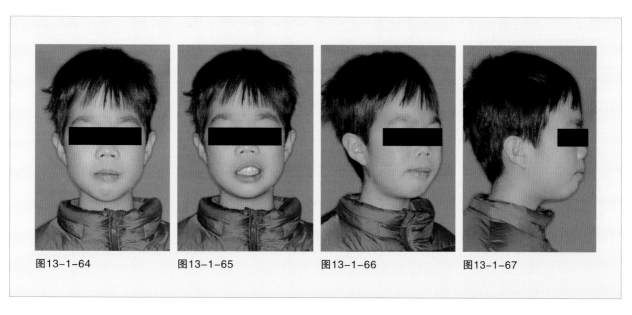

图13-1-64   图13-1-65   图13-1-66   图13-1-67

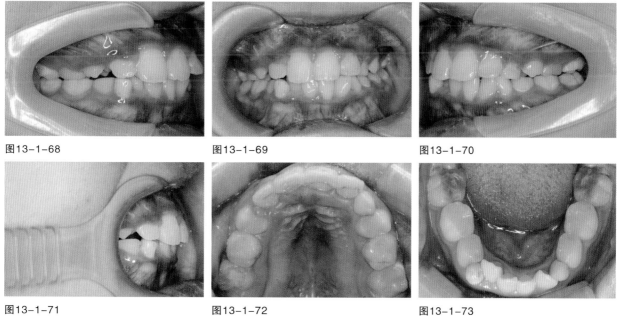

图13-1-68   图13-1-69   图13-1-70

图13-1-71   图13-1-72   图13-1-73

矫治体会

个别牙反𬌗是替牙期常见的错𬌗畸形，多因乳牙滞留或先天性牙胚异位引起，个别牙反𬌗可严重干扰下颌运动，阻碍咬合功能的程度甚至超过多牙反𬌗，因此宜早治疗。

本案例应用"芝麻官"矫治器组合曲联合使用改良固定式平导支架装置，整体治疗时间3个月，获得了良好的治疗效果。改良的固定式平导支架既可以发挥平导的打开反𬌗锁结作用，又可以增强支抗而设计牵引装置，便于错位牙齿调整。"芝麻官"矫治器组合曲是一种优化的片段弓矫治技术，其体积小、口感舒适，不能随意取戴，故矫治力持续，很适合学龄儿童，尤其适合不愿戴用活动矫治器的儿童。本案例两种装置联合使用最大的优点在于无须患者的配合，使医生的治疗由被动变为主动，缩短整体疗程，减少因为疗程延长而可能引起的牙体、牙周并发症，如釉质白斑、脱矿、龋坏、牙周炎症等。

第二节 上颌中切牙舌倾深覆𬌗矫治案例

患者初诊情况	（2023年4月2日）

患者，8岁，家长代诉牙齿不齐，无全身疾病史及家族遗传史。常规拍摄患者初诊时的面像、𬌗像及X线口腔全景片（图13-2-1～图13-2-11）。

　　检查：①口内检查：替牙列期，上下前牙轻度拥挤，前牙深覆𬌗Ⅲ°，11、21舌倾，磨牙轻度远中关系。②口外检查及X线检查：面部发育基本正常。

　　诊断：替牙期牙列拥挤，深覆𬌗。

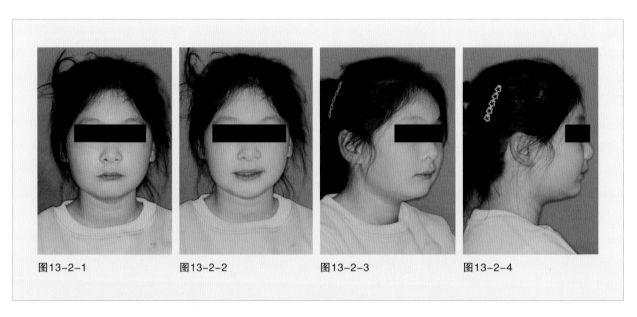

图13-2-1　　　　　图13-2-2　　　　　图13-2-3　　　　　图13-2-4

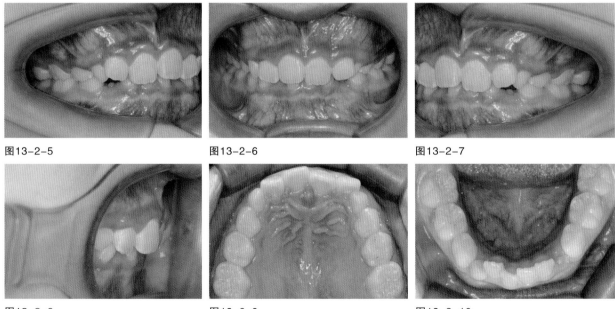

图13-2-5　　　　　　　图13-2-6　　　　　　　图13-2-7

图13-2-8　　　　　　　图13-2-9　　　　　　　图13-2-10

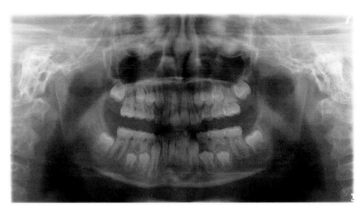

图13-2-11

矫治设计： 上颌装配固定式平导矫治器，压低下前牙，升高后牙，矫治前牙深覆𬌗。前牙段牙列不齐采用升级版"芝麻官"矫治器组合曲技术排齐。

矫治过程-1 （2023年6月17日）

临床处置： 在11、12、21、22粘接直丝弓金属托槽，使用0.016英寸澳丝弯制4牙升级版"芝麻官"矫治器Ⅰ-Ⅱ-Ⅱ型组合曲，排齐前牙。常规拍摄患者处置后的𬌗像及X线口腔全景片（图13-2-12~图13-2-18）。

备注： 2023年4月16日该患者上颌装配固定式平导矫治器，2个月后检查固定式平导矫治器固位良好，无不适，前牙深覆𬌗获得纠正。

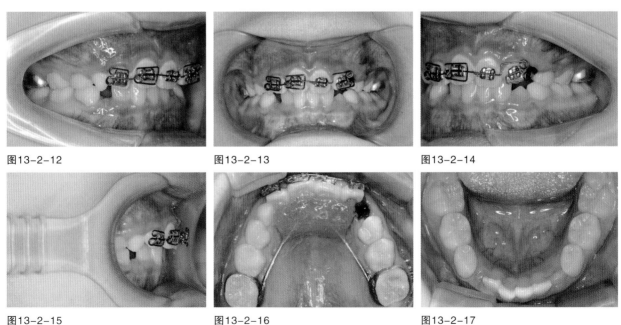

图13-2-12   图13-2-13   图13-2-14

图13-2-15   图13-2-16   图13-2-17

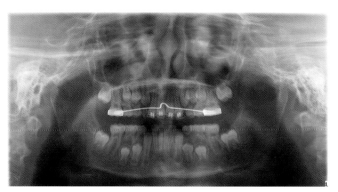

图13-2-18

矫治过程-2 （2023年6月30日）

复诊检查：经用升级版"芝麻官"矫治器组合曲处理，上前牙较前排齐。

临床处置：使用0.016英寸澳丝弯制4牙升级版"芝麻官"矫治器Ⅰ-Ⅰ型组合曲继续排齐牙列。常规拍摄患者处置后的殆像（图13-2-19~图13-2-24）。

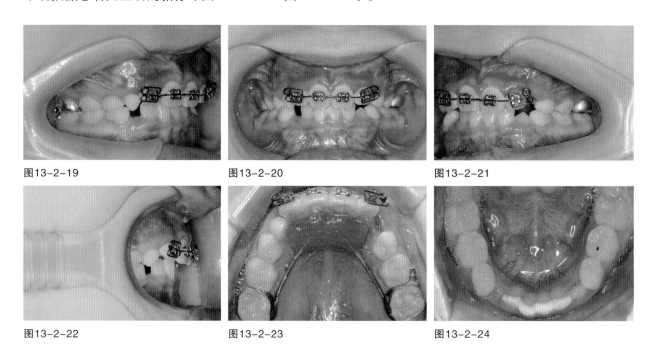

图13-2-19　　　　　　　图13-2-20　　　　　　　图13-2-21

图13-2-22　　　　　　　图13-2-23　　　　　　　图13-2-24

矫治过程-3 （2023年8月30日）

复诊检查：检查发现前牙12-22已经排齐，但牙弓弧度较平直。

临床处置：54、64上粘接金属托槽，使用0.016英寸澳丝弯制6牙升级版"芝麻官"矫治器组合曲，调整前牙弓弧度。常规拍摄患者处置后的殆像、X线头颅定位侧位片及X线口腔全景片（图13-2-25~图13-2-32）。

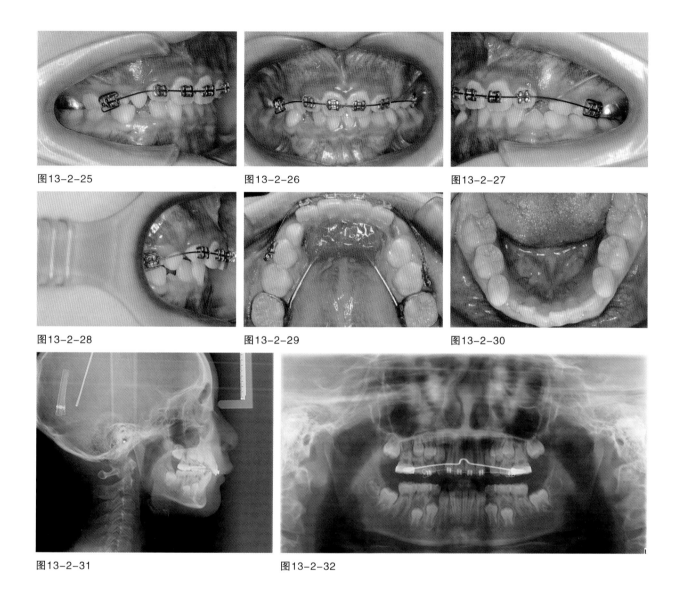

图13-2-25　　　　　　　　　图13-2-26　　　　　　　　　图13-2-27

图13-2-28　　　　　　　　　图13-2-29　　　　　　　　　图13-2-30

图13-2-31　　　　　　　　　　　图13-2-32

矫治过程-4　　　　　　　　　　　　　　　　　　　　　　（2023年9月10日）

　　复诊检查：患者前牙弓弧度较前改善。

　　临床处置：使用0.016英寸澳丝弯制在22远中设置欧米伽曲的6牙升级版"芝麻官"矫治器组合曲，置放牙列继续排牙。常规拍摄患者处置后的殆像（图13-2-33～图13-2-38）。

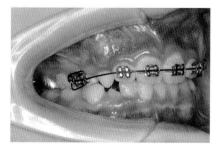

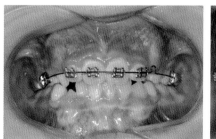

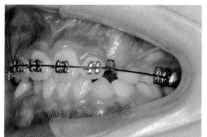

图13-2-33　　　　　　　　　图13-2-34　　　　　　　　　图13-2-35

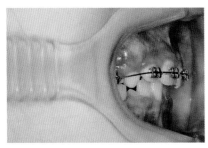

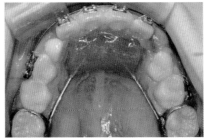

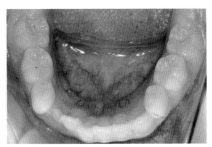

图13-2-36　　　　　　　　　图13-2-37　　　　　　　　　图13-2-38

矫治过程-5　　　　　　　　　　　　　　　　　　　　　　　　　　（2023年10月14日）

　　复诊检查及临床处置：检查见患者前牙覆𬌗略微加深，本次复诊前牙固定式平导矫治器加垫自凝塑料，继续调整前牙覆𬌗。常规拍摄患者处置后的𬌗像（图13-2-39～图13-2-44）。

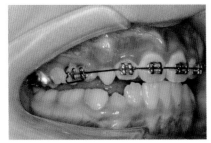

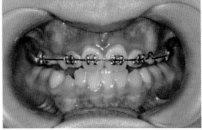

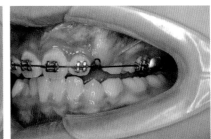

图13-2-39　　　　　　　　　图13-2-40　　　　　　　　　图13-2-41

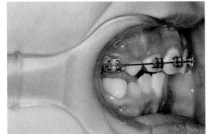

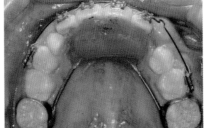

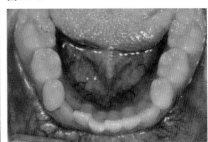

图13-2-42　　　　　　　　　图13-2-43　　　　　　　　　图13-2-44

矫治过程-6 （2023年11月18日）

复诊检查：患者牙齿排列整齐，前牙覆𬌗、覆盖良好，达到儿童早期矫治预期治疗目标（图13-2-45～图13-2-50）。

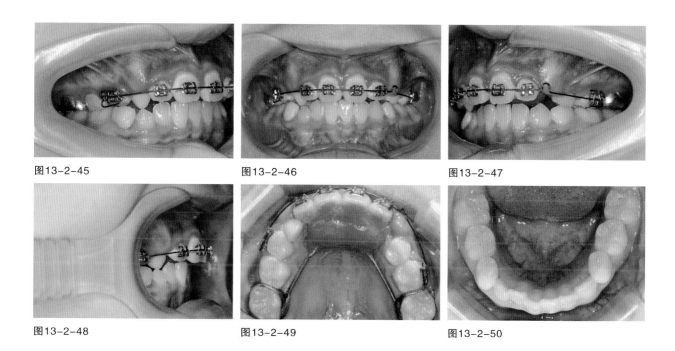

图13-2-45　　　　　　　　图13-2-46　　　　　　　　图13-2-47

图13-2-48　　　　　　　　图13-2-49　　　　　　　　图13-2-50

临床处置：拆除上颌唇侧托槽，12-22舌面采用麻花丝固定保持。常规拍摄患者处置后的𬌗像（图13-2-51～图13-2-56）。

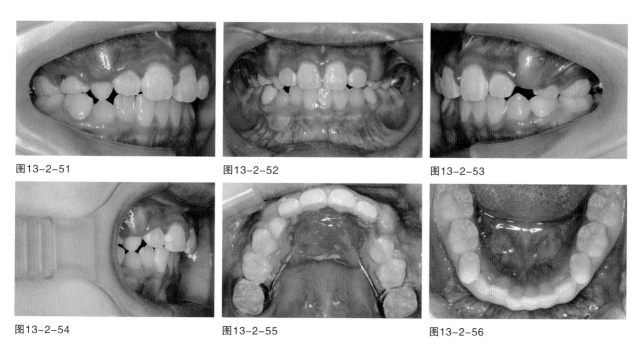

图13-2-51　　　　　　　　图13-2-52　　　　　　　　图13-2-53

图13-2-54　　　　　　　　图13-2-55　　　　　　　　图13-2-56

矫治过程-7　　　　　　　　　　　　　　　　　　　　（2023年12月16日）

　　复诊检查：患者牙齿排列整齐，前牙覆𬌗、覆盖良好，12-22舌面麻花丝固位稳定，患者无不适反应。常规拍摄患者复诊时的面像、𬌗像、X线头颅定位侧位片及X线口腔全景片（图13-2-57～图13-2-68）。

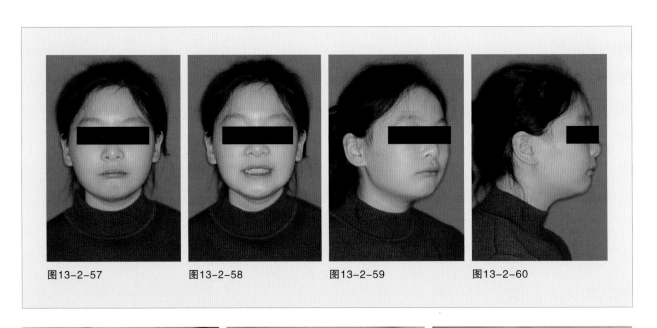

图13-2-57　　　　　　图13-2-58　　　　　　图13-2-59　　　　　　图13-2-60

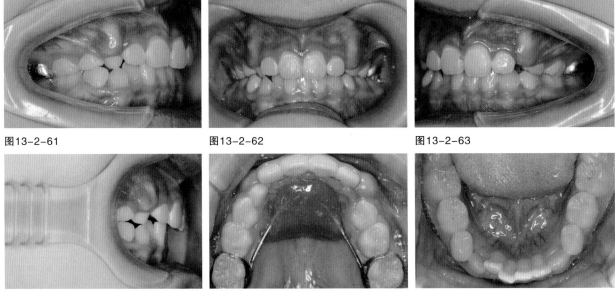

图13-2-61　　　　　　　　图13-2-62　　　　　　　　图13-2-63

图13-2-64　　　　　　　　图13-2-65　　　　　　　　图13-2-66

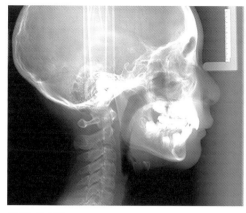

图13-2-67

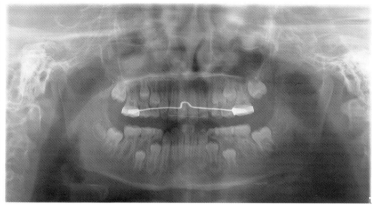

图13-2-68

矫治体会

　　本案例牙齿排齐阶段应用的新型"芝麻官"治疗技术，该技术应用0.014英寸澳丝或者0.016英寸澳丝根据不同的牙齿错𬌗畸形弯制"芝麻官"矫治器组合曲，达到逐步排齐牙齿的目的，获得了良好的治疗效果。"芝麻官"矫治技术可有效地治疗替牙期前牙不齐，是一种高效省时、便捷舒适的临床应用装置，可以替代传统的"2×4"矫治技术。

第14章

"芝麻官"矫治器与舌栅栏矫治器联合矫治案例

CASE REPORTS TREATED COMBINED "ZHIMA GUAN" APPLIANCES WITH THE TONGUE GATE APPLIANCES

患者，女孩，6岁，替牙早期，4颗第一恒磨牙已经萌出。常规拍摄患者初诊时的面像、殆像、X线头颅定位侧位片、X线口腔全景片检查及头影测量分析照片（图14-1～图14-14）。

检查：①口内检查：上颌11、21及下颌31、32、41、42萌出，前牙有散在间隙，呈现双牙弓前突，11-21之间约2.5mm间隙。上下前牙切缘无咬合接触，开殆距离1～1.5mm。②口外检查：下颌双唇均超越在审美平面以外，是前牙开殆畸形案例，有不良吐舌习惯。无家族遗传史。③X线检查：X线头颅定位侧位片显示无腺样体肥大。

针对病史结合临床检查分析该患者的开殆畸形主要由吐舌不良习惯造成。依据儿童早期矫治特点，我们设计了破除吐舌不良习惯矫治器：固定式舌栅栏矫治器。

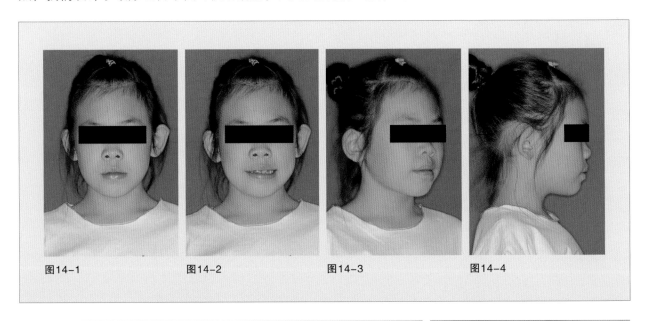

图14-1　　　　　图14-2　　　　　图14-3　　　　　图14-4

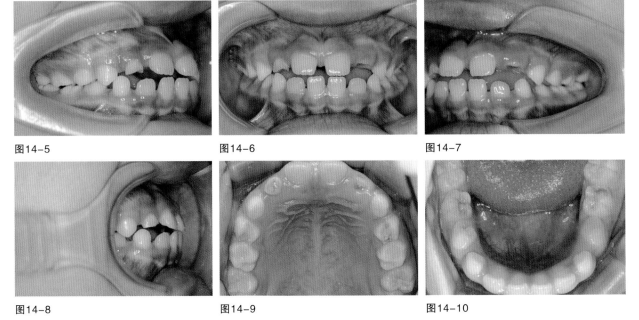

图14-5　　　　　图14-6　　　　　图14-7

图14-8　　　　　图14-9　　　　　图14-10

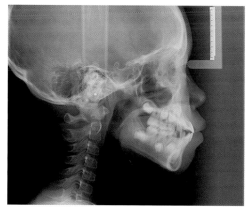

图14-11

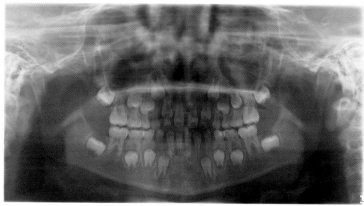

图14-12

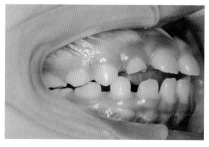

图14-13

分析方法	测量值	参考值	评测结果
骨性			
SNA	85.0	83.0° (±4.0)	上颌相对颅底位置正常
SNB	82.7	80.0° (±4.0)	下颌相对颅底位置正常
ANB	23	3.0° (±2.0)	骨性Ⅰ类
MP-SN	34.7	30.0° (±6.0)	下颌平面陡度(SN)正常
FMA (MP-FH)	24.6	26.8° (±3.0)	下颌平面陡度正常
GoGn-SN	33.1	32.0° (±4.0)	下颌平面角正常
牙性			
U1-SN	115.1*	106.0° (±6.0)	上中切牙唇倾(SN)
L1-MP (deg)	97.6	93.9° (±6.2)	下中切牙与下颌平面夹角正常
U1-L1	112.5*	124.0 (±8.0)	上下中切牙夹角偏小
Wits			
Wits	-4.1***	-2.2mm (±0.3)	骨性Ⅲ类倾向
软组织			
LL-EP	6.3**	2.0mm (±2.0)	下唇前突(EP)
ULEP	48*	1.0mm (±2.0)	上唇前突(EP)

图14-14

矫治过程-1 （2021年9月4日）

临床处置：该患者上颌牙弓装配固定式舌栅栏矫治器，破除不良吐舌习惯。常规拍摄患者处置后的𬌗像（图14-15～图14-20）。

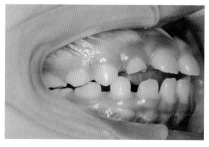

图14-15

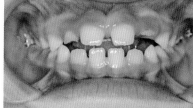

图14-16

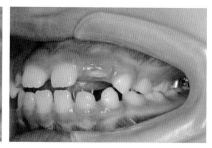

图14-17

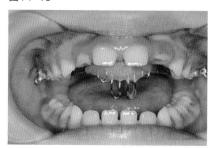

图14-18

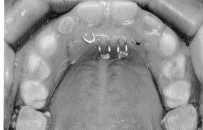

图14-19

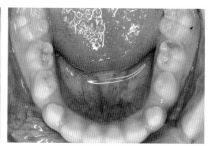

图14-20

矫治过程-2   （2021年10月5日）

　　复诊检查：矫治1个月后复诊，见患者装配舌栅栏曲破除吐舌习惯已见成效，前牙开𬌗获得矫正，上下前牙建立了覆𬌗、覆盖关系（图14-21～图14-29）。常规拍摄X线头颅定位侧位片及X线口腔全景片（图14-30，图14-31）。

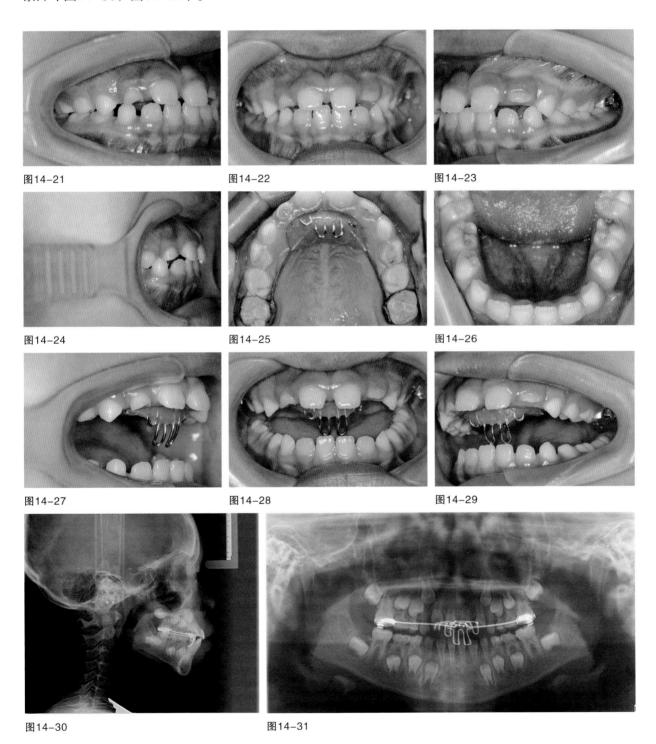

图14-21　　　　　　　　　　　图14-22　　　　　　　　　　　图14-23

图14-24　　　　　　　　　　　图14-25　　　　　　　　　　　图14-26

图14-27　　　　　　　　　　　图14-28　　　　　　　　　　　图14-29

图14-30　　　　　　　　　　　图14-31

　　复诊检查及临床处置： 矫治3个月复诊检查，患者前牙开𬌗获得矫正，上下前牙建立了正常覆𬌗、覆盖关系。口内舌栅栏曲装置固位稳定。患者饮食、咀嚼功能、发音状况均可。口腔卫生良好。常规拍摄患者复诊检查及处置后的𬌗像、X线头颅定位侧位片及X线口腔全景片（图14-32～图14-42）。

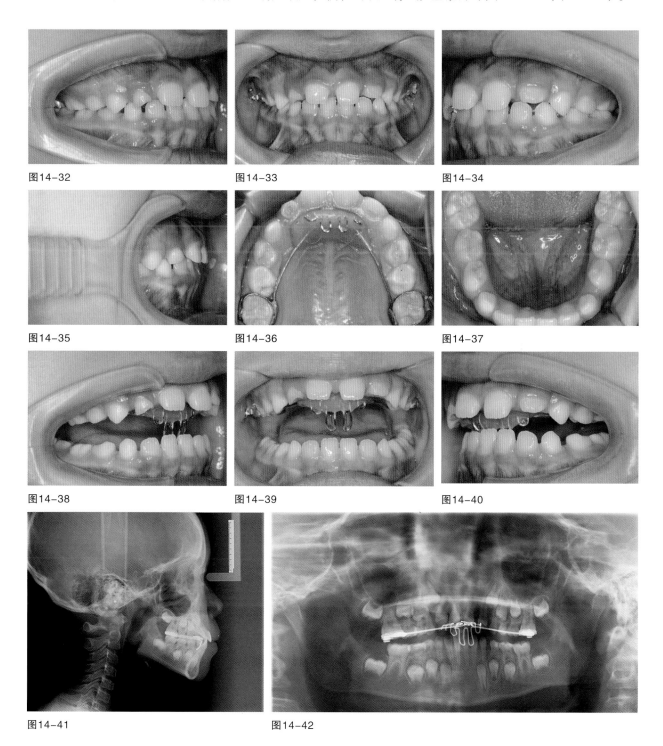

图14-32　　　　　　　　　　　图14-33　　　　　　　　　　　图14-34

图14-35　　　　　　　　　　　图14-36　　　　　　　　　　　图14-37

图14-38　　　　　　　　　　　图14-39　　　　　　　　　　　图14-40

图14-41　　　　　　　　　　　图14-42

矫治过程-4 （**2022年2月11日**）

　　复诊检查及临床处置：矫治5个月复诊检查，口内舌栅栏曲装置松动前来医院复查，重新粘接固定式舌栅栏矫治器。常规拍摄患者处置后的殆像及舌栅栏装置照片（图14-43～图14-51）。

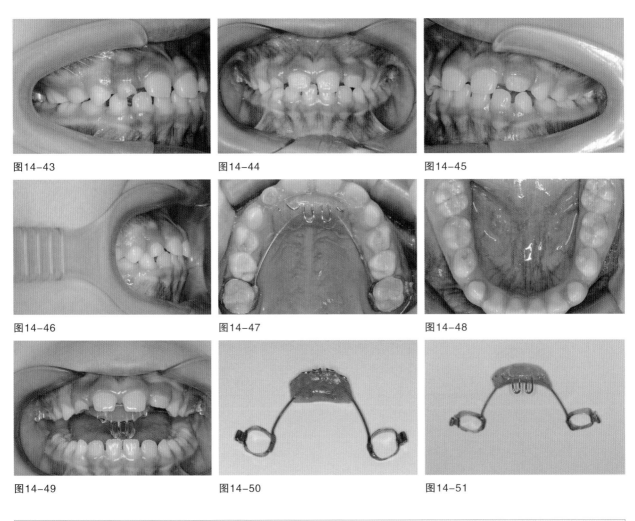

图14-43　　　　　　　　　图14-44　　　　　　　　　图14-45

图14-46　　　　　　　　　图14-47　　　　　　　　　图14-48

图14-49　　　　　　　　　图14-50　　　　　　　　　图14-51

矫治过程-5 （**2022年10月16日**）

　　复诊检查：矫治1年复诊检查，口内舌栅栏曲装置松动脱落前来医院复查。

　　临床处置：我们重新设计并装配了上颌腭珠装置，继续维持良好舌习惯，同时增加了趣味性。常规拍摄患者检查及处置后的殆像（图14-52～图14-59）。

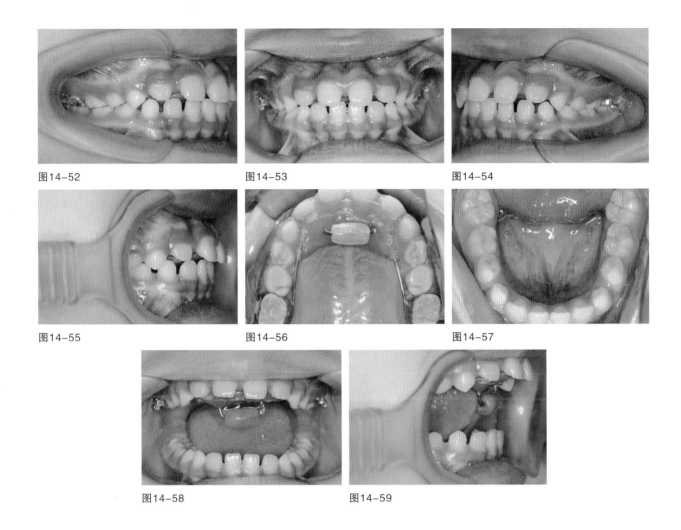

图14-52   图14-53   图14-54

图14-55   图14-56   图14-57

图14-58   图14-59

矫治过程-6　　　　　　　　　　　　　　　　　（2023年6月10日）

　　复诊检查：该患者上颌前牙存在散在间隙。

　　临床处置：设计采用2牙"芝麻官"矫治器关闭间隙。11、21粘接金属托槽，使用0.016英寸澳丝弯制"芝麻官"Ⅳ型矫治器入槽结扎固定，关闭前牙间隙。常规拍摄患者处置后的𬌗像（图14-60～图14-65）。

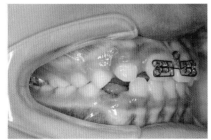
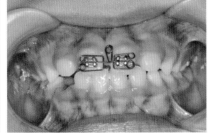
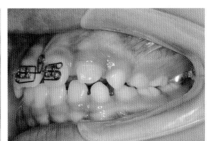

图14-60   图14-61   图14-62

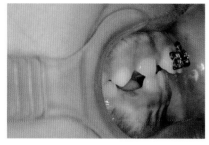
图14-63

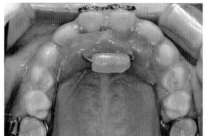
图14-64

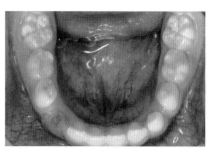
图14-65

矫治过程-7 （2023年6月17日）

复诊检查： 1周后复诊，见"芝麻官"矫治器固位良好，无不适。11、21间隙明显改善。

临床处置： 本次复诊将12、22粘接金属托槽，采用0.016英寸澳丝弯制4牙"芝麻官"Ⅳ型矫治器组合曲，11-21之间采用结扎丝紧密"8"字结扎固定，升级版"芝麻官"矫治器带圈垂直臂紧贴托槽结扎加力，继续关闭间隙。常规拍摄患者处置后的殆像（图14-66~图14-71）。

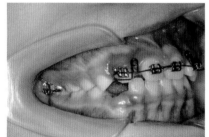
图14-66

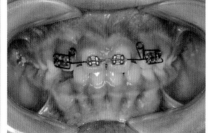
图14-67

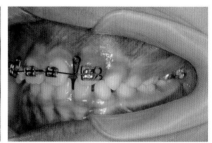
图14-68

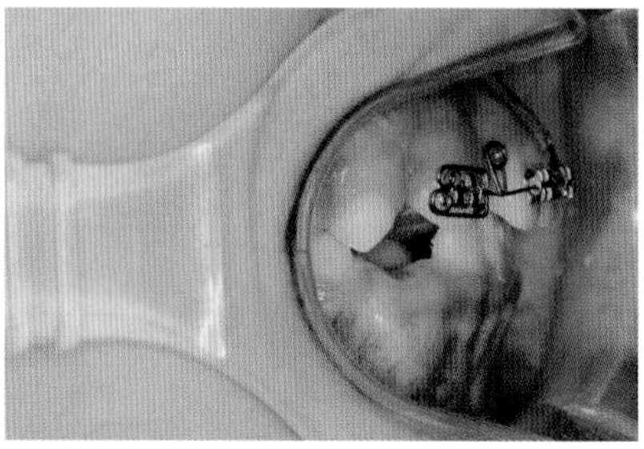

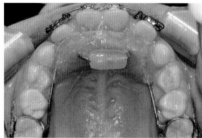
图14-69

图14-70

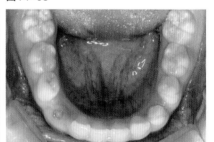
图14-71

矫治过程-8 （2023年6月30日）

复诊检查： 2周后复诊，患儿无不适，11、21间隙基本关闭。

临床处置： 在"芝麻官"Ⅳ型矫治器组合曲的11-21之间弯折一个倒置的V形曲，给闭隙曲加力，进行关闭散在牙间隙。常规拍摄患者处置后的殆像（图14-72~图14-77）。

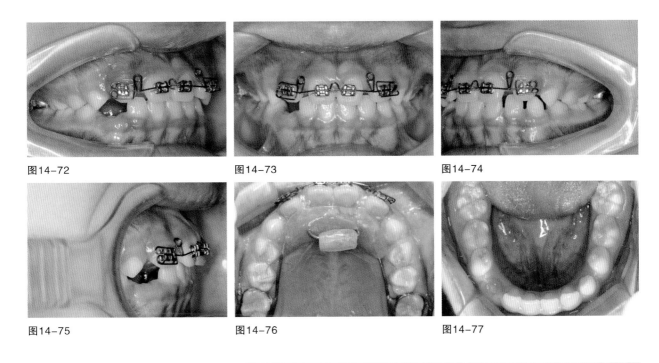

图14-72　　　　　　　　　图14-73　　　　　　　　　图14-74

图14-75　　　　　　　　　图14-76　　　　　　　　　图14-77

矫治过程-9　　　　　　　　　　　　　　　　　　　　　　　**（2023年7月15日）**

　　复诊检查：2周后复诊，"芝麻官"矫治器固位良好，患儿无不适，上颌双侧侧切牙间隙明显进一步关闭。

　　临床处置：本次复诊使用0.016英寸澳丝重新弯制4牙升级版"芝麻官"Ⅳ型矫治器组合曲置放牙列，继续加力进一步关闭上颌双侧侧切牙间隙。常规拍摄患者处置后的𬌗像（图14-78～图14-83）。

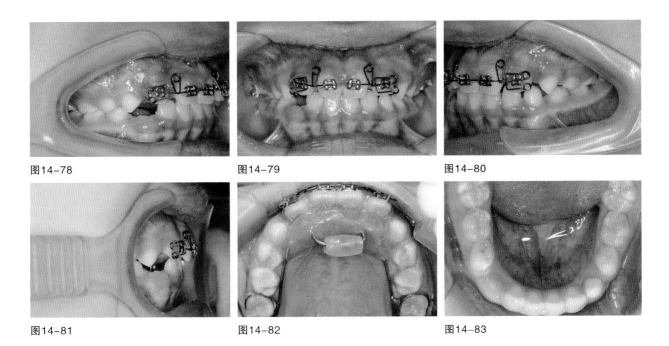

图14-78　　　　　　　　　图14-79　　　　　　　　　图14-80

图14-81　　　　　　　　　图14-82　　　　　　　　　图14-83

矫治过程-10   （2023年8月21日）

复诊检查及临床处置：间隔1个月后复诊，患儿无不适，11、12、21、22间隙基本关闭，上前牙段牙弓形态稍欠佳，本次复诊53、63粘接金属托槽，使用0.016英寸澳丝弯制6牙"芝麻官"Ⅰ型矫治器组合曲，并在12、22远中进行随形弓弯制，调整上前牙牙弓形态。常规拍摄X线头颅定位侧位片及X线口腔全景片（图14-84~图14-91）。

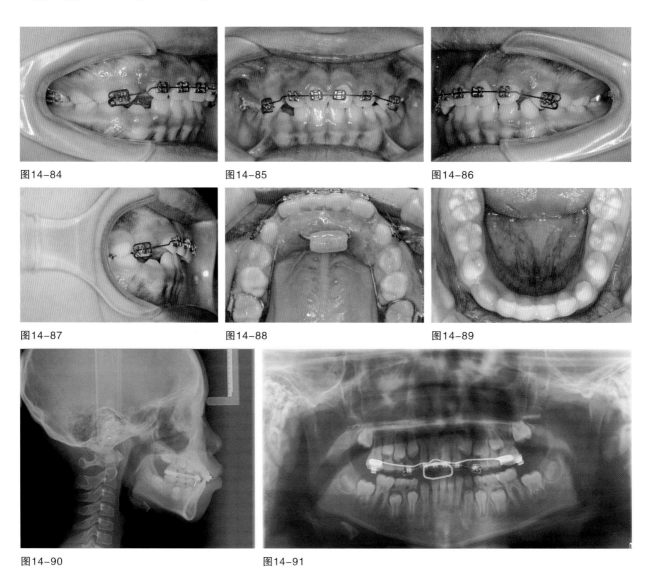

图14-84   图14-85   图14-86

图14-87   图14-88   图14-89

图14-90   图14-91

矫治过程-11   （2023年9月2日）

复诊检查：患者复诊见"芝麻官"矫治器无异常，上颌腭珠固位良好，上前牙牙弓形态改善。

临床处置：12-22托槽套橡皮链辅助关闭微小散在间隙。常规拍摄患者处置后的殆像（图14-92~图14-97）。

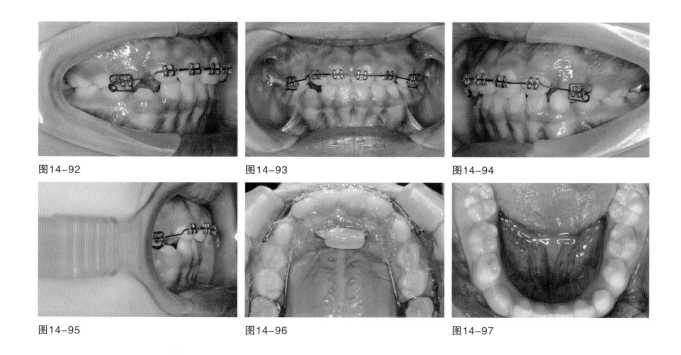

图14-92   图14-93   图14-94

图14-95   图14-96   图14-97

矫治过程-12   （2023年9月30日）

　　复诊检查：患儿无不适，牙弓形态明显改善，达到儿童早期矫治预期治疗目标。

　　临床处置：12-22舌侧粘接麻花丝保持，拆除上颌牙列托槽，牙面抛光，继续佩戴上颌固定式腭珠，纠正吐舌不良习惯。常规拍摄患者处置后的面像及𬌗像（图14-98～图14-107）。

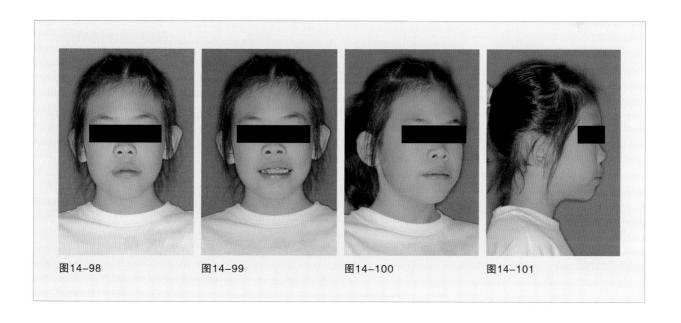

图14-98   图14-99   图14-100   图14-101

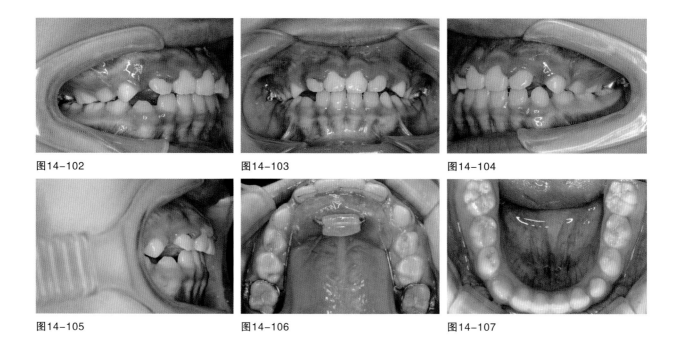

图14-102　　　　　　　　　图14-103　　　　　　　　　图14-104

图14-105　　　　　　　　　图14-106　　　　　　　　　图14-107

矫治过程-13　　　　　　　　　　　　　　　　　　　　　　　（2023年10月28日）

复诊检查：患者间隔1个月复诊，12-22排列整齐，舌侧麻花丝固位良好，无明显异常，目前无特殊处理，继续观察患儿替牙情况。常规拍摄患者检查时的面像及𬌗像（图14-108～图14-117）。

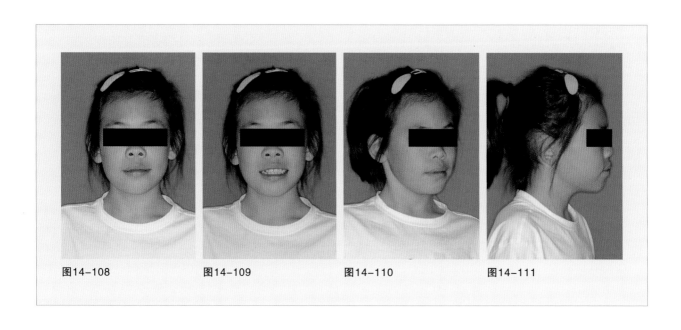

图14-108　　　　　　　图14-109　　　　　　　图14-110　　　　　　　图14-111

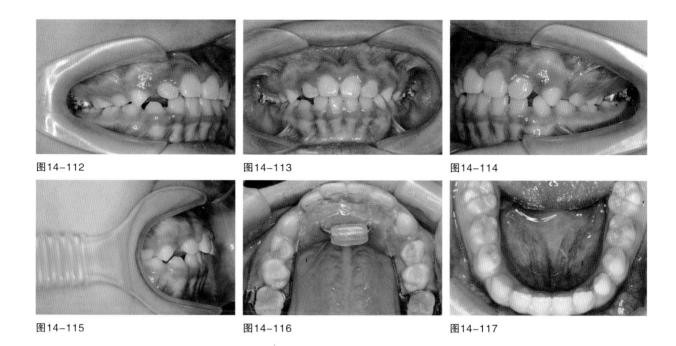

图14-112　　　　　　　　　图14-113　　　　　　　　　图14-114

图14-115　　　　　　　　　图14-116　　　　　　　　　图14-117

矫治体会

　　该案例因患儿存在吐舌不良习惯，出现上前牙唇倾并伴有散在间隙，导致上下切牙不能对咬，前牙开𬌗。我们首先使用了上颌固定式舌栅栏矫治器后来改为腭珠装置辅助患儿纠正吐舌不良习惯及锻炼舌肌，佩戴舌栅栏1个月后，纠正了前牙开𬌗畸形。在继续纠正吐舌不良习惯的同时，结合了"芝麻官"Ⅳ型矫治器和升级版"芝麻官"矫治器组合曲，从2颗上前牙间隙的关闭陆续增加到4颗上前牙的调整再增加到6颗牙齿前牙弓弧形的调整，整个治疗过程中采用了多种"芝麻官"矫治器不同型号的联合应用以及力学的巧妙设计使得最终的效果令人满意。

　　升级版"芝麻官"矫治器结构简单、舒适，设计牙位相对较少，不涉及整个牙弓，释放矫治力符合细丝轻力原则，效果显著。矫正结束后也无须复杂的操作处理，只需舌侧麻花丝粘接保持观察即可。

第15章

"芝麻官"矫治器与阻生切牙导萌装置联合矫治案例

CASE REPORTS TREATED
COMBINED "ZHIMA
GUAN" APPLIANCES WITH
IMPACTED INCISORS
APPLIANCES

患者7岁，男孩，刚进入替牙期。

检查：磨牙组4颗六龄齿萌出到位，切牙组11、31、41、42萌出，多颗乳牙龋坏，口内有3颗乳磨牙戴上了套筒冠，上颌21、22颌骨内埋伏阻生，尤其21呈现牙冠朝近中的横卧水平阻生，21牙冠位置空缺，导致11近中移动偏向左侧2mm。11、52之间存在3mm间隙。显而易见，颌骨内横卧埋伏水平阻生的21是本病例正畸矫治难点。常规拍摄患者初诊时的面像、殆像及X线片（图15-1～图15-13）。

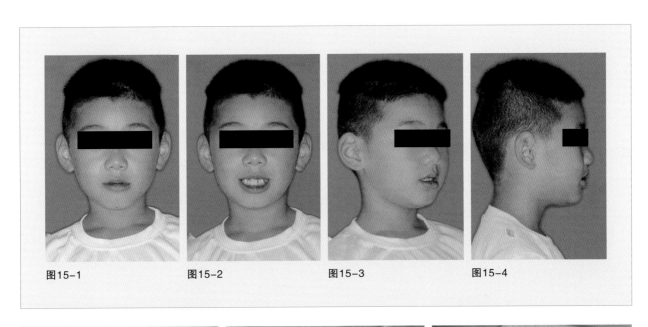

图15-1　　　　　图15-2　　　　　图15-3　　　　　图15-4

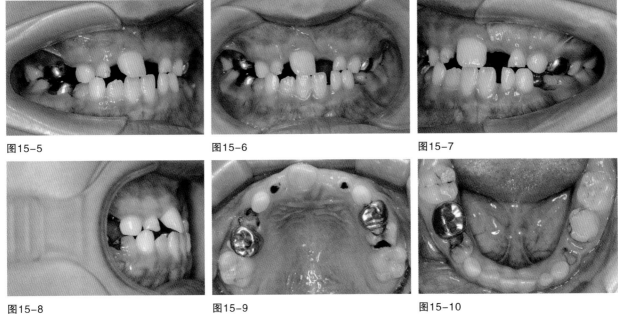

图15-5　　　　　图15-6　　　　　图15-7

图15-8　　　　　图15-9　　　　　图15-10

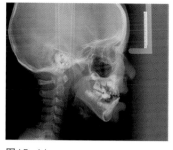
图15-11

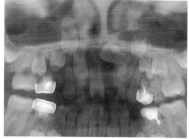
图15-12

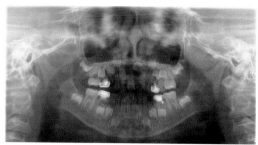
图15-13

矫治过程-1 （2021年7月16日）

临床处置：设计正畸导萌治疗，上颌装配改良Nance托支架矫治装置，右侧设置了与口内腭托相连的牵引支架，11唇面及舌面粘接了舌侧扣，两者之间挂橡皮链实施双轨移动，将11拉回正常位置，扩展阻生牙21、22萌出空间（图15-14～图15-19）。

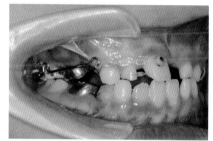
图15-14

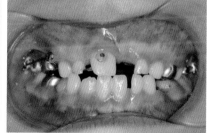
图15-15

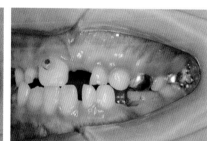
图15-16

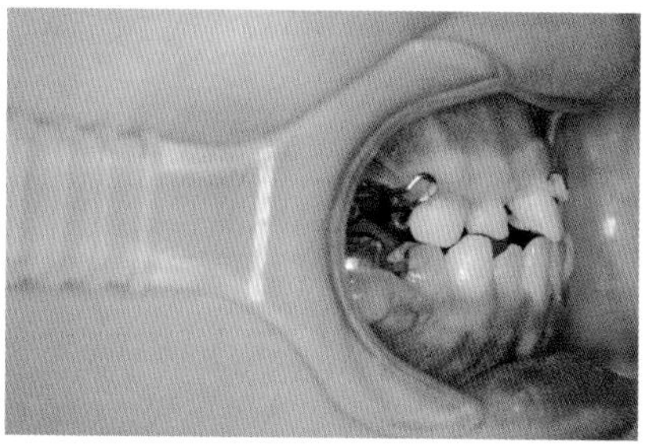

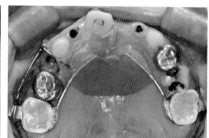
图15-17

图15-18

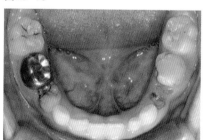
图15-19

矫治过程-2　　　　　　　　　　　　　　　　　　　　　　　　　　（2021年8月6日）

　　复诊检查及临床处置：临床检查见11已经朝远中方向移动，继续更换橡皮链移动牙齿。常规拍摄患者处置后的𬌗像（图15-20～图15-25）。

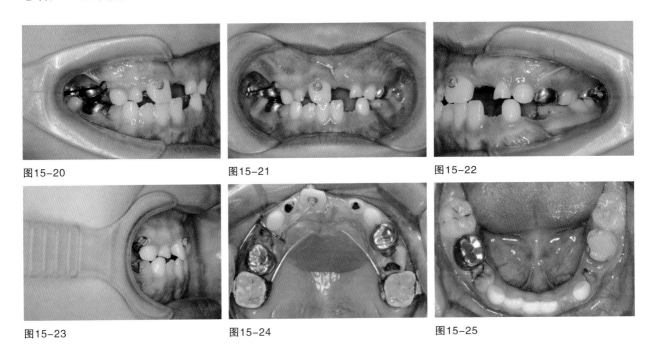

图15-20　　　　　　　　　　　　　图15-21　　　　　　　　　　　　　图15-22

图15-23　　　　　　　　　　　　　图15-24　　　　　　　　　　　　　图15-25

矫治过程-3　　　　　　　　　　　　　　　　　　　　　　　　　　（2021年9月11日）

　　复诊检查及临床处置：11远中移动已经与52靠拢接触，21手术翻瓣粘接舌侧扣。口内Nance托上面增添一个长方形钢丝牵引支架，通过结扎丝将21悬吊朝𬌗方牵引。常规拍摄患者处置后的𬌗像、X线头颅定位侧位片及X线口腔全景片（图15-26～图15-33）。

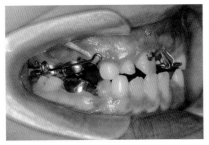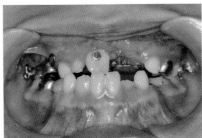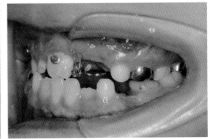

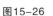

图15-26　　　　　　　　　　　　　图15-27　　　　　　　　　　　　　图15-28

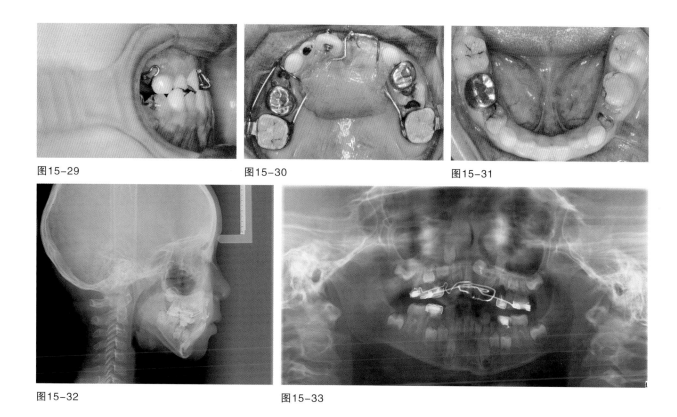

图15-29　　　　　　　　图15-30　　　　　　　　图15-31

图15-32　　　　　　　　图15-33

矫治过程-4 　　　　　　　　　　　　　　　　　　　　　（2021年10月6日）

　　复诊检查及临床处置：患者感觉正常，无不适反应。继续加力拧紧悬吊结扎丝牵引21阻生牙朝殆方移动。常规拍摄患者处置后的殆像及X线头颅定位侧位片（图15-34～图15-39）。

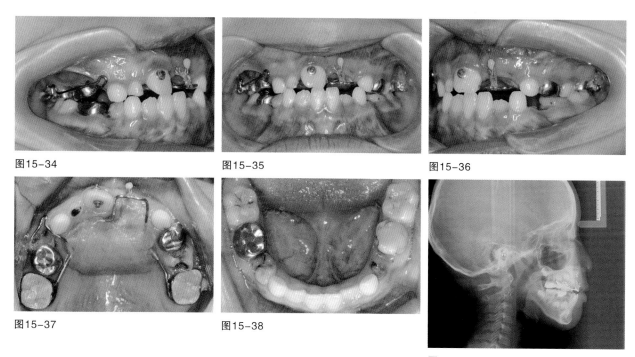

图15-34　　　　　　　　图15-35　　　　　　　　图15-36

图15-37　　　　　　　　图15-38　　　　　　　　图15-39

复诊检查及临床处置：X线口腔全景片（图15-46）显示21已经朝船方移动，11唇侧舌侧扣与挂钩之间挂橡皮链牵引，继续加力拧紧悬吊结扎丝牵引导萌21阻生牙。常规拍摄患者处置后的船像及X线口腔全景片（图15-40～图15-47）。

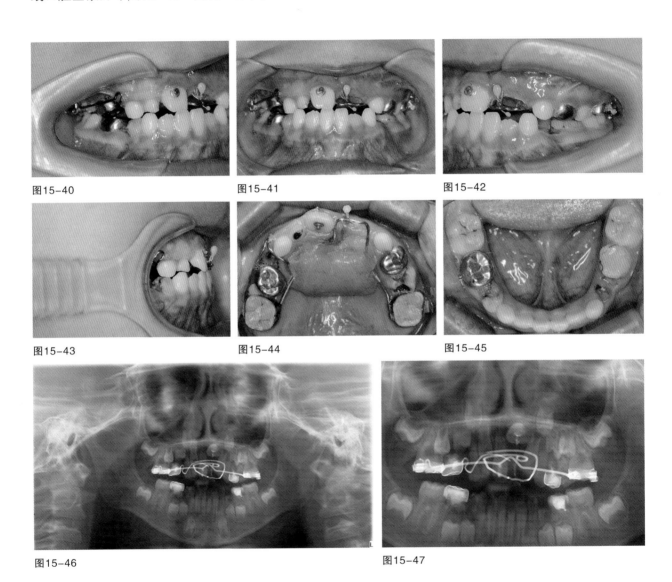

图15-40

图15-41

图15-42

图15-43

图15-44

图15-45

图15-46

图15-47

矫治过程-6 （2021年12月4日）

　　复诊检查及临床处置：11已经远移与52接触，采用0.25mm结扎丝将其与左侧牵引支架连接在一起，防止其复发回弹，保障21的萌出道通畅。21采用拉簧结扎导萌牵引。常规拍摄患者临床处置后的𬌗像（图15-48～图15-53）。

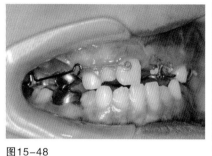
图15-48

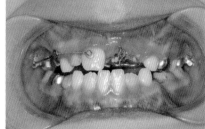
图15-49

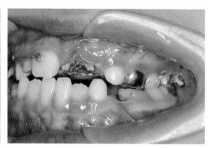
图15-50

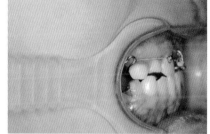
图15-51

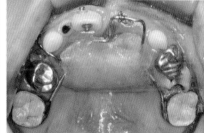
图15-52

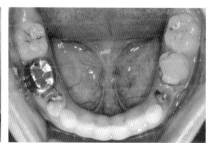
图15-53

矫治过程-7 （2022年1月2日）

　　复诊检查及临床处置：患者无不适，21更换橡皮链弹力牵引，继续正畸导萌治疗。常规拍摄患者处置后的𬌗像及X线口腔全景片（图15-54～图15-61）。

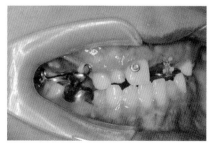
图15-54

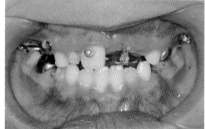
图15-55

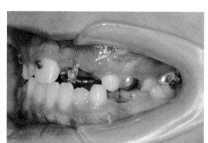
图15-56

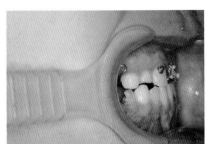
图15-57

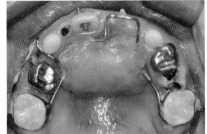
图15-58

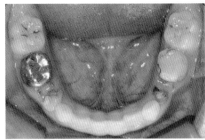
图15-59

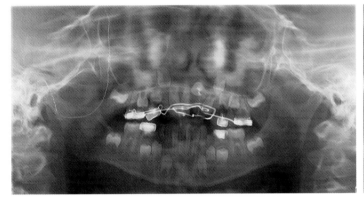
图15-60

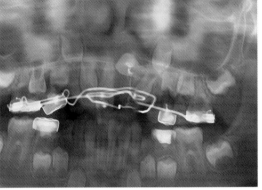
图15-61

矫治过程-8 （2022年2月14日）

复诊检查及临床处置： 更换橡皮链牵引21，X线片（图15-68，图15-69）显示21已经朝船方移动。常规拍摄患者临床处置后的船像（图15-62～图15-67）。

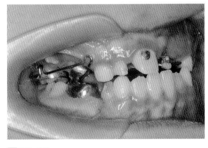
图15-62

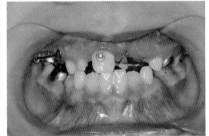
图15-63

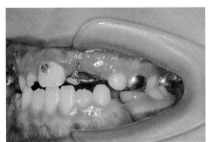
图15-64

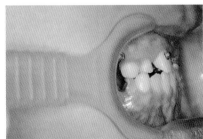
图15-65

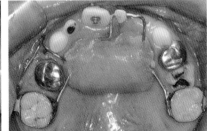
图15-66

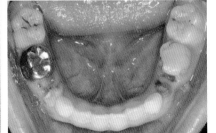
图15-67

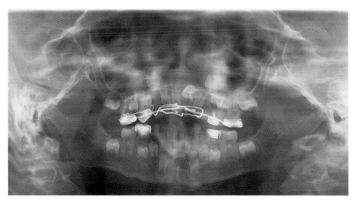
图15-68

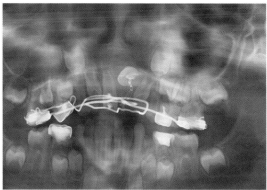
图15-69

矫治过程-9   （2022年3月5日）

复诊检查及临床处置： 更换橡皮链牵引，继续正畸导萌治疗。常规拍摄患者临床处置后的殆像及口腔全景片（图15-70~图15-76）。

备注： 2022年6月6日常规拍摄患者X线口腔全景片如图15-76所示。X线口腔全景片显示21牙冠已经转头朝殆方移动，接近11长轴的1/2处。

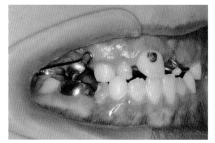
图15-70

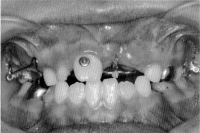
图15-71

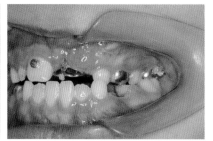
图15-72

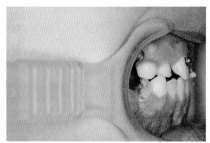
图15-73

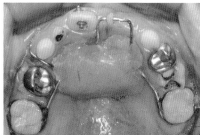
图15-74

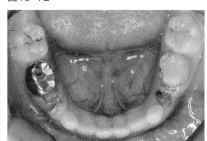
图15-75

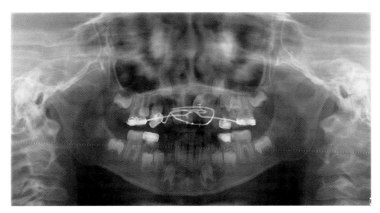

图15-76

矫治过程-10 （2022年7月3日）

　　复诊检查及临床处置：21已经移动到黏膜下，该处软组织隆起、发白，可以触摸到牙齿。遂切开软组织，暴露21牙冠，粘接舌侧扣挂橡皮链朝𬌗方牵引。常规拍摄患者临床处置后的𬌗像及X线口腔全景片（图15-77~图15-81）。

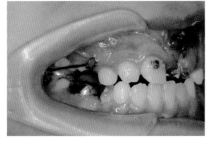
图15-77

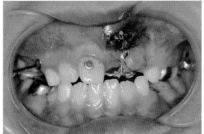
图15-78

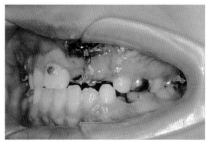
图15-79

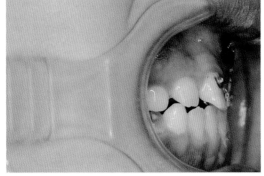
图15-80

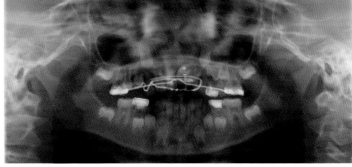
图15-81

矫治过程-11　　　　　　　　　　　　　　　　　　　　　　　　**（2022年8月5日）**

　　复诊检查及临床处置：21已经萌出1/3牙冠，切端牙面粘接2个舌侧扣挂橡皮链牵引。常规拍摄患者处置后的殆像及X线片（图15-82～图15-89）。

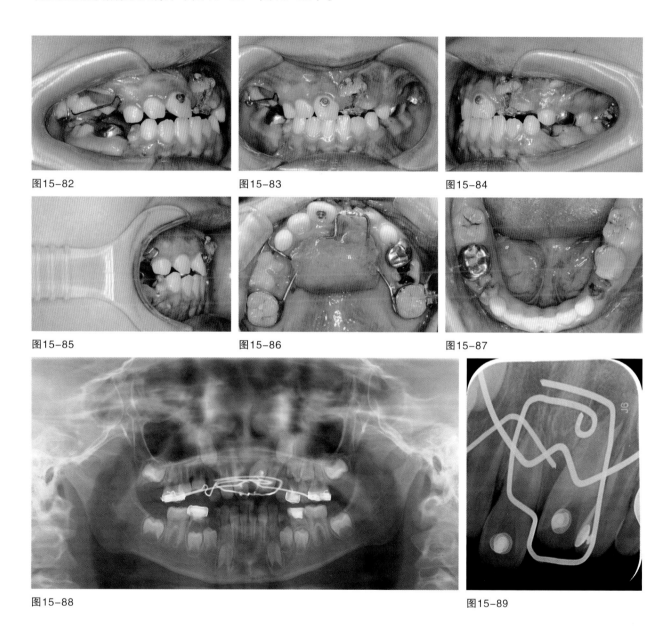

图15-82　　　　　　　　　　图15-83　　　　　　　　　　图15-84

图15-85　　　　　　　　　　图15-86　　　　　　　　　　图15-87

图15-88　　　　　　　　　　　　　　　　　　　　　　图15-89

矫治过程-12　　　　　　　　　　　　　　　　　　　　　　　　**（2022年8月21日）**

　　复诊检查及临床处置：21牙冠已经朝殆向萌出1/2，更换橡皮链继续牵引。常规拍摄患者处置后的殆像（图15-90～图15-95）。

　　备注：2022年9月24日患者来医院拍摄X线口腔全景片（图15-96）。X线片显示21牙轴已经呈直立状且朝殆方移动。获得一个良好的正畸导萌姿势位，且萌出道基本通畅。

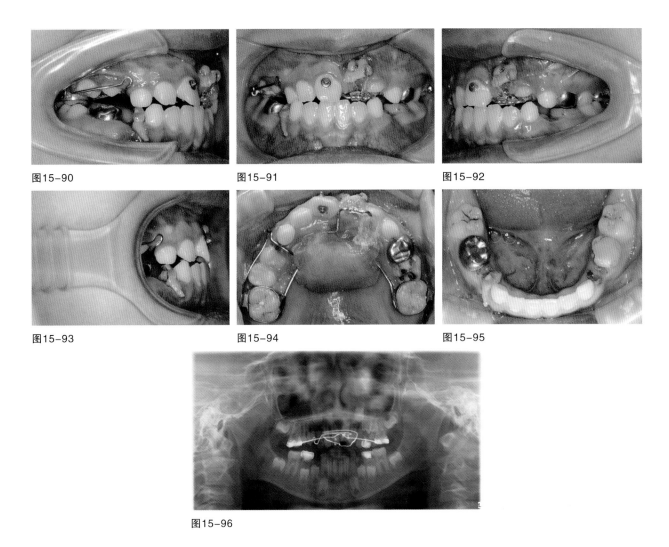

图15-90　　　　　　　图15-91　　　　　　　图15-92

图15-93　　　　　　　图15-94　　　　　　　图15-95

图15-96

矫治过程-13　　　　　　　　　　　　　　　　　　　（2022年11月5日）

　　复诊检查：21阻生经上述处理，已经萌出牙冠4/5，尚未萌出到应有位置，且与11呈现高低不齐状况，与11切缘落差约3mm。11-21从𬌗面观察呈外翻扭转，即远中唇向扭转。

　　临床处置：掰掉11唇面舌侧扣，11-21唇面粘接方丝弓金属托槽，采用0.014英寸澳丝弯制正畸特色装置——"芝麻官"Ⅰ型矫治器，解决11-21的扭转，拟定下次使用"芝麻官"Ⅲ型矫治器，解决两颗切牙高低不齐问题。常规拍摄患者临床处置后的𬌗像（图15-97～图15-102）。

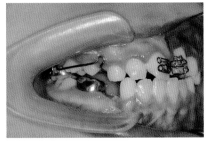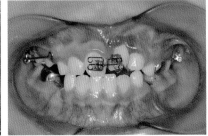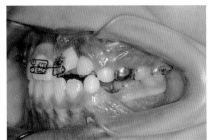

图15-97　　　　　　　图15-98　　　　　　　图15-99

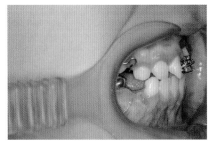
图15-100

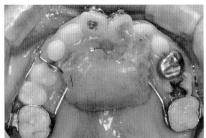
图15-101

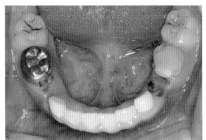
图15-102

矫治过程-14 （2022年11月20日）

复诊检查：经"芝麻官"Ⅰ型矫治器治疗半个月，见21较前移向殆方并且有所扭正，患者无不适反应，口腔卫生情况良好。

临床处置：更换"芝麻官"Ⅲ型矫治器，即通过一个附有匣形曲的方框形结构将21托槽槽沟纳入正畸弓丝结扎固定。2颗中切牙的切缘高低不平，相差高度约2mm，在上颌2颗中切牙装配"芝麻官"Ⅲ型矫治器（图15-109）。常规拍摄患者处置后的殆像（图15-103～图15-108）及X线口腔全景片（图15-110），X线口腔全景片显示21牙根基本与11牙根呈平行状况。

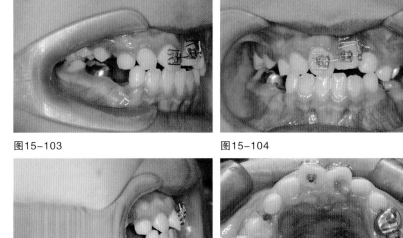

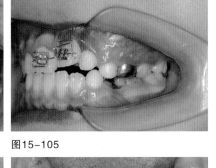

图15-103

图15-104

图15-105

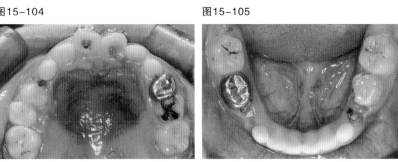

图15-106

图15-107

图15-108

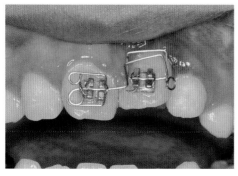

图15-109

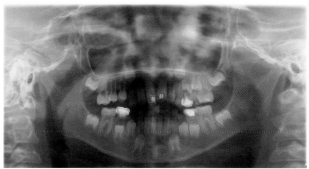

图15-110

矫治过程-15 （2022年11月26日）

　　复诊检查：我们惊喜地发现该患者的2颗上下不齐的切牙已经平齐，仅仅使用"芝麻官"Ⅲ型矫治器6天时间，21已经唇向移动，与11的切缘在一条直线上。

　　临床处置：更换"芝麻官"Ⅰ型矫治器，维持稳定矫治效果。常规拍摄患者临床处置后的𬌗像、X线头颅定位侧位片及X线口腔全景片（图15-111~图15-118）。

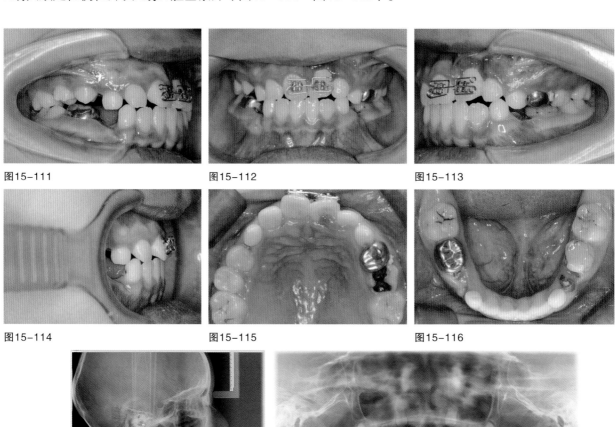

图15-111

图15-112

图15-113

图15-114

图15-115

图15-116

图15-117

图15-118

矫治过程-16 （2022年12月3日）

复诊检查： 11-21唇面观察虽然基本呈平齐状况，但从上颌牙列𬌗面观察显示11、21牙冠略远中唇向扭转（外翻）。

临床处置： 更换"芝麻官"Ⅱ型矫治器，矫治11、21的轻度扭转（外翻状况）。常规拍摄患者处置后的𬌗像（图15-119～图15-124）。

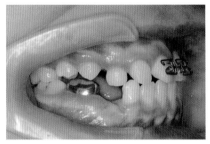
图15-119

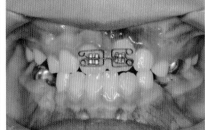
图15-120

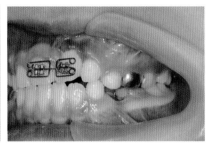
图15-121

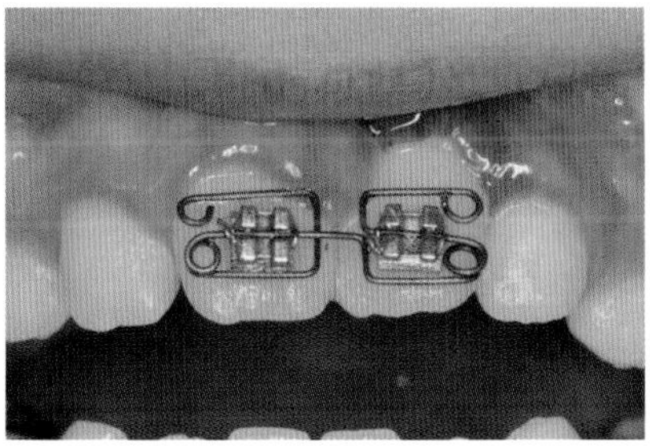

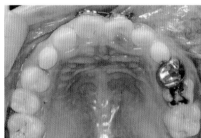
图15-122

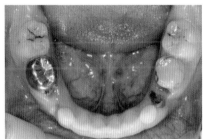
图15-123

图15-124

矫治过程-17 （2022年12月17日）

复诊检查： 11、21经采用"芝麻官"Ⅱ型矫治器治疗2周后复诊，见11、21扭转、拥挤获得纠正。

临床处置： 更换0.018英寸×0.025英寸不锈钢节段方丝，纳入11-21方丝弓托槽做片段弓保持器。嘱患者半个月后来医院复诊。

替牙期患者，12横卧埋伏阻生牙经正畸导萌已排入正常牙列，达到预期矫治目标，准备结束早期矫治。常规拍摄患者处置后的𬌗像及X线检查（图15-125～图15-130）。

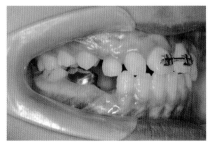
图15-125

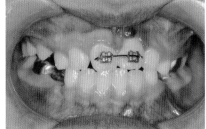
图15-126

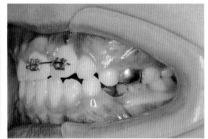
图15-127

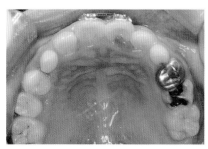
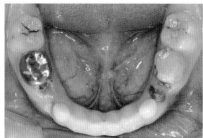
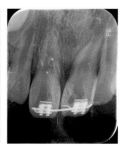

图15-128　　　　　　　　　　图15-129　　　　　　　　　　图15-130

矫治过程-18　　　　　　　　　　　　　　　　　　　　　　　（2023年3月18日）

　　复诊检查及临床处置：本次复诊，12、22粘接金属托槽，使用0.018英寸×0.025英寸片段不锈钢方丝纳入托槽槽沟结扎，维持上颌4颗切牙排齐的矫治效果。常规拍摄患者处置后的殆像、X线头颅定位侧位片及X线口腔全景片（图15-131～图15-138）。

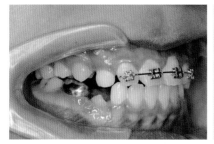
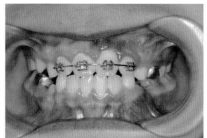
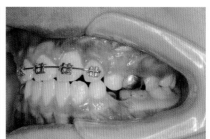

图15-131　　　　　　　　　　图15-132　　　　　　　　　　图15-133

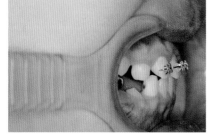
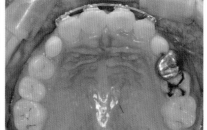
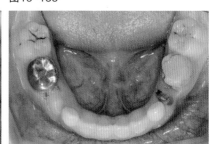

图15-134　　　　　　　　　　图15-135　　　　　　　　　　图15-136

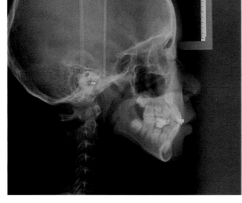
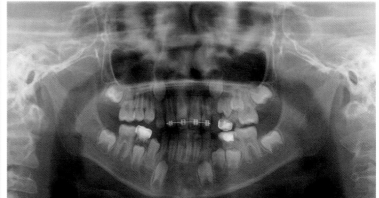

图15-137　　　　　　　　　　　　　　图15-138

矫治过程-19 （2023年8月11日）

复诊检查及临床处置：患者因门牙上的矫治器托槽松动脱落而来院就诊，粘接脱落托槽，重新粘接托槽，更换0.016英寸澳丝弯制的4牙"芝麻官"Ⅰ型矫治器组合曲，排齐牙列。常规拍摄患者处置后的殆像（图15-139~图15-144）。

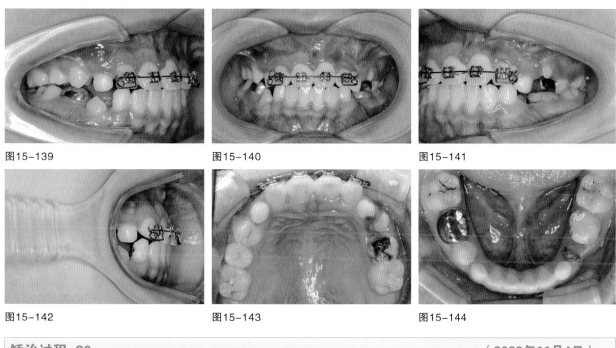

图15-139　　　　　　　图15-140　　　　　　　图15-141

图15-142　　　　　　　图15-143　　　　　　　图15-144

矫治过程-20 （2023年11月4日）

复诊检查及临床处置：使用0.25mm结扎丝，将12、11、21、22托槽紧密"8"字连续结扎固定。常规拍摄患者临床处置后的殆像（图15-145~图15-150）。

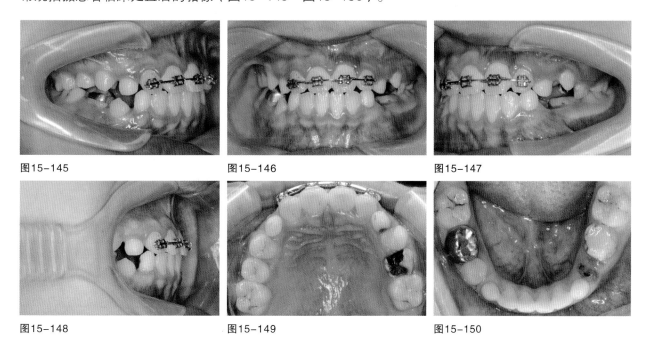

图15-145　　　　　　　图15-146　　　　　　　图15-147

图15-148　　　　　　　图15-149　　　　　　　图15-150

矫治过程-21 （2023年11月18日）

　　复诊检查及临床处置：患者21埋伏阻生牙经正畸导萌排入正常牙列，上颌4颗切牙使用"芝麻官"矫治器排列整齐，达到预期矫治目标。本次采用光固化酸蚀粘接技术舌侧粘接麻花丝固定保持器，拆除唇侧托槽，结束正畸治疗。常规拍摄患者处置后的面像及𬌗像（图15-151～图15-160）。

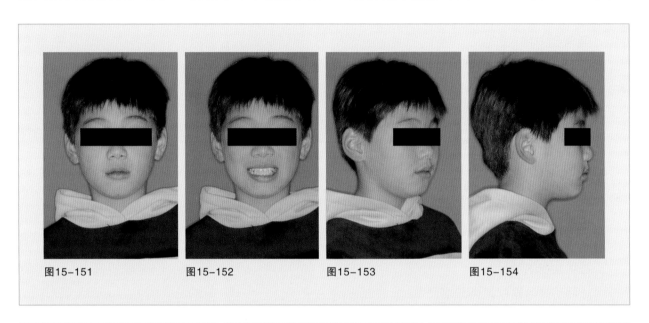

图15-151　　　　　图15-152　　　　　图15-153　　　　　图15-154

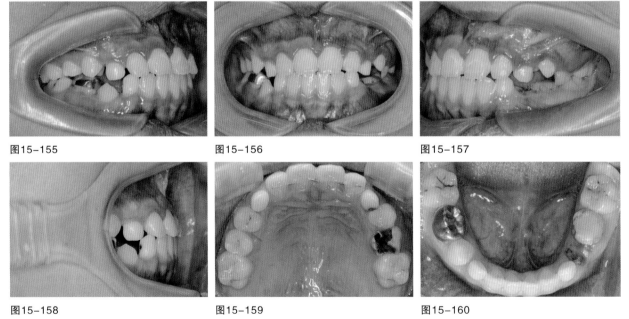

图15-155　　　　　　　　　图15-156　　　　　　　　　图15-157

图15-158　　　　　　　　　图15-159　　　　　　　　　图15-160

矫治体会

　　上颌前牙埋伏阻生是儿童替牙期牙列畸形矫治中比较复杂的情况，需要通过颌面外科与正畸联合治疗，以恢复其牙列的完整性。造成埋伏牙常见的原因有萌出间隙不足、乳牙滞留或早失，恒牙胚位置异常以及多生牙等。萌出间隙不足是埋伏牙中非常多见的现象，治疗时必须先拓展间隙，为埋伏牙提供足够的萌出空间。埋伏牙的萌出阻力较大多，对支抗的需求也比较高，而替牙期牙列的特点是牙齿缺失较多，个别乳牙松动，多数牙处于刚萌出时期，萌出高度不足，故可利用的支抗牙数较少，不足以提供牵引一颗牙所需支抗。

本案例中，创新设计了Nance托正畸支架以用来增强支抗，支架由不锈钢丝弯制，连接固定在Nance托树脂上，非常稳固，每次只需更换牵引橡皮链即可，操作简单方便。

埋伏阻生牙通过正畸导萌牵引出来后通常会伴随着扭转，唇侧、腭侧错位或高低不齐等。传统治疗中，通常会应用"2×4"矫治技术进行调整。在该病例中21牙牵出后我们在21牙唇面粘接金属托槽。根据导萌牙齿的错位情况及矫治进展分别使用了"芝麻官"Ⅰ型、Ⅱ型及Ⅲ型矫治器，通过矫治阶段针对牙齿错位状况选择运用合适装置，快速将21调整至正常牙位并且排齐，获得了良好矫治效果。

我们的体会是：在临床矫治过程中，应根据患儿上中切牙实际情况灵活运用"芝麻官"矫治器的类型，发挥其特长。"芝麻官"矫治器采用0.014英寸或0.016英寸澳丝弯制，其释放矫治力贯穿细丝轻力原则，可以有效治疗儿童替牙期2颗上颌中切牙高度不一致、扭转及前后向错位不齐等。"芝麻官"矫治器是一种片段弓固定矫治技术，2颗中切牙互为支抗，利用其装置可以矫治儿童上中切牙的扭转，前后向错位及萌出高度不一致等错𬌗畸形。"芝麻官"矫治器不需要后牙支抗、不涉及整个牙弓、不妨碍儿童的颌骨发育。

相对活动矫治器以及替牙期"2×4"固定矫治技术而言，具有结构简单、涉及牙少、制作方便、疗程短、效果显著、对患儿的依从性小等优点，是一种可供临床应用的早期矫治方法。

备注：武广增正畸医疗团队目前研发出2套"芝麻官"矫治器应用体系，即仅仅针对儿童上颌2颗恒中切牙错位矫治的4个定型的"芝麻官"矫治器（"芝麻官"Ⅰ型矫治器、"芝麻官"Ⅱ型矫治器、"芝麻官"Ⅲ型矫治器、"芝麻官"Ⅳ型矫治器），主要矫治个别牙反𬌗、牙外翻、牙内翻、上下切缘高低不齐、宽牙缝等，也可以说是基础版"芝麻官"矫治器。另外一套则是升级版"芝麻官"矫治器，针对儿童替牙期多牙错𬌗畸形、"跑偏"牙的矫治，涉及侧切牙异位引起的反𬌗、多个前牙反𬌗、牙齿高低不平、牙间隙大、上下颌前牙的牙列拥挤等，采用4牙、5牙、6牙甚至8牙"芝麻官"矫治器编排设计的组合曲实施矫治。较为复杂的病例，如轻度乃至中度骨性反𬌗、埋伏阻生切牙的矫治、深覆𬌗、开𬌗畸型（不良口腔习惯导致）等，以及需要采用阻断性矫治的儿牙早矫病例，这样的病例通常与武氏反𬌗矫治器、固定式平导（斜导）矫治器、舌栅栏矫治器等装置联合应用。也就是说，针对儿童上颌2颗恒中切牙错𬌗畸形设计的"芝麻官"矫治器是定型的。儿童替牙期2牙以上的多牙错𬌗畸形，则选用多种变化形式的"芝麻官"矫治器组合曲进行治疗，较为复杂的错𬌗畸形病例则需与其他矫治装置联合应用。升级版"芝麻官"矫治器是非定型的、多元化设计的矫治体系。

扫码浏览学员
汇报正畸案例

REFERENCES

参考文献

[1] 武广增,沈真祥.实用口腔正畸矫治方法与技巧[M].北京: 清华大学出版社, 2004.

[2] 武广增.口腔正畸思路与临床操作技巧[M].北京:科学技术文献出版社,2010.

[3] 赵志河.口腔正畸学[M].7版.北京:人民卫生出版社,2020.

[4] 黄华.儿童咬合诱导–思维与实践[M].成都:四川科学技术出版社, 2019.

[5] 马蒂·T·考伯尼（Martyn T. Cobourne）.正畸临床病例解析[M]. 赵志河,主译.沈阳:辽宁科学技术出版社,2013.

[6] 武广增.口腔正畸特色技术临床思维[M].北京:清华大学出版社,2020.

[7] 武广增.实用口腔正畸临床技术图谱[M].沈阳:辽宁科学技术出版社,2015.

[8] 彭友俭.口腔正畸早期治疗学[M].武汉:湖北科学技术出版社,2001.

[9] 詹淑仪.口腔活动矫治器的应用[M].北京:人民卫生出版社,1991.

[10] 姜敬国.三联别针簧早期阻断性矫治18例儿童上中切牙扭转疗效观察[J].中国中西医结合儿科学,2013,12(5):529–531.

[11] 余立强,于琳琳.三联别针簧关闭恒中切牙间隙[J].实用口腔科杂志, 2001,3(17):104.

[12] 喻芳.改良三联别针簧在个别牙错𬌗中的应用[J].2007年度全国第十二届口腔医学学术研讨会论文汇编,2007:53–54.

[13] 陈华,林珠,彭婉.三联别针簧矫治器的临床应用[J].中华口腔医学杂志,1989(21): 221–223.

[14] 文博,郭维华.儿童早期矫治与咬合管理[J].中国实用口腔科杂志,2018(5):257–265.

[15] 王勤波."1×1"技术矫治替牙合早期中切牙扭转的应用[J].中华口腔正畸学杂志,1996(4):177.

[16] 周晓亮.变异三联别针簧矫治前牙间隙和扭转[J].口腔正畸学,2003, 10(3):116.

[17] 杨雪,汪俊.前牙反𬌗的早期矫治[J].中国实用口腔科杂志,2018(6):328–333.

[18] 李小兵.当代儿童正畸矫治经典应用[M].成都:四川大学出版社,2020.

[19] 郑博文,郑颖,刘奕,等.上颌中切牙180° 扭转1例[J].华西口腔医学杂志,2015,10(33):551–553.

[20] 武广增.实用儿童正畸特色技术图谱[M].沈阳：辽宁科学技术出版社,2023.